Yoga tibetano del movimiento

Chögyal Namkhai Norbu
Fabio Andrico

Yoga tibetano del movimiento

El arte y la práctica del Yantra Yoga

editorial Kairós

Título original: TIBETAN YOGA OF MOVEMENT by Chögyal Namkhai Norbu
© 2015 by Editorial Kairós, S.A. Numancia, 117-121. 08029 Barcelona, España
www.editorialkairos.com
© 2013 de Chögyal Namkhai Norbu y Fabio Andrico. Todos los derechos reservados.

Original publicado por
North Atlantic Books y Shang Shung Publications

Diseño de portada: Katrien van Steen
Diseño del libro de Daniel Zegunis
Maquetación: Moelmo, S.C.P. Girona, 53. 08009 Barcelona
Fotografías de Ievgen Kryshen, Matthew Williams, Alison Sam, Kirill Ivanov y David Serni
Fotografía de Chögyal Namkhai Norbu, de Paolo Fassoli
Fotografía de Fabio Andrico, de Alison Sam
Traducción al español: Marisa Alonso y Carolina Mingolla
Colaboraron en la revisión de la traducción y versión en español: Oriana Vidal y Gloria Pinsach
Impresión y encuadernación: Litogama, Barcelona

Primera edición: Octubre 2015
ISBN: 978-84-9988-463-9
Depósito legal: B 19.224-2015

DESCARGA DE RESPONSABILIDAD MÉDICA: La información proporcionada tiene el exclusivo propósito de dar información general. Los interesados deben consultar siempre con sus médicos antes de seguir cualquier sugerencia presentada en este libro. Cualquier aplicación del material que figura en las páginas siguientes es a discreción del lector y de su única responsabilidad.

Yoga tibetano del movimiento: El arte y la práctica de Yantra Yoga tiene el patrocinio de la Sociedad para el Estudio de las Artes y Ciencias Nativas, una corporación educativa sin fines de lucro, cuyos objetivos son: desarrollar una perspectiva educativa intercultural relacionando distintos campos científicos, sociales y artísticos; favorecer una visión holística de las artes, las ciencias, estudios humanos y la curación; publicar y distribuir literatura acerca de la relación entre mente, cuerpo y naturaleza.

Todos los derechos reservados.
Cualquier forma de reproducción, distribución, comunicación pública
o transformación de esta obra solo puede ser realizada con la autorización
de sus titulares, salvo excepción prevista por la ley.
Diríjase a CEDRO (Centro Español de Derechos Reprográficos, www.cedro.org)
si necesita fotocopiar o escanear algún fragmento de esta obra.

Índice

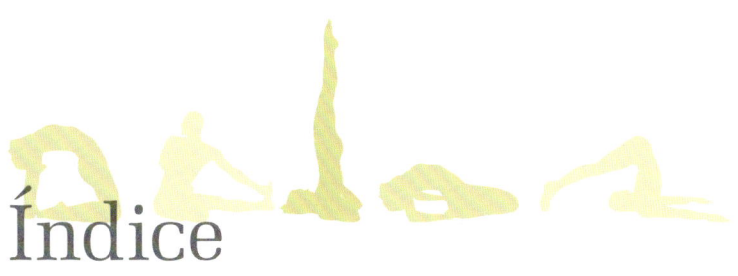

■ Prólogo de Chögyal Namkhai Norbu	vii
■ Prefacio y agradecimientos de Fabio Andrico	viii
■ Introducción	xii
¿Qué es Yantra Yoga?	xii
La singularidad del Yantra Yoga	xiv
Principios básicos de la medicina tibetana	xv
■ **La práctica de Yantra Yoga**	**1**
■ **Espirar el aire viciado: Las Nueve Respiraciones Purificadoras**	**5**
■ **Aflojar las articulaciones: Los cinco movimientos del Tsigjong**	**11**
Primer Tsigjong: Tensar	12
Segundo Tsigjong: Sacudir	15
Tercer Tsigjong: Tirar	19
Cuarto Tsigjong: Doblar	23
Quinto Tsigjong: Rotar	26
■ **Purificar el prana. Los ocho movimientos del Lungsang**	**29**
Primer Lungsang: Inspirar Lentamente	31
Segundo Lungsang: Retener Abierto	34
Tercer Lungsang: Dirigir	38
Cuarto Lungsang: Espirar Velozmente	41
Quinto Lungsang: Inspirar Velozmente	44
Sexto Lungsang: Retener Cerrado	47
Séptimo Lungsang: Contraer	51
Octavo Lungsang: Espirar Lentamente	54
■ **Controlar los canales de energía: Los cinco movimientos del Tsadul**	**57**
Respiración del Tsadul: equilibrar las energías solar y lunar	59
Primer Tsadul: Masajear	61
Segundo Tsadul: Extender los tobillos	64
Tercer Tsadul: Rotar los brazos	67
Cuarto Tsadul: Cerrar las axilas	70
Quinto Tsadul: Estirar	72

LAS CINCO SERIES DE YANTRAS — 75

Primera serie de yantras — 79
- Primer yantra: el Camello — 80
- Segundo yantra: la Caracola — 85
- Tercer yantra: la Llama — 90
- Cuarto yantra: la Tortuga — 95
- Quinto yantra: el Arado — 100

Segunda serie de yantras — 105
- Primer yantra: la Serpiente — 106
- Segundo yantra: el Cuchillo Curvo — 111
- Tercer yantra: la Daga — 116
- Cuarto yantra: el Perro — 120
- Quinto yantra: la Araña — 125

Tercera serie de yantras — 131
- Primer yantra: el Arco — 132
- Segundo yantra: la Media Luna — 137
- Tercer yantra: el León — 142
- Cuarto yantra: el Buitre — 147
- Quinto yantra: el Triángulo — 152

Cuarta serie de yantras — 157
- Primer yantra: la Langosta — 158
- Segundo yantra: la Paloma — 162
- Tercer yantra: el Tridente — 167
- Cuarto yantra: el Tigre — 172
- Quinto yantra: la Joya — 177

Quinta serie de yantras — 183
- Primer yantra: la Rueda — 184
- Segundo yantra: el Águila — 189
- Tercer yantra: la Espada — 194
- Cuarto yantra: la Rana — 199
- Quinto yantra: el Pavo real — 204

Respiración rítmica: un *pranayama* para un equilibrio armónico — 209
La Onda del Vajra: superar obstáculos de la energía — 215
Apéndice 1: Una selección de calentamientos previos — 221
Apéndice 2: Rutinas de práctica sugeridas — 240
Apéndice 3: Yantra Yoga y medicina tibetana — 245
Glosario de términos — 248
Bibliografía adicional y otras fuentes de información — 255
Índice de los beneficios para la salud — 258
Acerca de los autores — 263

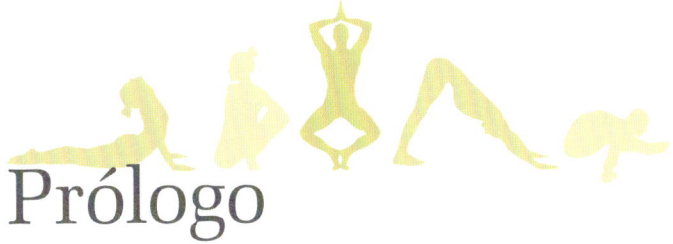

Prólogo

CUANDO APRENDÍ Yantra Yoga de mi tío, el gran yogui Ugyen Tendzin, no sabía que vendría a Occidente a enseñar el sendero del Dzogchen y el Yantra Yoga a personas que vivían en un mundo tan diferente en muchos aspectos al de mi tierra natal. Pero a pesar de las diferencias entre Oriente y Occidente, todos somos seres humanos y todos tenemos cuerpo, energía y mente. Después de llegar a Italia a principios de los sesenta, lo primero que enseñé fue Yantra Yoga, una práctica sagrada y secreta en el Tíbet. Decidí enseñarla porque la gente me lo pedía, pero especialmente porque comprendí cuán beneficioso podía ser para muchos poder contar con un camino hacia una verdadera evolución.

Una práctica que ayuda a coordinar cuerpo, energía y mente, mientras nos hace más equilibrados y nos libera de la tensión, es inmensamente importante. Cuando tenemos una mente más relajada, es posible tener una vida mejor, más armoniosa y saludable. Por esto decidí enseñar Yantra Yoga. Es algo que cualquier persona puede encontrar beneficioso, y que puede traer más compasión y comprensión entre las personas. Cuando somos más felices, estamos más abiertos a todos y a todo lo que nos rodea. En el mundo actual, realmente necesitamos encontrar modos de estar más relajados y tener menos estrés y tensiones, para poder experimentar una felicidad y alegría genuinas.

Este libro presenta lo que llamamos el nivel abierto de Yantra Yoga y cubre la práctica básica de Yantra que cualquiera puede aplicar con un poco de entrenamiento y buena voluntad. Esta es mi intención y mi esperanza al abrir el Yantra Yoga al mundo.

Chögyal Namkhai Norbu

Prefacio y agradecimientos

ESTE LIBRO FUE escrito en respuesta a la necesidad de una guía exhaustiva del nivel básico de Yantra Yoga. Está basado en la traducción del tibetano de las instrucciones originales para Yantra Yoga que datan del siglo VIII, y en el extenso comentario de Chögyal Namkhai Norbu, publicado por primera vez en 2008, como *Yantra Yoga, el yoga tibetano del movimiento*. Traducido y editado por Adriano Clemente, el primer libro sigue siendo una fuente importante para los principios más sutiles de la práctica tal como fueran transmitidos originalmente, en un linaje ininterrumpido, desde que fuera documentado por primera vez por Vairochana. Cualquier falla en este libro o interpretación errónea del texto original debe atribuirse a mí mismo y no, ciertamente, a Chögyal Namkhai Norbu o a Adriano Clemente.

La práctica de Yantra Yoga no es una invención reciente propuesta como un conjunto interesante de ejercicios para entrenar el cuerpo. Es una tradición muy antigua, inmersa en la cultura tibetana, y la herencia histórica de incontables generaciones de práctica espiritual, nutrida por el conocimiento de la interdependencia de las energías que gobiernan nuestra dimensión interna, y aquellas que percibimos como dimensión externa: el mundo que nos rodea. En última instancia, el propósito final de la práctica es ayudarnos a residir en nuestra condición natural de paz y armonía.

Los beneficios del Yantra Yoga son mucho más que físicos. El uso singular que hace del movimiento nos ayuda a coordinar la forma en la que respiramos, y así armoniza y fortalece nuestras energías sutiles y nuestra fuerza vital. Es una herramienta extremadamente valiosa para cualquier ser humano, no solo para los adeptos al Yoga. Tan pronto como comencé a aprender y practicar Yantra Yoga, me di cuenta de lo poderosa que puede ser la integración de la respiración y de las diferentes retenciones, y cuán efectivamente esta integración lleva la práctica a otro nivel en el que el movimiento, la respiración y las posiciones trabajan juntas en una sinergia y gracia maravillosas.

Más y más personas han descubierto los beneficios del Yantra Yoga tibetano en los últimos años, y a medida que los círculos se amplían, lo hace también el contexto en el que estas personas se acercan. Este libro se centra deliberadamente en los aspectos de la práctica que son de fácil acceso a todos, con independencia de sus puntos de vista, ideales, aspiraciones y capacidades. Para aquellos interesados en los aspectos espirituales de la práctica de Yantra Yoga, su dimensión más profunda no puede ser expresada solamente por libros o palabras, y solo puede ser descubierta al entrar en el sendero del Dzogchen con la guía de un maestro cualificado. También conocido como Total Perfección o Atiyoga, Dzogchen es un método para reconocer nuestra condición real. No es una teoría filosófica creada por el análisis intelectual, sino una experiencia directa de conciencia. El Yantra Yoga favorece directamente el logro de la relajación auténtica del cuerpo, la energía y la mente, tan vital para esta experiencia; como tal, está estrechamente vinculado a las enseñanzas Dzogchen.

En línea con la convicción de Chögyal Namkhai Norbu de compartir abiertamente los aspectos fundamentales de la práctica, este libro abarca todos los ejercicios fundamentales del Yantra Yoga. También aporta aclaraciones para su aplicación práctica, tomadas de cuatro décadas de enseñar Yantra Yoga en Occidente. Las modificaciones sugeridas se dan para facilitar aspectos que podrían ser difíciles de realizar.

Además del foco principal –una guía paso a paso de todos los movimientos preliminares y yantras específicos de este método de yoga tibetano–, hemos incluido una sección con algunos ejercicios de precalentamiento, simples pero efectivos, que pueden usarse al principio de cada sesión. Más allá de ayudar al cuerpo a iniciar la práctica de Yantra Yoga, estos calentamientos están diseñados para ayudar a flexibilizar las articulaciones mientras aseguran la posición y alineación correctas de la columna, que es primordial para la realización de los movimientos y para el flujo suave y armonioso de la respiración. El Apéndice 1 presenta una completa selección de precalentamientos para complementar la práctica de Yantra Yoga. Esta sección también identifica el foco específico de cada ejercicio, incluyendo los yantras correspondientes que ayuda a entrenar.

Tal como se explica en la introducción, una de las características singulares del Yantra Yoga es que toma en cuenta el hecho de que las energías sutiles de los lados derecho e izquierdo en los cuerpos del hombre y la mujer están invertidas. Por esta razón, en las posturas asimétricas cada género comienza el movimiento por lados opuestos. Aunque esto podría ser engorroso para alguna de las posiciones más complejas, hemos elegido presentar las descripciones principales de las indicaciones para esos yantras de forma neutral respecto del género; y abajo, en cursiva, las indicaciones específicas respecto al uso de la izquierda y la derecha en cada género. Las instrucciones en cursiva también incluyen consejos para la práctica y modificaciones.

Finalmente, hemos incluido listas de los beneficios para la salud, muchos de los cuales están basados en la comprensión tibetana de la conexión entre el cuerpo y los elementos, asociados con cada uno de los yantras. En la Introducción y en el Apéndice 3, la visión general y discusión de los principios de la medicina tibetana tienen la intención de arrojar luz sobre este aspecto.

Este libro fue un verdadero esfuerzo de colaboración que abarcó varios continentes, guiado e inspirado por nuestro maestro Chögyal Namkhai Norbu. Compartiendo el conocimiento vasto y sin igual de la antigua práctica de Yantra Yoga, él ha enriquecido las vidas de miles de personas alrededor del mundo.

Sin duda, Chögyal Namkhai Norbu ha sido la influencia más importante en mi propia vida como ser humano, practicante e instructor. No hay palabras para expresar mi profunda gratitud.

Estoy también profundamente agradecido a Khyentse Yeshe, el hijo de Chögyal Namkhai Norbu, por haber mostrado con sus acciones y sus enseñanzas la importancia de abrir al mundo el conocimiento del Yantra Yoga.

Los incansables esfuerzos de Chögyal Namkhai Norbu y Khyentse Yeshe para el beneficio de otros motivaron la generosidad y el entusiasmo de mucha gente que contribuyó en este libro.

Los practicantes que posaron para las fotos, cada uno de ellos excepcionalmente hábil en la práctica del Yantra Yoga, y algunos de ellos instructores certificados de Yantra Yoga y Hatha Yoga, dieron largas horas de su tiempo hasta que llegamos a los resultados que estábamos buscando; lo mismo hicieron los fotógrafos.

En el espíritu de colaboración para la realización de este libro, los modelos son de diferentes lugares alrededor del mundo: Maxim Leshchenko y Alina Kramina son de Ucrania, y Katerina Stepanova es de San Petersburgo, en Rusia. Carolina Mingolla es de Argentina, y Nathaly Nitsche di Gennaro, de Costa Rica. Cada uno de ellos dio lo mejor de sí para demostrar con precisión la secuencia de movimientos. Las sesiones de fotos se hicieron en distintos lugares, con varios fotógrafos: en Kiev, con Ievgen Kryshen; en Nueva York, con Matthew Williams, asistido por Eliane Diallo; en San Petersburgo con Kirill Ivanov, en la Ciudad de México con Alison Sam, y en Tenerife, en las Islas Canarias, con David Serni. Quiero darles las gracias sinceramente a todos ellos por el tiempo y trabajo que dedicaron a este proyecto.

Otras contribuciones importantes fueron hechas por Paula Barry y Naomi Zeitz, quienes participaron en el proceso de reestructurar y revisar el manuscrito en sus primeras etapas. Además, Naomi coordinó la sesión de fotos en Nueva York y Paula dio una asistencia inestimable asesorando al diseñador en la fase de maquetación final. Anastasia McGhee ayudó a pulir los puntos finales del manuscrito. Laura Evangelisti compartió generosamente su profundo conocimiento del Yantra Yoga al revisar el texto en varios de los estadios de producción, y junto a Tiziana Gottardi ayudaron en el meticuloso proceso de seleccionar y revisar las fotos para asegurarse de que representasen correctamente cada fase de las diferentes secuencias. La doctora Phuntsog Wangmo, Elio Guarisco y el doctor Gino Vitiello brindaron su conocimiento para aclarar y hacer accesible el profundo conocimiento de la integración entre yantra yoga y medicina tibetana. Artur Skura proporcionó asistencia general y coordinación. Olga Bondareva y Anastasia Ermilova retocaron meticulosamente cientos de imágenes para llegar a los estándares de calidad óptimos. Quiero darles las gracias sinceramente a todos ellos por el tiempo y trabajo que dedicaron.

Finalmente quiero dar las gracias a Dan Zegunis y Susan Schwarz: Dan fue el encargado del diseño y la maquetación, sumergiéndose voluntariamente durante meses en un laberinto de imágenes y palabras, y asumiendo la titánica tarea de juntarlas en un diseño final hermoso y efectivo. Susan fue la editora y coordinadora principal, y aunque el proyecto terminó siendo mucho más complicado de lo que ninguno de nosotros anticipó, ella estuvo siempre ahí, trabajando firmemente para que se realizara. El libro no se hubiera terminado sin ellos.

Una última mención es para Natalia Pavchinskaya, que ha apoyado reiteradamente muchas actividades diversas relacionadas con el Yantra Yoga, y para Kirill Shilov, quien ayudó a juntar fondos para el libro.

Para finalizar, en nombre de cada uno de los que participaron en este proyecto, quisiera expresar nuestra profunda gratitud por la oportunidad de contribuir a los esfuerzos ilimitados de Chögyal Namkhai Norbu por mantener viva la cultura tibetana, al integrar esta preciosa antigua herencia en nuestra experiencia cotidiana del mundo contemporáneo. Es nuestro sincero deseo que, a pesar de estos tiempos difíciles, las tradiciones y el conocimiento del pueblo tibetano sobrevivan y se desarrollen durante cientos de generaciones venideras.

Fabio Andrico

Introducción

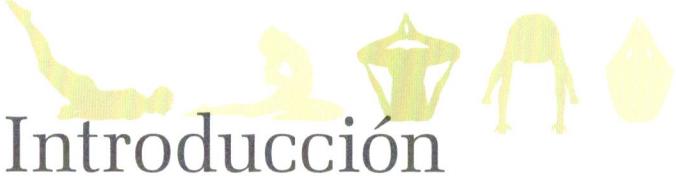

¿Qué es Yantra Yoga?

Yantra Yoga es un método muy evolucionado de movimiento y respiración, que ha sido preservado en su forma original y sin adulteraciones desde el siglo VIII, cuando fue introducido por primera vez en el Tíbet por Padmasambhava, el legendario y gran maestro que introdujo el budismo en ese vasto y remoto reino. Se dice que recibió las instrucciones del *mahasiddha* Humkara, un gurú que encontró en Nepal durante sus extensos viajes desde la tierra de Oddiyana a toda la región del Himalaya. Posteriormente, cuando Padmasambhava fue al Tíbet, transmitió los principios del Yantra Yoga al erudito, maestro y traductor Vairochana, quien a su vez registró las instrucciones orales en un texto llamado en tibetano *Nyida khajor*, La Unión del Sol y la Luna.

Este texto breve y conciso es el documento más antiguo relacionado con el yoga en la tradición budista tibetana. Incluye una breve descripción de setenta y cinco posiciones similares a las del Hatha Yoga en la forma, pero diferentes en la dinámica del modo en que son practicadas, y especialmente en la coordinación de movimiento y respiración. Lo que es particularmente remarcable acerca de este «Unión del Sol y la Luna», sin embargo, es que proporciona instrucciones acerca de dieciocho ejercicios preliminares, divididos en tres grupos, que son absolutamente distintos a cualquiera de los enseñados en los sistemas de la India. Podemos solamente especular sobre el lugar en que se originaron estas instrucciones, pero una cosa sabemos con seguridad, y podemos reconocerlo a partir de la experiencia, y es que estos tres grupos de ejercicios están estrechamente relacionados con la práctica principal. El propósito de ellos es calentar el cuerpo, entrenar los diferentes aspectos de la respiración, en particular las retenciones, y abrir los canales de energía. Es interesante observar también que la palabra *hatha* está formada por dos sílabas *ha* y *tha*, que significan «sol» y «luna» en la etimología tradicional sánscrita, mientras que el término sánscrito *yoga* se traduce habitualmente como «unión». De modo que, en efecto, *Nyida* (sol y luna) *khajor* (unión) encarna la misma metáfora que la de Hatha Yoga.

En las tradiciones budista e hinduista, estos dos cuerpos celestes, de tanta influencia en el planeta Tierra, simbolizan los aspectos femenino y masculino de nuestros cuerpos sutiles, y en culturas de todo el mundo están asociados con los principios masculino y femenino. En este contexto, una de las características distintivas del Yantra Yoga es que sus posturas asimétricas comienzan en lados distintos para el hombre y la mujer. Esto es porque se basa en la teoría de que las energías solar y lunar fluyen en cada género en lados opuestos. La inversión es un medio para realzar y equilibrar las cualidades naturales presentes en cada uno de nosotros.

Otra clave etimológica acerca del principio subyacente en esta práctica la suministra el término sánscrito *yantra*, que literalmente significa «instrumento» o «máquina», pero que se refiere por lo general a una figura geométrica cuya forma es considerada un instrumento o medio adecuado para provocar una experiencia meditativa. En el contexto del Yantra Yoga, se refiere principalmente al movimiento del cuerpo; el Yantra Yoga es un vehículo que usa el movimiento para profundizar en el conocimiento de nuestra verdadera naturaleza. De hecho, mientras el término sánscrito *yoga* significa «unión», la traducción tibetana del término, *naljor,* se refiere más específicamente a poseer el verdadero conocimiento de nuestra condición natural espontánea y estar concretamente en ese conocimiento.

Yantra Yoga, un secreto celosamente reservado para practicantes yóguicos avanzados durante siglos, fue introducido en Occidente por primera vez en los años setenta por uno de los principales maestros de Dzogchen de nuestro tiempo, Chögyal Namkhai Norbu. Él recibió estas enseñanzas de su tío Togden Ugyen Tendzin (1888-1962) siendo todavía muy joven, en el Tíbet, y también aclaraciones posteriores de otros maestros contemporáneos. Para preservar este conocimiento, Chögyal Namkhai Norbu escribió un comentario sobre el texto original de Vairochana, que ha sido traducido a varios idiomas desde su publicación. Gracias a Chögyal Namkhai Norbu, el linaje de Yantra Yoga permanece ininterrumpido, y tenemos acceso en todo el mundo al vasto y profundo conocimiento de este sistema, y a los principios básicos del arte de practicarlo correctamente. Su decisión de hacerlo abiertamente disponible fue una respuesta directa a la exigencia de nuestros tiempos. Los cursos de Yantra Yoga se imparten en seis continentes, por maestros elegidos a través de un programa de entrenamiento específicamente diseñado por Chögyal Namkhai Norbu. Su intención es asegurar que la transmisión de estas enseñanzas extraordinarias se mantenga, de modo que las generaciones venideras puedan disfrutar de los beneficios completos de la práctica.

La singularidad del Yantra Yoga

El Yantra Yoga está diseñado para coordinar nuestra energía por medio de la sinergia de respiración y movimiento. Como consecuencia, nos volvemos más saludables y capaces de experimentar un estado mental más armónico y relajado. Todos tenemos en común tres aspectos en nuestra existencia humana: cuerpo, energía y mente. Cuando dominamos nuestra energía al trabajar con nuestros movimientos y respiración, el cuerpo se hace flexible y fuerte y la mente más despierta y clara, y al mismo tiempo armoniosa y relajada.

El Yantra Yoga es más que una colección de posturas: cada yantra consiste en una secuencia de siete fases de movimiento y respiración centradas en retenciones específicas de la respiración. Esto también constituye una de las diferencias más pronunciadas entre Yantra Yoga y Hatha Yoga. Mientras el Hatha enfatiza las formas estáticas, en el Yantra no sostenemos las *asanas* durante un largo tiempo. La posición es solo un momento en la secuencia de movimientos definida por el ritmo respiratorio y la aplicación de uno de los cinco tipos de retención de la respiración. En cada uno de los siete ciclos de respiración de cada Yantra, la inspiración, espiración, o retención de la respiración se coordinan con el ritmo, que usualmente es de cuatro tiempos. Cada yantra tiene una posición central que explícitamente facilita uno de los cinco tipos de retención. Cada una de estas retenciones –abierta, dirigida, cerrada, con contracción y vacía– tiene un efecto preciso en el funcionamiento de nuestra energía *prana* y de los cinco elementos.

Otra característica única de Yantra Yoga es que las posturas asimétricas comienzan en lados opuestos del cuerpo para mujeres y hombres. Dado que el Yantra toma en cuenta diferencias energéticas sutiles entre los géneros, la eficacia de la práctica es realzada aún más. Como se mencionó antes, el simbolismo del sol y de la luna se refiere a las energías femenina y masculina. Es importante notar aquí que en la tradición del budismo de los Himalaya, la cualidad masculina es lunar, mientras que la cualidad femenina es solar, al revés que en las tradiciones tántricas hinduistas, en las que la energía masculina es generalmente identificada como solar, y la femenina como lunar. En el Yantra Yoga de Vairochana el lado solar está a la derecha para las mujeres y a la izquierda para los hombres, y el objetivo es equilibrar estas dos energías, neutralizando consecuentemente el efecto de la confusión y agitación tan prevalecientes en nuestra acelerada sociedad.

Principios básicos de la medicina tibetana

En nuestras vidas ordinarias es difícil tener un conocimiento concreto de la dimensión de la energía del cuerpo, y mucho menos se sabe acerca de cómo intervenir en este nivel. Podemos, sin embargo, aprender a controlar nuestra respiración. De hecho, coordinando el flujo de entrada y salida del aire con las posiciones corporales del Yantra Yoga, podemos equilibrar las funciones específicas del *prana*. Para comprender mejor cómo el Yantra Yoga es capaz de producir efectos beneficiosos, es útil tener una idea básica de algunos de los principios fundamentales de la medicina tibetana.

De acuerdo con este antiguo sistema, que se remonta al menos a cuatro milenios atrás, el universo está compuesto de partículas diminutas, cada una de las cuales contiene las cualidades y funciones de los cuatro elementos –tierra, agua, fuego y aire–, interactuando en la dimensión del quinto elemento, espacio. En el cuerpo físico, el elemento tierra corresponde a la carne y los huesos; el elemento agua, a la sangre, linfa y suero; el elemento fuego, al calor corporal; el elemento aire, a la respiración; y el elemento espacio, a las funciones de la mente.

La medicina tibetana identifica tres humores o energías, que surgen de varias combinaciones de los elementos y forman las bases para el funcionamiento del cuerpo humano. Aire y espacio se combinan para formar la energía viento, fuego y agua hacen la energía bilis, y agua y tierra producen la energía flema. Estas tres energías son equivalentes a los principios ayurvédicos de *vata*, *pitta* y *kapha*. Cuando están equilibradas y en una relación apropiada entre ellas, tenemos un estado de salud perfecto. Si están desequilibradas, en exceso o déficit, o en interacciones anormales entre ellas, experimentamos desórdenes y enfermedades. Además de estas energías, la función adecuada de todos los sistemas del cuerpo depende también de los cinco *pranas* o vientos principales:

1. El *prana* que sostiene la vida se mueve dentro de la cabeza y el tórax y en los canales de los órganos de los sentidos. Controla las funciones de respirar, tragar, estornudar, toser, y demás. Brinda claridad a la mente y a los órganos de los sentidos, y permite la formación de las conciencias.
2. El *prana* ascendente circula a través de la lengua, nariz y garganta, y en los canales de los sentidos. Su función es controlar el habla y el funcionamiento de la memoria. Gobierna la fuerza y el coraje.
3. El *prana* penetrante circula por todo el cuerpo, principalmente a través de los vasos sanguíneos y los nervios sensoriales. Gobierna la circulación de la sangre, las secreciones hormonales, el

desarrollo del cuerpo, el movimiento articular y el funcionamiento adecuado de los orificios.
4. El *prana* que acompaña al fuego reside en el estómago y los intestinos. Gobierna las funciones digestivas, la separación de nutrientes y desechos, y la asimilación de nutrientes.
5. El *prana* descendente que limpia. Se ubica en la región pélvica y circula en los órganos bajos. Controla la producción y emisión de semen y fluidos menstruales, la expulsión de heces y orina, y el proceso de parto.

Tener un conocimiento básico de estos cinco vientos o *pranas* puede ayudar a los practicantes de Yantra Yoga a comprender cómo, a través de un control adecuado de la respiración en coordinación con los movimientos de los yantras, la práctica puede actuar para producir sus beneficios. Estos beneficios no solo se extienden al nivel físico, sino también a los niveles energético y mental. De hecho, en un nivel más avanzado, el Yantra Yoga es considerado un sendero espiritual verdadero y completo.

Mientras el Yantra Yoga funciona en el nivel concreto de nuestro cuerpo físico y el nivel sutil de los cinco elementos, también nos enseña cómo coordinar, profundizar y relajar nuestra respiración y la energía prana asociada a ella. La energía puede, entonces, fluir a través de nuestros canales sutiles de forma armoniosa y relajada. Ya no necesitamos involucrarnos en patrones de comportamientos que crean enfermedad. El Yantra Yoga tiene la capacidad de revertir o reducir todo tipo de problemas de salud crónicos, al trabajar directamente con los músculos, articulaciones, nervios y órganos, así como con las energías sutiles. Esto crea una salud óptima y, en última instancia, un estado mental saludable y relajado que nos da la posibilidad de encontrarnos en nuestra verdadera naturaleza.

La práctica de Yantra Yoga

EL YANTRA YOGA puede beneficiar a cualquier persona que desee aplicar sus principios. No es solo para practicantes expertos de yoga, sino para cualquiera –joven o viejo, delgado o no, flexible o no tan flexible–. Aprender a coordinar los movimientos con el ritmo específico de las inspiraciones, espiraciones y retenciones hará que la práctica de Yantra Yoga sea maravillosa y fructífera, aun si necesitas adaptar las posiciones a tu capacidad. La práctica regular producirá una tangible diferencia en el funcionamiento diario de tu cuerpo y experimentarás mejoras significativas en tu salud, energía y habilidad para tener una existencia más relajada y feliz, y una mejor calidad de vida en general.

La secuencia tradicional del Yantra Yoga es una práctica completa en sí misma, e incluye un grupo de ejercicios diseñados para aflojar las diversas articulaciones del cuerpo. Este es el propósito de la primera de las tres series preliminares, llamada Tsigjong. Aun así, es de ayuda comenzar la sesión con precalentamientos adicionales para aumentar la flexibilidad y, en consecuencia, proteger el cuerpo. En el Apéndice 1 se ha incluido una selección de calentamientos diseñados para apoyar la práctica de Yantra Yoga. Los calentamientos deben realizarse de acuerdo con tus necesidades, tiempo y capacidad. Cuando sabes qué yantras quieres practicar en tu sesión, puedes también seleccionar calentamientos específicos que te ayuden a prepararte para esos yantras. La correspondencia entre los ejercicios de precalentamiento y los yantras individuales se facilita en el Apéndice 1.

Encuentra un lugar agradable, espacioso y limpio para practicar. Necesitarás una colchoneta de yoga, preferiblemente una gruesa, o una alfombra gruesa del tamaño de una colchoneta. Si encuentras que los cojines pueden ayudarte, prueba con varios tipos hasta encontrar el más adecuado a tus necesidades. Busca algo firme y elástico para conseguir un soporte óptimo. También pueden ser útiles elementos como ladrillos de yoga. Usa ropa cómoda para hacer los movimientos. Trata de realizar la práctica alejada de las comidas –ni cuando estás digiriendo tu última comida, ni cuando ya estás pensando en la siguiente–, y lejos de la distracción de necesidades fisiológicas.

Una sesión completa típica de Yantra Yoga consiste en un precalentamiento de entre 15 a 20 minutos seguido por la práctica en sí de Yantra Yoga: las nueve Respiraciones Purificadoras, los tres grupos de ejercicios preliminares (Tsigjong, Lungsang y Tsadul), por lo menos una de las series de yantra, un ejercicio de *pranayama*, como la Respiración Rítmica, y finalmente la Onda del Vajra. Pero incluso una sesión tan corta como de siete minutos, puede traer enormes beneficios al cuerpo y a la mente.

Algunos sistemas de yoga nos aconsejan acercarnos a los ejercicios de respiración con mucha cautela. Este es un consejo sensato. No debemos tomarnos los poderosos ejercicios de respiración a la ligera, especialmente aquellos en los cuales retenemos nuestra respiración y que influyen en las funciones de nuestra energía vital. Nunca fuerces o extralimites tu cuerpo o tu respiración. En cambio, apóyate en la regularidad y en el entrenamiento para avanzar en tu práctica, con una actitud concentrada y, al mismo tiempo, relajada. Sé consciente de tu condición y de tus posibles limitaciones y no exageres. En vez de intentar superar las limitaciones forzando las cosas, utiliza el entrenamiento como una herramienta para el desarrollo y el progreso. La presencia y la conciencia son los mejores medios para prevenir cualquier posible tensión excesiva en tu condición física o energética que pueda resultar de excederte distraídamente en tu práctica. Consulta a un médico autorizado si tienes una enfermedad o cualquier duda acerca de la realización de algunos ejercicios. No hace falta decir que si estás embarazada, debes tener especial cuidado con todos los ejercicios físicos, y es crucial consultar a algún profesional si tienes la intención de continuar con tu práctica de Yantra Yoga mientras dura la gestación. También al menstruar es aconsejable generalmente evitar las posiciones invertidas como la Llama, el Tridente y la Espada. Igualmente, sería mejor que no hagas retenciones cerradas fuertes en este período del mes y que conscientemente las apliques con menor intensidad.

La presencia, no estar distraído, es de suprema importancia en la práctica de Yantra Yoga, y, a su vez, practicar Yantra Yoga nos permite encontrar un estado de presencia más fácilmente. Cuando estamos distraídos somos más propensos a lesionarnos. Y esto no solo es cierto al practicar yoga, sino también en cualquier otra actividad como conducir un coche, o simplemente bajar una escalera o preparar una ensalada. Estar sin distraernos y conscientes es la mejor protección contra forzar y lesionar tu cuerpo. Si estás relajado y consciente al practicar Yantra, centrado en la respiración y los movimientos sin distracción, disfrutarás de una práctica segura y efectiva.

Otro aspecto importante y esencial de la práctica de cualquier tipo de yoga es la alineación. Todos intentamos alinearnos, y con razón. En Yantra Yoga no solo consideramos el aspecto de la alineación anatómica estructural, sino también el efecto de la fuerte influencia y poder ejercido por nuestras energías sutiles en los movimientos y las posturas. Al practicar las cinco retenciones, coordinamos tanto los distintos aspectos y funciones de la energía *prana*, como la interacción con la energía de los cinco elementos. Cuando comprendes cómo llegar armoniosamente a este tipo de equilibrio físico y energético, tu cuerpo, energía y mente estarán en un estado de alineación integrada.

Este tipo de alineación no es un alineamiento mecánico, generalizado, basado en nociones preconcebidas vistas desde afuera, sino tu propia alineación natural y espontánea, la armonía inherente que es el núcleo de nuestra existencia.

No tienes que dedicar tu vida entera a la práctica de Yantra Yoga, o a tener un cuerpo perfecto y flexible. Cualquiera que practique de acuerdo con su tiempo y capacidad puede lograr y disfrutar de grandes beneficios a partir de esta práctica. Dado que el Yantra Yoga está conformado por grupos y series de ejercicios individuales, una vez que estés familiarizado con las secuencias básicas podrás armar por ti mismo rutinas que se adapten a tus preferencias y horarios. Manteniendo algunos puntos en mente, comprenderás con facilidad los distintos elementos que pueden o deben ser incluidos en una sesión dada. También puedes consultar la lista de rutinas cortas sugeridas en el Apéndice 2.

Como los ejercicios individuales están compuestos de distintas fases de respiración y movimiento, cada sesión de práctica está compuesta también de muchas fases distintas. Los tres grupos de movimientos preliminares (Tsigjong, Lungsang y Tsadul) ayudan a calentar el cuerpo, entrenar la respiración y equilibrar la energía. Hay disponibles muchas opciones para acortar la práctica, dependiendo de la cantidad de tiempo que puedas dedicar a una sesión. Por ejemplo, puedes acortar los grupos individuales haciendo cada movimiento una sola vez. También puedes hacer solo uno o dos de los grupos preliminares en vez de los tres. Igualmente, entre las cinco series, puedes incluir cualquier número de grupos de cinco en tu sesión, y puedes crear una secuencia compuesta por yantras de cualquiera de las cinco series, pero el orden de progresión siempre tiene que ser el mismo: retención abierta, retención dirigida, retención cerrada, retención con contracción y retención en vacío. Después de cada grupo o serie puedes, o bien recostarte y relajarte brevemente, o simplemente continuar sin interrupción. El ejercicio de *pranayama* de la Respiración Rítmica puede también incluirse en cualquier punto entre los grupos o series. Al final de la secuencia de movimientos, la Onda del Vajra sirve para corregir cualquier error o desequilibrio que pueda haber ocurrido como consecuencia de moverse o respirar de manera incorrecta. La mejor forma de acercarse a la práctica es dejar que la respiración ayude al movimiento y la postura, mientras se permite que la postura y el movimiento ayuden a la respiración. Como consecuencia de esta mutua interacción y sinergia, respiración, postura y movimiento evolucionan juntos, armonizándose y enriqueciéndose mutuamente y facilitando una mejor y más plena condición natural. La práctica del yoga no consiste en crear algo nuevo y diferente, sino en liberarnos de los obstáculos y limitaciones de modo que podamos encontrar nuestra condición verdadera y natural. Un libro no podría cubrir todas las potenciales imperfecciones que pueden surgir cuando realizamos movimientos, ni brindar consejos profundos para el desarrollo de nuestra capacidad plena. Para ese tipo de guía personalizada, necesitas estudiar directamente con un instructor de Yantra Yoga cualificado y autorizado por Chögyal Namkhai Norbu o el Instituto Shang Shung. De todos modos, es importante comprender que finalmente siempre serás tú mismo el verdadero responsable de tu práctica. Solo tú estás en la dimensión de tu cuerpo, energía y mente. Todo lo que hagas estará marcado por eso. Por más que todos intentemos practicar tan precisamente como nos sea posible, haciendo un esfuerzo para comprender todas las instrucciones y aplicándolas correctamente, al final cualquier yantra que hagas siempre será diferente del de cualquier otra persona. También será tu experiencia individual.

Solo por medio de esa experiencia reconocerás el valor de tu práctica y de este profundo método. En la práctica de yoga no se intenta copiar una forma o figura; debería ser una experiencia de transformación. Si queremos que nuestro cuerpo se beneficie de la práctica de Yantra Yoga, tenemos que trabajar con nuestra energía. El efecto en nuestro cuerpo y salud será entonces más profundo y duradero. Coordinar y liberar nuestra energía tiene una capacidad mucho más profunda para ayudarnos a obtener buena salud y estado físico que los meros ejercicios corporales. Cuando llegas a esta comprensión, incluso si tus posturas no son perfectas y tienes que adaptarlas para que se adecuen a tus posibilidades, el propósito principal de la práctica fructificará, y serás capaz de experimentar y disfrutar el potencial total de la fuerza y armonía del Yantra Yoga.

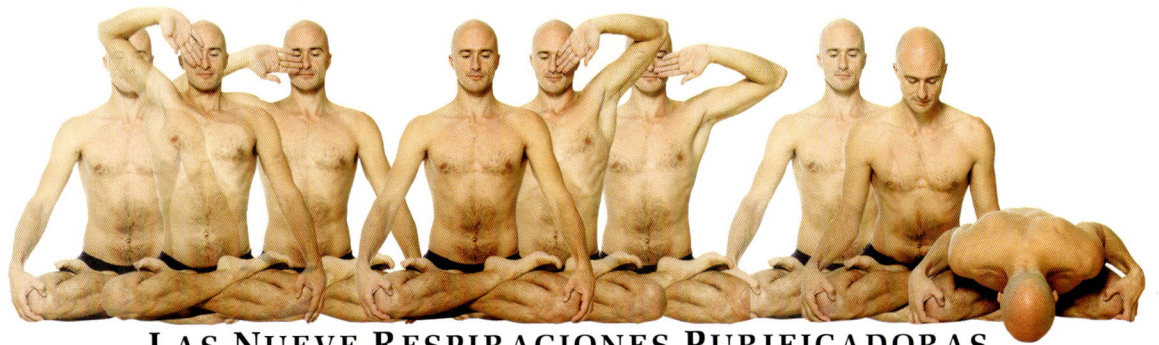

Las Nueve Respiraciones Purificadoras

Espirar el aire viciado

LA SESIÓN PROPIAMENTE dicha de la práctica de Yantra Yoga comienza con un ejercicio respiratorio llamado las Nueve Respiraciones Purificadoras. Este es un método muy efectivo para espirar el aire viciado. Su propósito es purificar la función de nuestra fuerza vital *prana* y coordinar y expandir la capacidad de nuestra respiración en un modo correcto y relajado. Sin entrenamiento, nuestra respiración tiende a ser contraída y fragmentada y pierde su armonía natural. Esto puede crear un desequilibrio en nuestra energía vital, pero podemos purificar y corregir esta condición negativa si hacemos un esfuerzo consciente. Las Nueve Respiraciones Purificadoras sirven también en sí mismas como práctica breve. Puedes hacerlas por la mañana para tonificar tu energía mientras comienzas un nuevo día. Como en cualquier otro ejercicio de Yantra Yoga, es necesario considerar aquí tres aspectos fundamentales: el cuerpo, la respiración y la mente; o en otras palabras, la correcta posición y el movimiento, el modo de respirar y retener y el estado de concentración relajada.

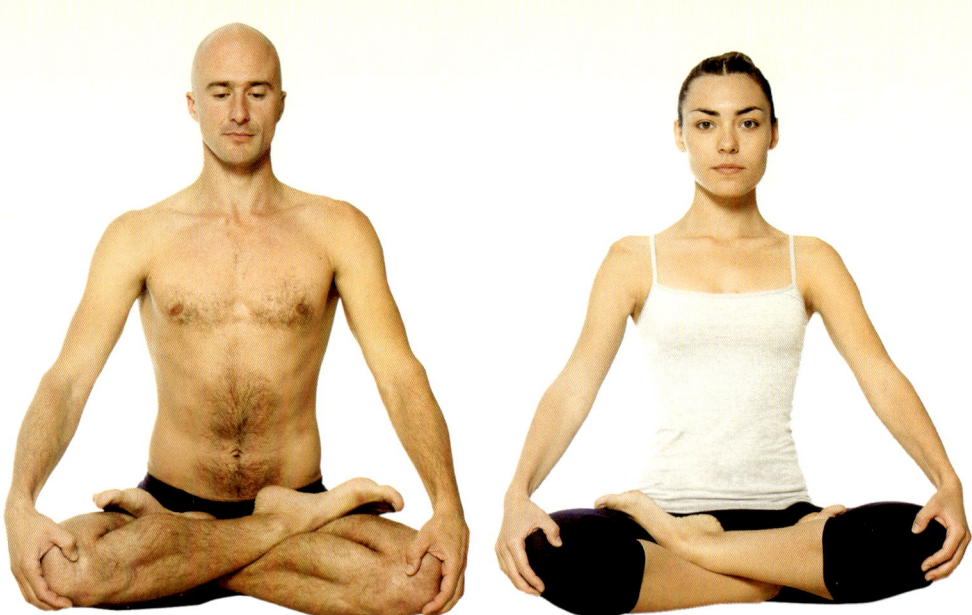

EL CUERPO

Siéntate confortablemente pero alerta en la posición de Vairochana, una postura de meditación clásica definida por siete características.

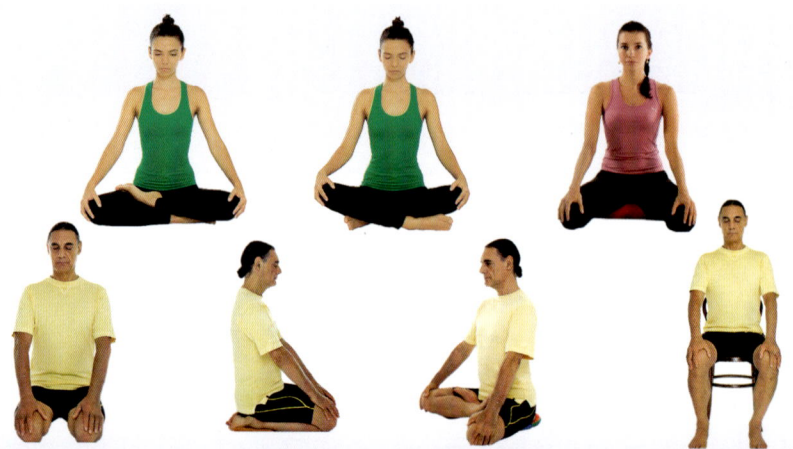

Si no puedes sentarte en loto, puedes hacerlo en medio loto, o sentarte simplemente con las piernas cruzadas de una forma cómoda. También puedes estar de rodillas, sentado sobre los talones con las rodillas cerradas o abiertas. El factor más importante es que tengas la espalda y la columna derechas. Puedes sentarte sobre un cojín para ayudarte a alinear la espalda, o incluso hacerlo sobre una silla firme.

Un método con el que enseguida puedes asegurarte de tener la columna alineada correctamente es inspirar extendiendo hacia arriba los brazos y abriendo bien los hombros y el pecho, y luego espirar, bajando las manos a las rodillas mientras mantienes los costados y el torso estirados.

La Posición de Vairochana

1. La **espalda** está derecha, el mentón ligeramente retraído, y la nariz está en línea con el ombligo para alinear correctamente toda la columna.
2. Lo ideal es que las **piernas** estén cruzadas en la posición de loto: primero colocando el pie derecho sobre el muslo izquierdo y, luego, el pie izquierdo sobre el muslo derecho; el orden es inverso para los hombres.
   Véase «El Cuerpo» más arriba para diferentes alternativas a la posición de loto.
3. Las **manos** están sobre las rodillas presionando con los dedos pulgar y anular en las concavidades que se forman en ambos lados de la rodilla.
4. La **lengua** descansa en el paladar detrás de los dientes superiores. Esto armoniza en el cuerpo los elementos fuego (lengua) y agua (paladar).
5. Los **ojos**, **labios** y **dientes** están cerrados naturalmente.
   Los ojos también pueden estar entornados o abiertos. Es importante que te sientas relajado y cómodo.
6. El **pecho** y los **hombros** están abiertos.
7. El **cuerpo** está relajado y, al mismo tiempo, controlado con presencia.

LA RESPIRACIÓN

Concéntrate en hacer que la inspiración y espiración sean largas y directas, el término usado en Yantra para describir la respiración suave y calma, sin ningún bloqueo o constricción en la garganta. En contraste, cuando respiramos de forma indirecta, nuestra glotis se constriñe y la respiración produce un sonido distintivo. En Yantra Yoga se usan los términos *respiración directa* y *respiración indirecta* para hacer una distinción entre la respiración suave, libre, y el tipo de respiración deliberadamente constreñido especificado para ciertos *pranayamas*. De todas formas, con la excepción del *pranayama* del Tsadul y los estadios más avanzados de la Respiración Rítmica, todos los movimientos mostrados en este libro se realizan con inspiraciones y espiraciones directas y suaves; de modo que cuando notes que tu respiración se ha vuelto inadvertidamente indirecta, relájala y llévala nuevamente a ser directa.

Al inspirar llena los pulmones gradualmente desde abajo hacia arriba, como si estuvieras llenando una jarra con agua. Al espirar vacía primero la parte superior de los pulmones, y finalmente la parte inferior. Es de crucial importancia espirar correcta y completamente, para beneficiarse verdaderamente de la potencialidad que tienen las Nueve Respiraciones Purificadoras de expeler el aire viciado. Deja que tu inspiración y espiración se inspiren en la forma de un grano de cebada, delgado en los extremos y más grueso y lleno en el medio. Así, comienza inspirando y espirando ligeramente, luego aumenta el flujo, y disminúyelo al final.

LA MENTE

La mente está presente, relajada, alerta y enfocada en el flujo de la respiración y el movimiento.

LA PRÁCTICA

Para comenzar el ejercicio, inspira lenta, directa y completamente mientras levantas un brazo, extiendes el codo hacia arriba, y abres el pecho completamente mientras llevas la mano hacia la nariz y completas la inspiración.

Las mujeres comienzan levantando el brazo izquierdo; los hombres comienzan levantando el brazo derecho.

Con la palma hacia afuera, cierra la fosa nasal con los dedos medio y anular manteniendo elevado el codo al mismo tiempo. Ahora comienza a espirar en la forma de un grano de cebada, comenzando lentamente, espirando luego la mayor parte del aire y terminando lenta y suavemente. La espiración debe ser directa y completa, desde arriba hasta abajo. Deja que el codo elevado se relaje naturalmente y sigue manteniendo la fosa nasal cerrada.

Luego, mientras permaneces en vacío y sin tensión, vuelve la mano a la rodilla y haz una pausa por un breve instante, todavía en vacío.

Repite el mismo movimiento del otro lado, levantando el otro brazo mientras inspiras lenta y completamente, y cerrando la fosa nasal con los dedos medio y anular mientras espiras desde arriba hasta abajo. Mientras permaneces vacío, regresa la mano a la rodilla. Alterna los lados hasta que hayas inspirado y espirado tres veces por cada lado.

Para la séptima inspiración, deja las manos en las rodillas mientras inspiras lenta, directa y completamente. Luego, permaneciendo al comienzo estable y sin moverte, empieza a espirar el aire superior.

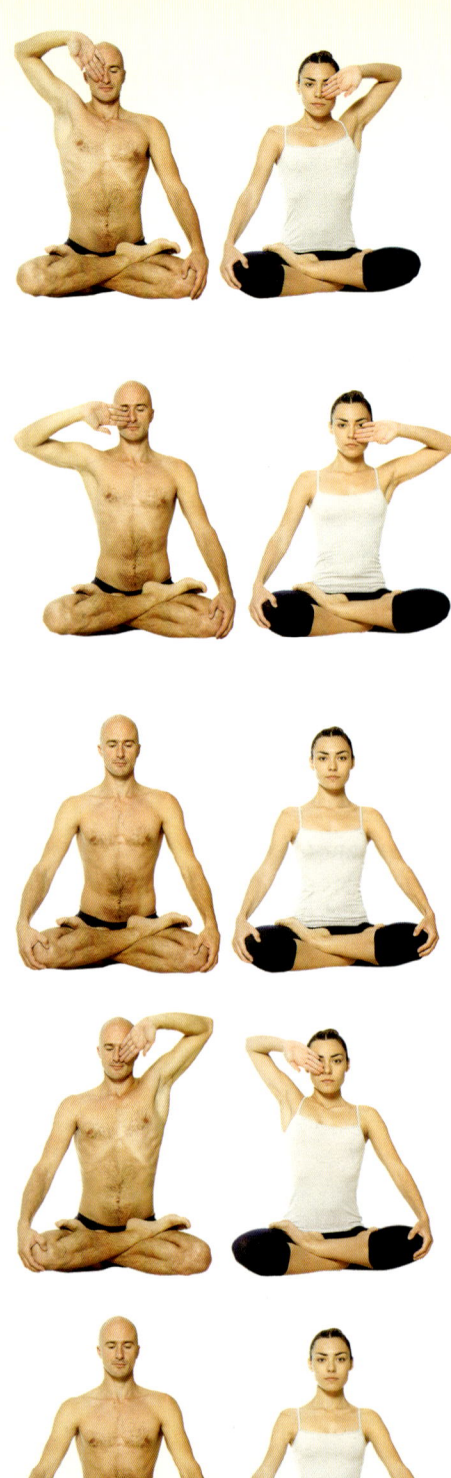

Mantén un flujo suave y continúa espirando de arriba hacia abajo mientras te inclinas hacia delante. Mantén tu espalda alineada y derecha y los codos cerca del cuerpo, mientras flexionas el torso adelante para espirar completamente el aire viciado.

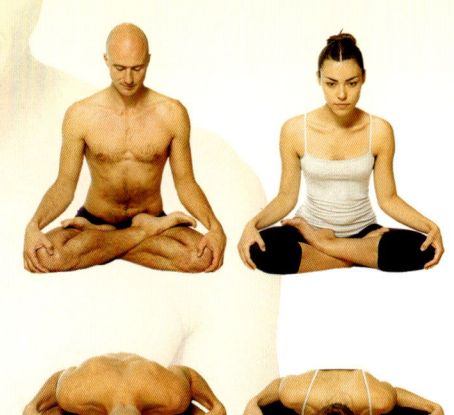

Si puedes, termina la espiración con la frente tocando el suelo. De lo contrario, inclínate hacia delante tanto como puedas mientras mantienes la espalda derecha. Descansa solo por un momento, pausando la respiración antes de inspirar e incorporarte gradualmente hasta llegar a la posición inicial.

Expandiendo bien el pecho llénalo lenta y completamente con aire desde abajo hasta arriba, terminando la inspiración cuando estás nuevamente erguido por completo. Repite esta fase un total de tres veces para completar las nueve fases de las Nueve Respiraciones Purificadoras.

Aplicar este método te ayudará a purificar, coordinar y armonizar tu respiración y tu energía. Como consecuencia, tu mente podrá relajarse más fácilmente en su condición natural y estar presente y alerta. Estarás menos distraído y condicionado por pensamientos y preocupaciones.

Si no tienes mucho tiempo, puedes también realizar este ejercicio de respiración maravillosamente útil solo tres veces, una vez de cada lado y una vez inclinándote hacia delante. Te llevará solo un par de minutos, pero es un método altamente efectivo para relajar y aclarar tu mente.

ERRORES COMUNES
- *No mantener la columna correctamente alineada*
- *No levantar bien el codo en las primeras seis fases de inspiración*
- *Curvar la espalda al espirar en las últimas tres fases.*
- *No respirar de manera completa y directa*

Calentamientos relacionados con el Loto (véase Apéndice 1): Mariposa (8), Flexión adelante con ambas rodillas a los lados (13), Flexión adelante y plantas de los pies juntas (14), Girar y estirar (15), Abrir la cadera (28), Apertura de cadera con plantas de los pies juntas (35)

Calentamientos relacionados con la respiración completa (véase Apéndice 1): Girar y estirar (15), Puente (29), Gato (31), Apertura de cadera con plantas de los pies juntas (35), Abrir los hombros y el pecho (39)

Los cinco movimientos del Tsigjong
Aflojar las articulaciones

LA PRÁCTICA PRELIMINAR de los cinco movimientos del Tsigjong ayuda a aflojar las distintas articulaciones, tendones y nervios del cuerpo. Esta secuencia de movimientos es una rutina de calentamiento que es parte de la práctica original de Yantra Yoga. Los cinco movimientos deben ser coordinados y sincronizados con la respiración y tienen la misma fuerza y ritmo. La inspiración y la espiración son directas y completas, pero veloces y enérgicas y solamente por la nariz. Cada fase de inspiración y espiración debe ser igualmente fuerte, completa y veloz, con la misma fuerza y la misma intensidad. Inspirando y espirando directa y velozmente y con la fuerza y energía del movimiento, podemos calentar y aflojar nuestras articulaciones de manera muy efectiva.

Cada uno de los cinco Tsigjong puede enlazarse con el siguiente, creando un continuo y energético flujo de movimiento y respiración. En todos los Tsigjong, es importante no bloquear la respiración después de inspirar, y no espirar más rápido que cuando se inspira. Las fases individuales de los Tsigjong se repiten generalmente un total de tres o cinco veces (cinco o siete en el caso del último), pero si necesitas acortar la práctica de los Tsigjong, los movimientos pueden ser realizados solamente una, o tres veces cada uno. A diferencia de lo que sucede con los Lungsang, que deben ser practicados íntegramente, puedes elegir hacer solamente algunos de los Tsigjong en vez de hacer todos.

Primer Tsigjong | TENSAR

EN EL PRIMER Tsigjong, Tensar, contraemos y relajamos los cinco órganos de los sentidos, así como también todos los músculos, tendones y nervios del cuerpo. En concreto, durante la espiración contraemos todos los órganos de los sentidos, tensando las orejas, ojos, nariz y el cuerpo entero, hasta tal punto que tiemblan. En cambio, durante la fase de la inspiración abrimos y relajamos toda la tensión.

FASE INICIAL
Siéntate con las piernas hacia delante, las manos sobre las rodillas y la espalda derecha.

Inspirando de manera directa y con vigor, levanta las manos por encima de la cabeza mientras expandes el pecho.

FASE CENTRAL
Ahora espira de manera directa y vigorosa llevando las manos a la altura del pecho con los codos hacia atrás y cerca del cuerpo.

Inspirando vigorosamente deja que tus hombros y las articulaciones de manos y pies se abran, y abre al mismo tiempo los ojos.

Espirando vigorosamente, tensa, flexiona y contrae las manos, los pies y sus dedos. Retrae la raíz de la lengua hacia abajo tensando los ojos cerrados, y contrae todos los demás órganos de los sentidos tensando al mismo tiempo el cuerpo entero hasta el punto de temblar.

Durante todo este Tsigjong mantén la espalda derecha y la inspiración y espiración directas y completas pero veloces y vigorosas, y únicamente por la nariz. Asegúrate de mantener los antebrazos paralelos al suelo. No abras los codos hacia los costados o empujes los pies hacia delante en lugar de flexionar los dedos.

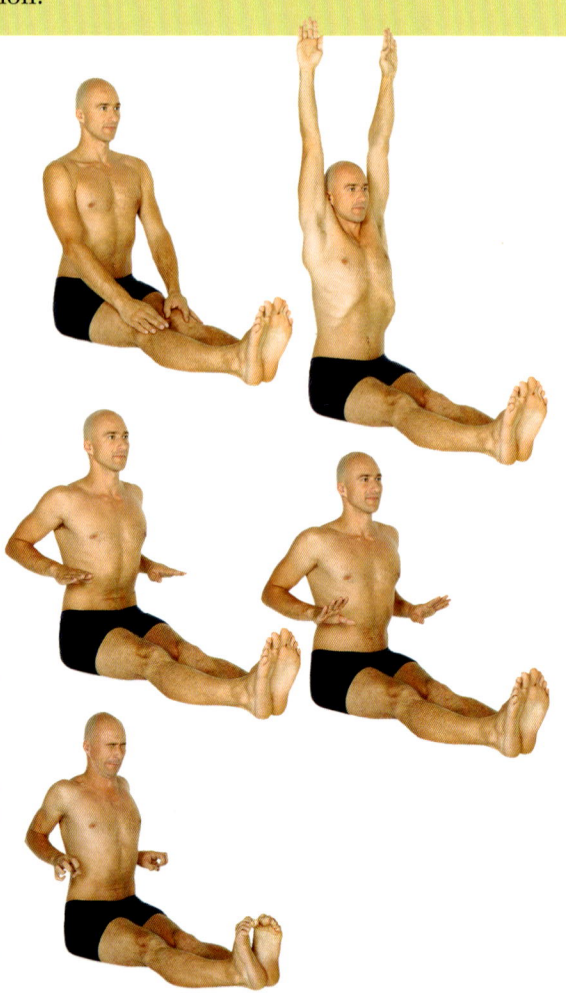

Ahora inspira nuevamente relajando toda la tensión del cuerpo y abre los ojos, dedos de las manos, dedos de los pies y hombros.

Espira ajustando y tensando el cuerpo entero y los órganos de los sentidos con fuerza y vigor, como antes.

REPETICIÓN
Repite la alternancia de inspiración y espiración, relajando y tensando un total de tres, cinco o siete veces, con un ritmo de respiración y movimiento constante y vigoroso.

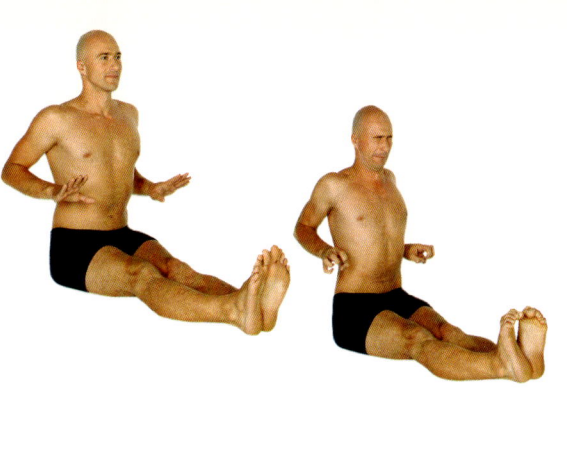

CONCLUSIÓN
Después de la fase de inspiración final, lleva las manos a las rodillas al espirar.

Luego inspira vigorosamente estirando los brazos hacia arriba y expandiendo bien el pecho.

Finalmente, espira vigorosamente y lleva los dedos de las manos a los dedos de los pies y la frente a las rodillas, manteniendo la espalda tan derecha como te sea posible.

Esta fase final es la misma para muchos de los ejercicios de Yantra Yoga. Mientras espiras y te doblas hacia delante, es importante que recuerdes mantener la cabeza alineada con la columna y la espalda derecha. Inclínate desde la base de la columna en lugar de hacerlo desde la cintura. Si no puedes tocar las rodillas con la frente manteniendo la espalda derecha, simplemente llega hasta donde puedas.

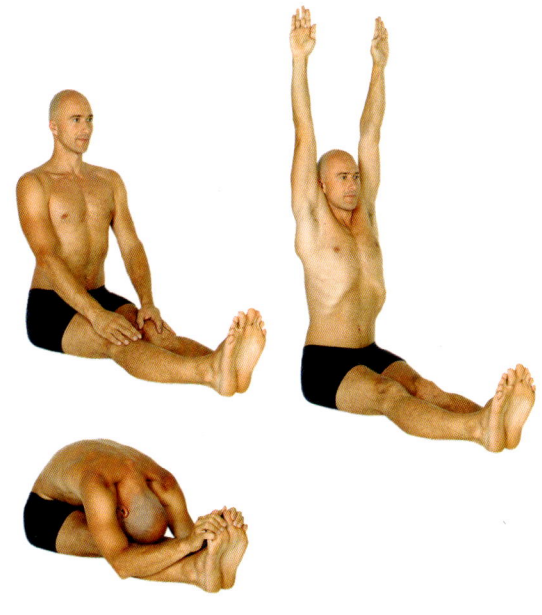

TRANSICIÓN

Para conectar con el siguiente Tsigjong, inspira vigorosamente levantando los brazos, y luego espira también vigorosamente uniendo las plantas de los pies y llevando las manos a las rodillas.

BENEFICIOS PARA LA SALUD
- *Revitaliza y vigoriza el organismo completo*
- *Refuerza la condición de los cinco elementos*
- *Mejora la vista y el funcionamiento de los otros órganos de los sentidos*
- *Vigoriza el funcionamiento del prana penetrante, que es el que gobierna el movimiento de las extremidades*

Segundo Tsigjong | SACUDIR

EL SEGUNDO TSIGJONG tiene tres fases: primero sacudimos solamente las manos, luego los pies, y luego manos y pies juntos. Para beneficiarse verdaderamente, es importante en este ejercicio sacudir realmente las manos y los pies con vigor e intensidad.

FASE INICIAL

Siéntate con la espalda derecha, las rodillas bien separadas, las plantas de los pies unidas y las manos sobre las rodillas, una posición que en tibetano se llama *tsokyil*.

Inspira con energía extendiendo los brazos hacia arriba a los lados de la cabeza.

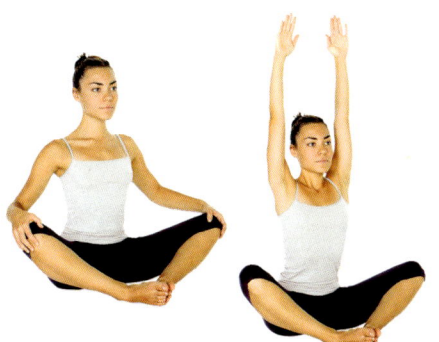

PRIMERA FASE

Espira velozmente con energía y determinación llevando las manos a la altura de las axilas, manteniendo bien separados los codos. Inspira vigorosamente sacudiendo enérgicamente las muñecas y los dedos.

Espira con fuerza mientras continúas sacudiendo las manos y moviéndolas hacia abajo, a los lados del torso. Inspira moviendo tus manos hacia arriba nuevamente hasta la altura de las axilas, sacudiéndolas todavía vigorosamente y con energía. Para finalizar, espira con fuerza y continúa sacudiendo tus manos hasta llevarlas abajo por los costados otra vez.

Pon toda tu energía en la acción de sacudir, de modo que sea realmente vigorosa, y continúa con la misma fuerza mientras bajas y subes tus manos a los costados. Evita curvar la espalda.

Repite esta secuencia tres o cinco veces.

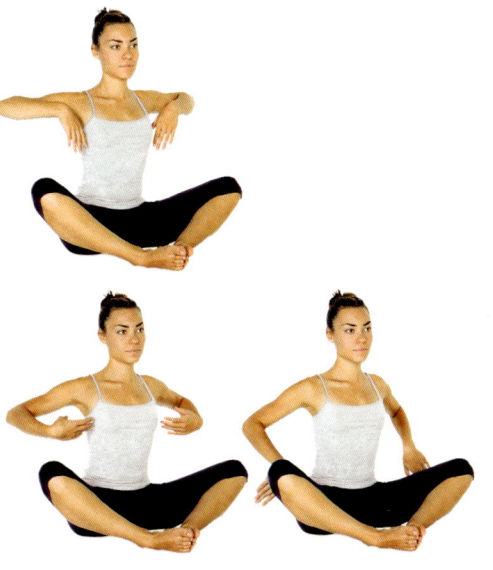

Después de la última espiración, inspira enérgicamente levantando los brazos y extendiendo las piernas hacia delante.

Luego espira llevando los dedos de las manos a los dedos de los pies y la frente a las rodillas.

SEGUNDA FASE

Inspira con fuerza levantando los brazos y expandiendo el pecho.

Espira con rapidez doblando las piernas y agarrando firmemente los tobillos. Equilíbrate sobre las nalgas y sacude los pies vigorosamente mientras inspiras y espiras directo y con fuerza un total de tres o cinco ciclos de respiración.

Después de la última fase de espiración y sacudida, inspira rápida y fuertemente llevando los brazos estirados y paralelos hacia arriba, y extendiendo las piernas adelante.

Luego espira llevando los dedos de las manos a los de los pies, y la frente a las rodillas.

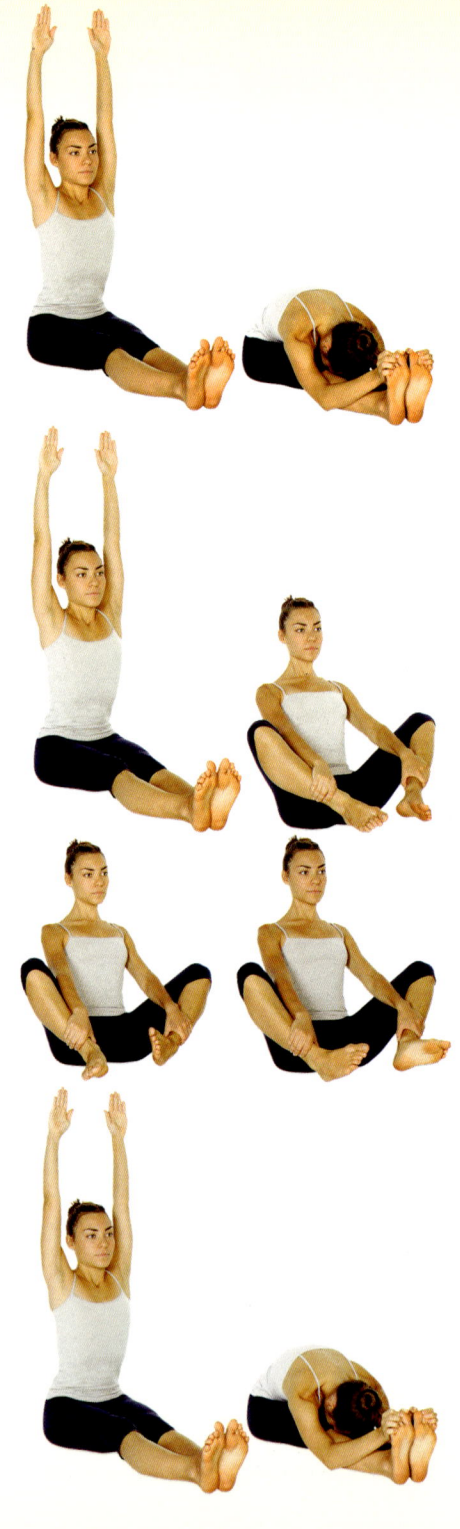

TERCERA FASE

Después de un poco de práctica, una vez que sientas la confianza suficiente, puedes agregar a este Tsigjong la tercera fase.

Inspira llevando los brazos por encima de la cabeza y expandiendo completamente el pecho.

Espira con fuerza mientras llevas las manos cerca de las axilas, manteniendo los codos bien separados. Al mismo tiempo levanta los pies y equilíbrate sobre las nalgas, con las rodillas bien separadas.

Inspira y espira mientras sacudes vigorosamente las muñecas, manos, dedos, tobillos y pies. Sacude las manos a la altura de las axilas durante la primera inspiración y bájalas durante la espiración. Sigue sacudiendo las manos vigorosamente, llevándolas de nuevo a la altura de las axilas mientras inspiras. Repite esta fase tres o cinco ciclos de respiración fuerte.

CONCLUSIÓN

Después de la espiración final, inspira extendiendo los brazos por encima de la cabeza y las piernas hacia delante.

Luego espira llevando los dedos de las manos a los dedos de los pies, y la frente a las rodillas.

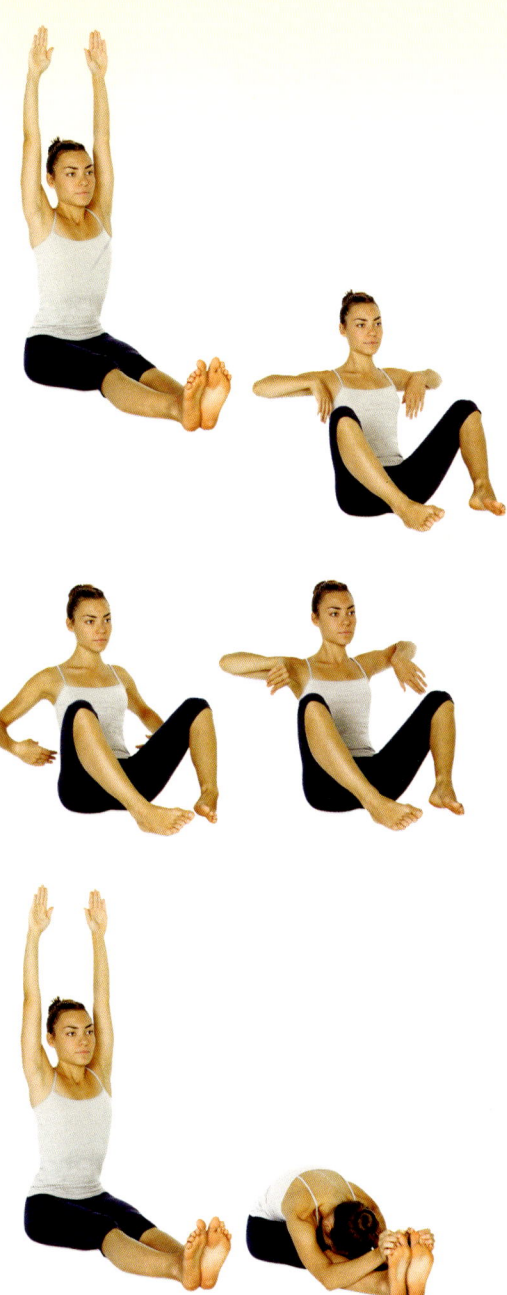

TRANSICIÓN

Para conectar con el siguiente Tsigjong, inspira fuertemente levantando los brazos por encima de la cabeza, luego espira igual de fuerte uniendo las plantas de los pies y llevando las manos a las rodillas.

BENEFICIOS PARA LA SALUD
- *Alivia dolencias de todos los ligamentos y articulaciones mayores y menores*
- *Mejora la condición de las articulaciones y ligamentos*

Calentamientos relacionados (véase Apéndice 1): Sacudir los pies (4)

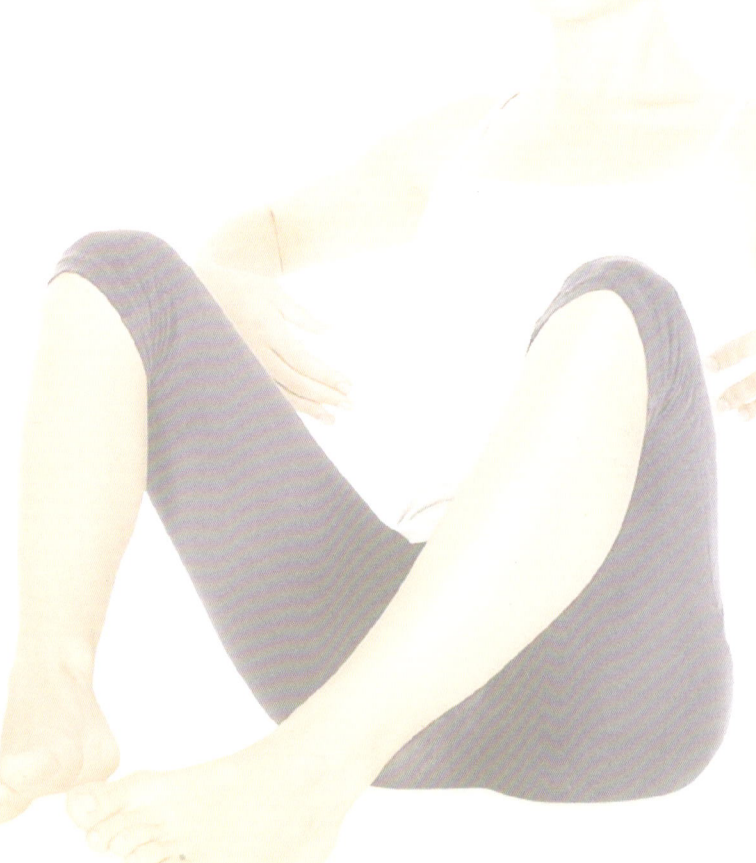

Tercer Tsigjong | TIRAR

EL TERCER TSIGJONG, Tirar, tiene dos fases. En la primera fase nos centramos principalmente en aflojar las articulaciones de una pierna, luego las de la otra; mujeres y hombres comienzan por lados opuestos. Como se explicó en la Introducción, esto es porque el Yantra Yoga toma en cuenta las diferencias energéticas sutiles entre hombres y mujeres, una distinción que es particularmente evidente en las posturas asimétricas. La segunda fase se hace de la misma forma en ambos géneros, pero requiere algo de práctica porque uno debe equilibrarse sobre las nalgas. Al principio puedes concentrarte en adquirir familiaridad con la primera fase.

FASE INICIAL

Siéntate con las plantas de los pies juntas, las rodillas bien separadas y las manos sobre las rodillas.

Inspira con fuerza extendiendo las piernas adelante y los brazos por encima de la cabeza.

PRIMERA FASE

Espirando, toma el lado externo de un pie con la mano correspondiente, y coloca la otra mano sobre la rodilla de esa misma pierna.

Las mujeres toman el borde externo del pie derecho con la mano derecha y colocan la mano izquierda sobre la rodilla derecha. Los hombres toman el pie izquierdo con la mano izquierda, colocando la mano derecha sobre la rodilla izquierda.

Si no puedes agarrar el pie sin flexionar la rodilla, toma el tobillo.

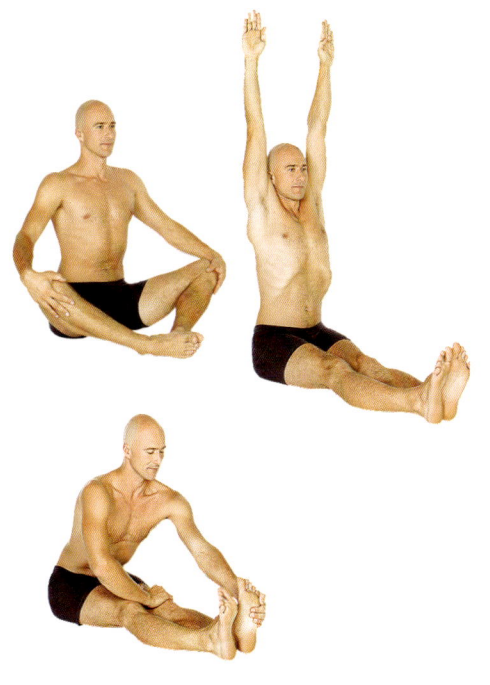

Inspirando enérgicamente levanta la pierna extendida, manteniendo la espalda derecha.

Espirando flexiona la pierna para llevar la planta del pie al costado opuesto, sobre la parte superior del muslo.

Asegúrate de llevar el pie al costado más allá de la parte superior del muslo, y no solamente hasta la ingle. No empujes las rodillas hacia el suelo. Recuerda mantener la espalda derecha, los hombros abiertos, la pierna estirada bien extendida y la mano sobre la rodilla.

Continúa inspirando con fuerza mientras levantas la pierna diagonalmente sobre la pierna extendida, por encima de la rodilla.

Luego espira con vigor mientras tiras con fuerza pero suavemente del pie y de la rodilla llevándolos hacia atrás en la misma diagonal pero en dirección opuesta, abriendo bien la ingle. Repite la secuencia tres o cinco veces antes de cambiar de lado.

TRANSICIÓN

Para conectar con el otro lado, inspira extendiendo los brazos por encima de la cabeza y estirando la pierna hacia delante, paralela a la otra. Luego espira llevando los dedos de las manos hasta los dedos de los pies, y la frente a las rodillas. Vuelve al comienzo de la primera fase, inspirando mientras levantas los brazos por encima de la cabeza. Espira colocando piernas y brazos en la posición inversa y repite la secuencia completa de la primera fase tres o cinco veces sobre el lado opuesto.

En la segunda vuelta, las mujeres toman el borde externo del pie izquierdo con la mano izquierda y colocan la mano derecha sobre

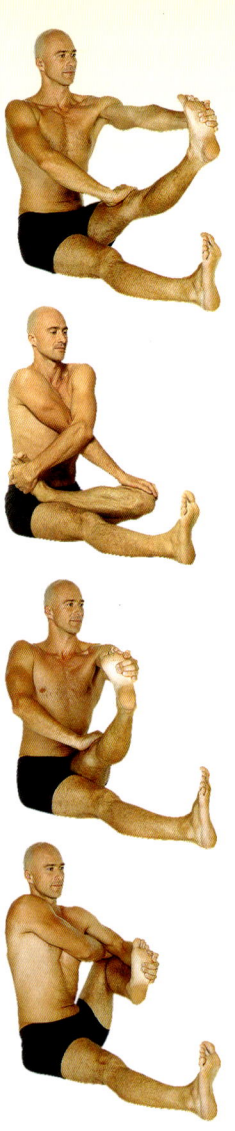

la rodilla izquierda. Los hombres toman el pie derecho con la mano derecha, colocando la mano izquierda sobre la rodilla derecha.

Para finalizar levanta los brazos mientras inspiras, e inclínate hacia delante mientras espiras, llevando los dedos de las manos hasta los dedos de los pies, y la frente a las rodillas.

SEGUNDA FASE

Después de un poco de práctica, cuando te sientas con la confianza suficiente, puedes añadir la segunda fase de este Tsigjong. Como en la fase previa, todas las inspiraciones y espiraciones son igualmente profundas, vigorosas y enérgicas.

Al final de la primera fase, incorpórate mientras inspiras con fuerza extendiendo los brazos por encima de la cabeza, manteniendo las piernas extendidas y la espalda derecha.

Espira tomando los costados de ambos pies y tira de ellos juntos hacia el abdomen.

Inspira extendiendo las piernas a la altura de los hombros, paralelas y estiradas.

Espira tirando hacia atrás ambas piernas y pies a los costados, abriendo las rodillas.

Inspira extendiendo adelante las piernas paralelas y estiradas.

Espira tirando de ambos pies juntos hacia el ombligo. Alterna estas fases de inspiración y espiración tres o cinco veces.

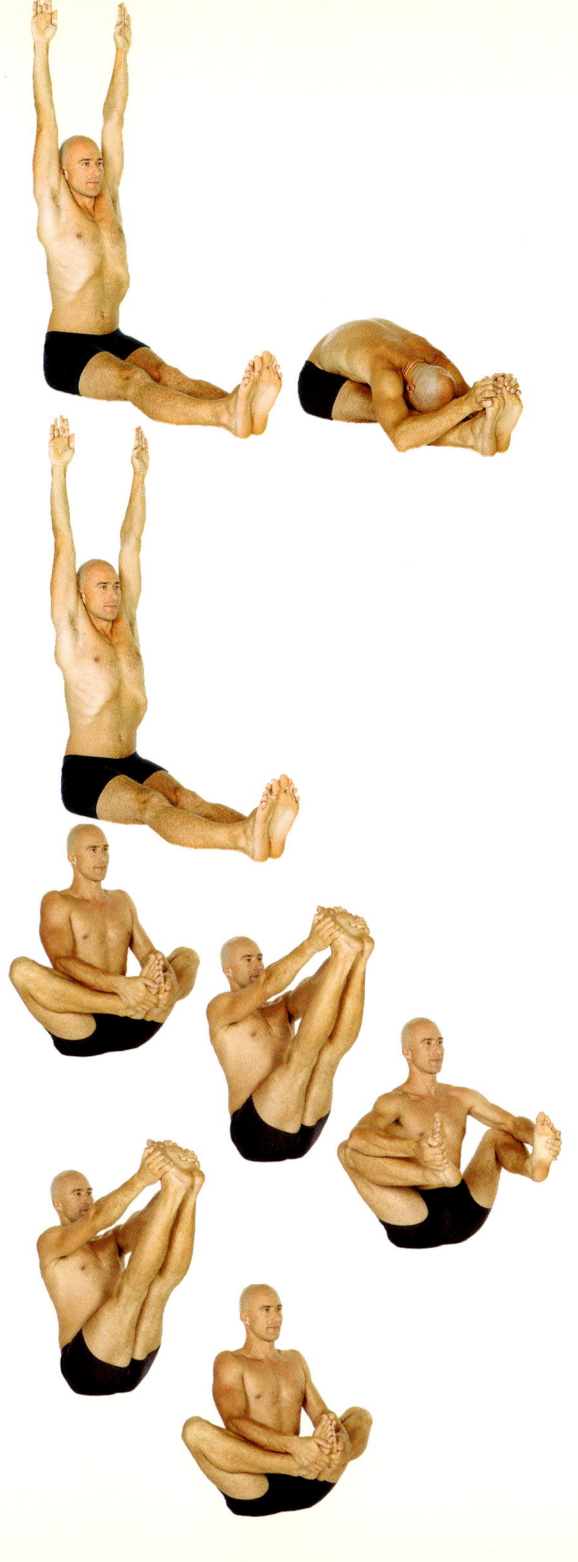

CONCLUSIÓN

Inspira extendiendo los brazos hacia arriba y las piernas hacia delante.

Espira llevando los dedos de las manos hasta los dedos de los pies, y la frente a las rodillas.

TRANSICIÓN

Para conectar con el siguiente Tsigjong, inspira con fuerza abriendo las rodillas, coloca las plantas de los pies en el suelo cerca del perineo y extiende los brazos al frente mientras te levantas y quedas de rodillas con los dedos de los pies curvados y los brazos estirados por encima de la cabeza.

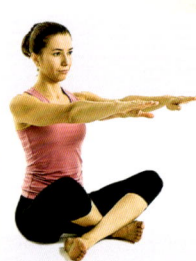

También puedes llegar a la posición de rodillas cruzando las piernas cerca del pubis y yendo hacia delante de esa forma. Si esto también te resulta difícil, simplemente llega a la posición arrodillada en alguna forma que te resulte cómoda.

Luego espira sentándote sobre los talones con las manos en las rodillas.

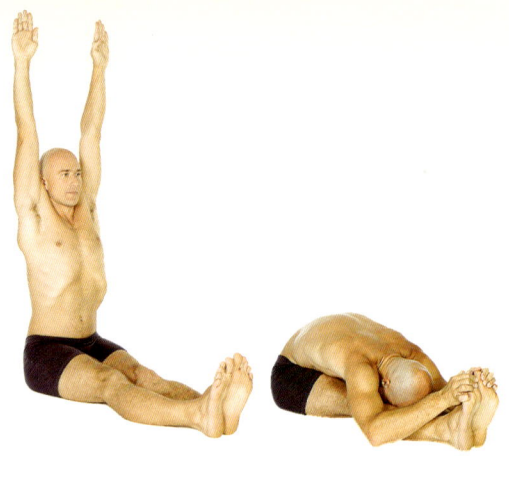

BENEFICIOS PARA LA SALUD
- *Alivia dolencias de la región lumbar*
- *Mejora la condición de las articulaciones mayores y menores*
- *Alivia trastornos de los riñones*
- *Contrarresta los problemas relacionados con el funcionamiento del prana descendente que limpia, el cual gobierna la excreción de heces y la descarga de orina, semen y sangre menstrual*
- *Tonifica todas las funciones de la parte inferior del cuerpo, incluyendo las funciones reproductivas*

Calentamientos relacionados (véase Apéndice 1): Rotación de las piernas (6)

Cuarto Tsigjong | DOBLAR

EL CUARTO TSIGJONG, Doblar, aplica torsiones y flexiones de la columna y estiramiento de los costados. Para disfrutar de sus beneficios completos, es particularmente importante que la columna esté bien alineada mientras se realizan los movimientos de torsión y flexión. Durante este Tsigjong, mantén tus dedos entrelazados directamente sobre la coronilla sin tocar la cabeza, y empuja los codos hacia atrás tanto como puedas. Como en todos los Tsigjong, todas las inspiraciones y espiraciones son igualmente fuertes, completas, veloces y dinámicas.

FASE INICIAL

Siéntate sobre los talones con las manos en las rodillas, la espalda derecha y la cabeza alineada con la columna.

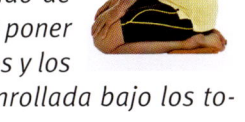

Tal vez necesites usar accesorios para poder sentarte más cómodamente sobre los talones y asegurar que tu espalda esté correctamente alineada. Por ejemplo, dependiendo de tus necesidades puedes poner un cojín entre los glúteos y los talones, o una toalla enrollada bajo los tobillos.

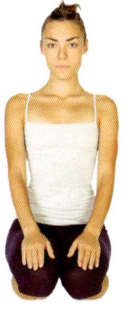

Inspira vigorosamente levantando los brazos y entrelazando los dedos con las palmas hacia abajo. Mantén las manos a unos pocos dedos de altura sobre la coronilla, los codos bien separados y los hombros abiertos.

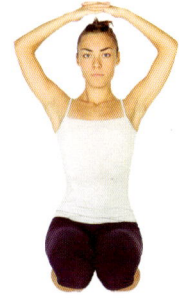

FASE CENTRAL

Espirando vigorosamente gira el torso hacia un lado, iniciando el movimiento desde la raíz de la columna.

Las mujeres comienzan girando a la derecha; los hombres lo hacen girando a la izquierda.

No empujes con los codos y los hombros; deja que la torsión se origine en la raíz de la columna.

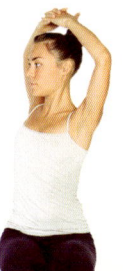

Inspirando con energía, vuelve al centro con un movimiento suave pero aun así fuerte.

Espira y continúa el movimiento girando hacia el otro lado.

Inspira hacia el centro nuevamente.

Espira fuertemente mientras te inclinas hacia un lado desde la cintura.
Las mujeres comienzan inclinándose hacia el lado derecho; los hombres comienzan inclinándose hacia el lado izquierdo.

Inspira volviendo al centro.

Sin pausar, espira e inclínate hacia el lado opuesto.

Inspira hacia el centro, luego espira mientras giras hacia el costado, como al inicio.

REPETICIÓN
Repite la secuencia completa de girar e inclinarse tres o cinco veces.
Recuerda que las inspiraciones y espiraciones deben mantenerse directas, fuertes y enérgicas, y realiza todos los movimientos con igual vigor.

CONCLUSIÓN
Después de la inspiración final hacia el centro, espira estirando los brazos hacia delante y llevando la frente a las rodillas.

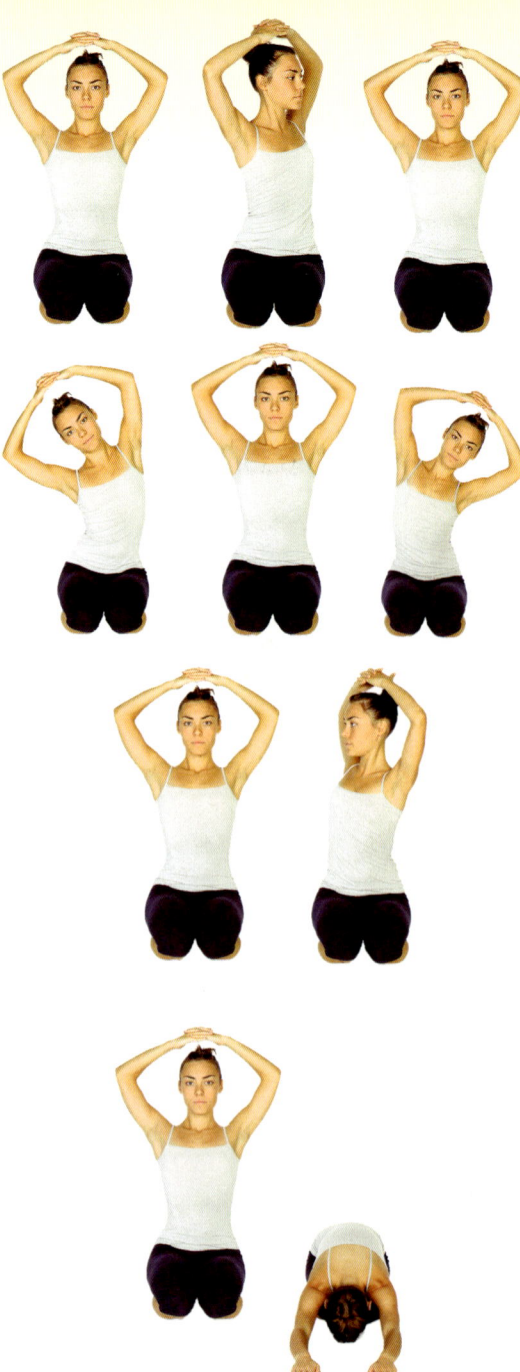

TRANSICIÓN

Para conectar con el siguiente Tsigjong, inspira mientras te incorporas de rodillas con los brazos extendidos paralelos por encima de la cabeza y vuelves hacia atrás a sentarte sobre los glúteos. Luego espira extendiendo las piernas hacia delante y llevando los dedos de las manos a los dedos de los pies, y la frente a las rodillas. Inspira incorporándote, sentado con las manos sobre las rodillas, palmas hacia arriba. Descansa un momento mientras espiras.

BENEFICIOS PARA LA SALUD
- *Alivia y previene problemas de las regiones torácica y lumbar*
- *Alivia y previene dolencias relacionadas con la columna y la médula espinal*
- *Beneficia a los riñones*
- *Fortalece los tendones de las piernas*
- *Refuerza el funcionamiento del prana que acompaña al fuego, el cual gobierna el sistema digestivo*

Calentamientos relacionados (véase Apéndice 1): Balanceo (1), Entrenamiento para las transiciones (22)

Quinto Tsigjong | ROTAR

EL QUINTO TSIGJONG, Rotar, tiene la cualidad particular de desafiarnos al involucrar simultáneamente a los aspectos sensoriales y motores de nuestra conciencia, ya que debemos realizar múltiples actividades al mismo tiempo. Es un excelente ejercicio para los ojos.

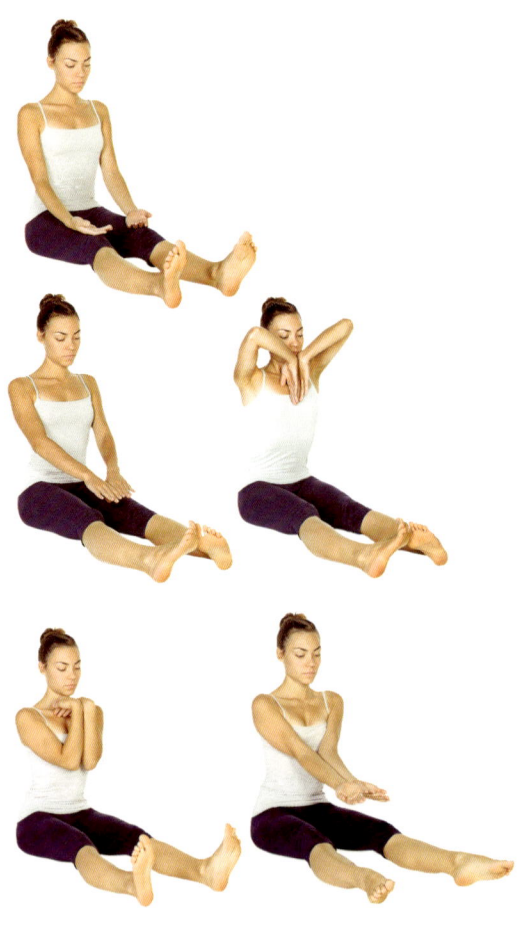

POSICIÓN INICIAL

Sentados con las piernas extendidas hacia delante, a un palmo de separación, y las manos descansando sobre las rodillas con las palmas hacia arriba.

FASE CENTRAL

Inspirando con energía e intención, une los dorsos de las manos con los dedos apuntando hacia abajo, y llévalas hasta la altura de la garganta elevando bien los codos mientras mantienes abierto el pecho. Al mismo tiempo que mueves las manos hacia arriba, lleva los pies hacia delante y hacia dentro, uniendo los dedos gordos.

Espirando, une los codos frente al abdomen en un movimiento circular sin separar las muñecas, mientras bajas las manos a la altura de las rodillas con las palmas hacia arriba. Al mismo tiempo que mueves las manos hacia abajo, gira los pies hacia fuera, continuando en un movimiento circular sin interrupción hacia abajo y nuevamente al centro, mientras inspiras y repites el movimiento hacia arriba con las manos. Durante el proceso completo, sigue el movimiento de los dedos de la mano derecha con el ojo derecho, y el movimiento de los dedos de la mano izquierda con el ojo izquierdo. Repite la secuencia un total de cinco o siete veces.

CONCLUSIÓN

Inspira profundamente y con vigor extendiendo enérgicamente los brazos por encima de la cabeza y expandiendo el pecho.

Espira llevando los dedos de las manos a los dedos de los pies, y la frente a las rodillas.

TRANSICIÓN

Si quieres descansar en este punto, puedes tumbarte y relajarte con los brazos a los lados y los pies ligeramente separados. Si no, continúa con los movimientos del Lungsang. Si quieres conectar el último Tsigjon directamente con el primer Lungsang, inspira levantando los brazos estirados por encima de la cabeza. Espira llevando las plantas de los pies enfrente del perineo y estira los brazos hacia delante horizontalmente ayudándote a ir de pie con los brazos a los lados. Si te tumbas para relajarte, gira hacia un costado antes de ponerte de pie.

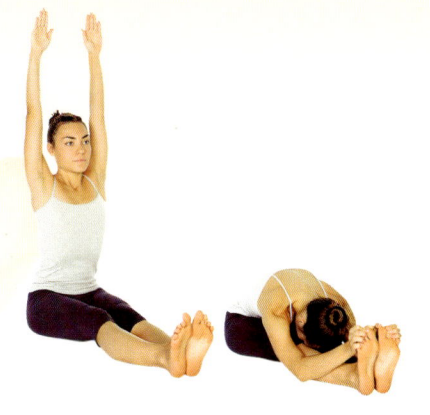

BENEFICIOS PARA LA SALUD

- *Alivia disfunciones sensoriales y motoras de las extremidades y de la cabeza*
- *Alivia la rigidez de las extremidades*
- *Mejora la condición de las articulaciones mayores y menores*
- *Contrarresta problemas relacionados con el* prana *penetrante*
- *Mejora la capacidad para una coordinación armoniosa de los movimientos*
- *Fortalece y mejora la vista*

Calentamientos relacionados (véase Apéndice 1): Abrir los hombros y el pecho (39)

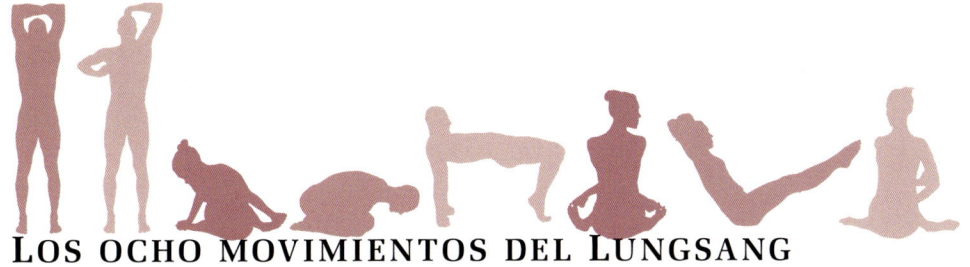

Los ocho movimientos del Lungsang

Purificar el prana

EL PROPÓSITO DE los ocho Lungsang es armonizar y fortalecer nuestras energías a través de ejercicios dinámicos y efectivos que actúan a nivel físico por medio de movimientos corporales, y a nivel sutil por medio de la coordinación de la respiración. Además de tonificar y entrenar el cuerpo, estos movimientos tienen una meta muy específica: entrenar y desarrollar cuatro modos diferentes de inspirar y espirar y, especialmente, cuatro modos diferentes de retener la respiración. Realizar estos movimientos correctamente y aplicarlos con constancia mejora progresivamente nuestra conciencia y comprensión de esos modos de respirar. Los Lungsang son la clave para armonizar y dar nueva forma a los patrones habituales de respiración. Como consecuencia podemos hacer que nuestro cuerpo sea más flexible y esté más en forma, mientras mejoramos nuestra fortaleza y salud en general. Nuestra energía se vuelve equilibrada y relajada, y nuestra fuerza vital se fortalece.

Cada uno de los ocho Lungsang toma su nombre del aspecto fundamental de la respiración que ejercita: inspiración lenta, retención abierta, retención dirigida, espiración veloz, inspiración veloz, retención cerrada, retención con contracción, y espiración lenta. Cada Lungsang consta de siete fases conformadas por un ritmo preciso, siendo el foco principal la fase central de la secuencia. Durante los movimientos y retenciones, es crucial mantener el flujo correcto del ritmo. El tiempo de cada fase está basado ya sea en dos o en cuatro tiempos, correspondiendo cada tiempo a un latido del corazón. Coordinar las inspiraciones, retenciones y espiraciones con los tiempos es una herramienta fundamental para armonizar la forma en que funciona nuestra respiración, y por ende nuestra energía. Cada uno de los movimientos que son simétricos en el Lungsang se repiten tres veces, mientras que los movimientos asimétricos se hacen solo una vez de cada lado.

Cuando te sientas familiarizado con los Lungsang, puedes practicarlos en un flujo continuo en el que la fase final de uno se funde con la fase inicial del siguiente, sin parar. Los Lungsang están estructurados en una secuencia específica relacionada con la función de las retenciones, de modo que es mejor practicarlos en el mismo orden, del primero al último, sin dejar ninguno fuera. Si no tienes mucho tiempo para dedicarle a la práctica, puedes acortar la sesión haciendo los Lungsang simétricos solamente una vez.

Primer Lungsang | INSPIRAR LENTAMENTE

EL PRIMER LUNGSANG entrena y desarrolla la experiencia de una inspiración larga y completa, y una retención abierta. La inspiración completa se consigue llenando profunda y completamente los pulmones de abajo hacia arriba en cuatro tiempos; el aire luego se retiene simplemente durante dos tiempos sin ninguna contracción o bloqueo. Durante la retención abierta, todos los músculos y tendones se tensan hasta el punto en que tiemblan ligeramente, sobre todo los brazos cruzados y la parte superior del cuerpo. Esta tensión del cuerpo te ayudará a mantener una retención relajada y abierta, sin cerrar o bloquear, mientras continúas expandiendo y relajando el aire retenido.

FASE INICIAL

De pie, erguido, con los pies y piernas paralelos y los brazos a los lados.

Mientras inspiras en dos tiempos, toma cada brazo con la mano contraria justo por encima del codo, presionando ligeramente con los pulgares la parte interna de cada brazo. Eleva los brazos a la altura de los hombros, todavía dentro de esa inspiración de dos tiempos.

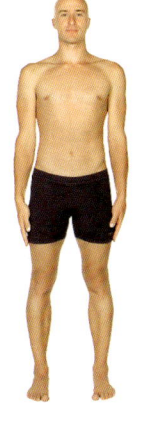

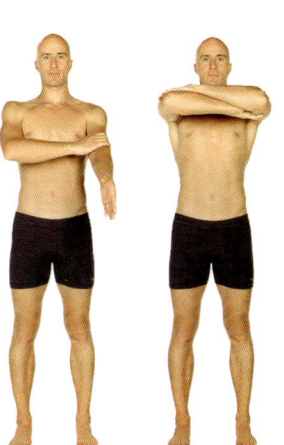

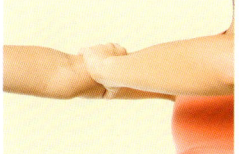

Las mujeres toman primero el brazo derecho con la mano izquierda; los hombres toman el brazo izquierdo con la mano derecha. En este Lungsang, así como en el cuarto y séptimo, no se modifica la posición de las manos en las fases individuales.

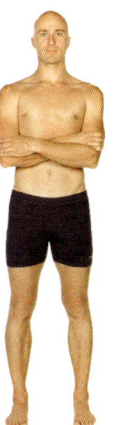

Espirando bien, de arriba hacia abajo en dos tiempos, baja los brazos hacia el abdomen.

FASE CENTRAL

En cuatro tiempos, inspira lenta y completamente comenzando desde el abdomen, mientras estiras los brazos por encima de la cabeza expandiendo el aire hacia el pecho.

Mantén el torso estirado para alcanzar y experimentar una correcta y completa inspiración.

Retén abierto en esta posición durante dos tiempos, tensando el cuerpo entero y estirando vigorosamente los brazos cruzados por encima de la cabeza.

Concentra el estiramiento hacia arriba dirigiendo los codos hacia fuera, pero sin soltar las manos de los brazos. No empujes los brazos hacia atrás. Mantén el pecho abierto y expandido, con espacio para más aire, como si quisieras seguir inspirando. Esto asegurará que tu retención no se tense ni bloquee.

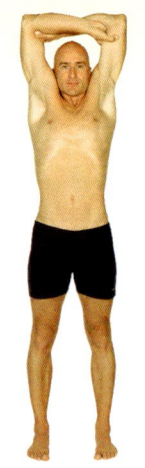

Espira en dos tiempos, abriendo bien los brazos y bajándolos a los lados.

Al espirar no deberías experimentar ningún esfuerzo o contracción. Si la espiración es libre, simple y sin ninguna tensión, la retención ha sido realmente abierta y correcta.

FASE FINAL

Inspira en dos tiempos mientras levantas los brazos rectos a los lados un poco por encima de la altura de los hombros.

Espira en dos tiempos, bajando los brazos a los lados.

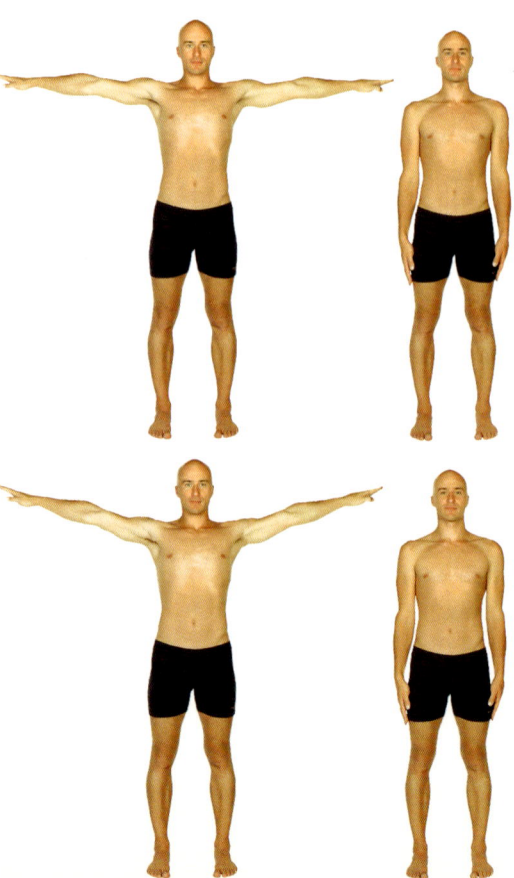

REPETICIÓN

Repite la secuencia completa un total de tres veces.

BENEFICIOS PARA LA SALUD
- *Mejora las facultades intelectuales*
- *Desarrolla lucidez*
- *Mejora la condición física en general*
- *Alivia dolencias relacionadas con los cinco órganos sólidos (corazón, pulmones, hígado, bazo y riñones), que se producen si, por ejemplo, se han debilitado*

Ciclo de respiración		Tiempos
Fase inicial	Inspiración	2
	Espiración	2
Fase central	Inspiración	4
	Retención abierta	2
	Espiración	2
Fase final	Inspiración	2
	Espiración	2

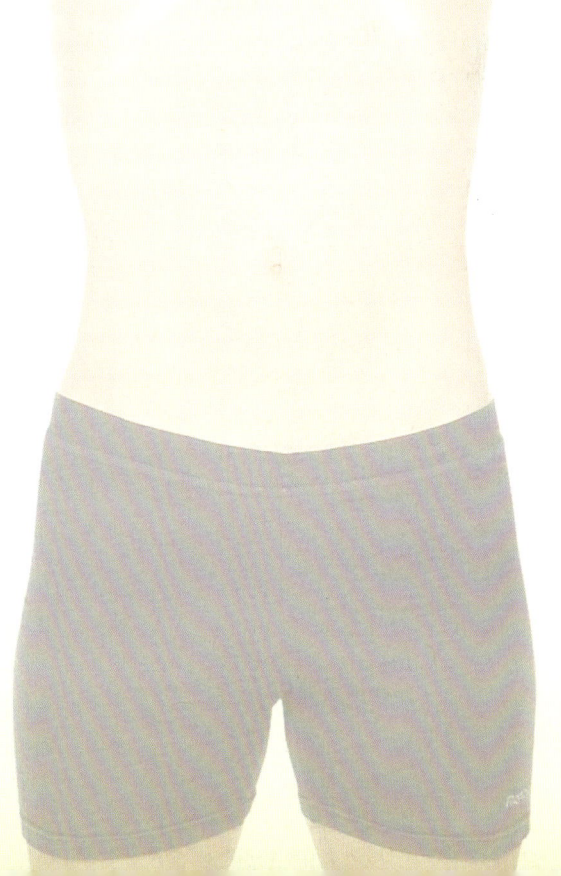

Segundo Lungsang | RETENER ABIERTO

EL SEGUNDO LUNSANG empieza con una inspiración profunda, plena y completa, como siempre desde abajo hacia arriba. El aire luego es retenido abierto al principio, como en el primer Lungsang, y luego dirigido hacia abajo mientras todavía se retiene. La posición de los brazos y codos en este y en el anterior Lungsang tiene la misma función que en las Nueve Respiraciones: nos ayuda a abrir bien los costados para permitir que la respiración se expanda. El movimiento comprende tres fases: primero por un lado, después por el otro, y finalmente por los dos lados al mismo tiempo. Como las primeras dos fases son asimétricas, las mujeres y los hombres comienzan el movimiento por lados opuestos. En la tercera fase, solamente el movimiento de cruce se invierte en mujeres y hombres. Cada fase se repite solamente una vez.

FASE INICIAL

Después de la espiración final del primer Lungsang, estás de pie, erguido, con las piernas y pies paralelos y los brazos a los lados.

Mientras inspiras en dos tiempos, levanta los brazos a los lados, hasta un nivel ligeramente por encima de la altura de los hombros.

Mientras espiras en dos tiempos, baja los brazos a los lados.

PRIMERA FASE CENTRAL

Mientras inspiras completamente en dos tiempos, haz un puño con ambas manos llevando el dedo pulgar a la base del dedo anular, cerrando los dedos sobre el pulgar (tradicionalmente esto se llama puño del *vajra*). Abriendo bien los lados lleva un puño justo delante de la frente, doblándolo a noventa grados con los nudillos hacia abajo, con el codo bien elevado para estirar completamente el costado. Al mismo tiempo presiona con el otro

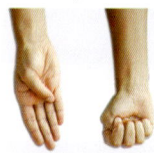
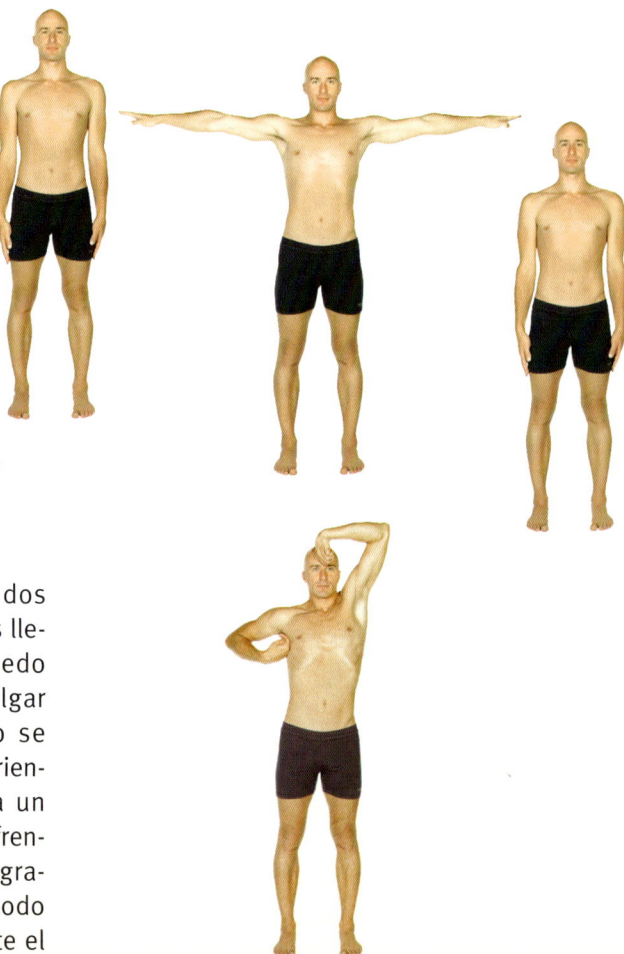

puño el costado mientras lo llevas hasta la axila.

En la primera fase, las mujeres llevan el puño derecho a la frente mientras el puño izquierdo llega hasta la axila izquierda; los hombres llevan el puño izquierdo a la frente mientras el puño derecho llega hasta la axila derecha.

Reteniendo abierto durante dos tiempos sin constreñir o cerrar la glotis, roza la oreja del mismo lado de tu puño flexionado mientras llevas el puño desde la frente hasta la nuca.

Sigue reteniendo durante dos tiempos más mientras completas la rotación del puño alrededor de la cabeza, moviéndolo un poquito más veloz para estar dentro del ritmo y terminar cerca de la oreja por la que comenzaste.

Durante los segundos dos tiempos de la retención, mientras la rotación va desde la nuca hasta la frente y el lado notarás un sutil cambio o direccionamiento del aire retenido cuando el puño circunda la cabeza. Esto es lo que se llama retención dirigida, la principal experiencia del tercer Lungsang.

Mientras espiras en dos tiempos, extiende los brazos estirados un poco por encima del nivel de los hombros y bájalos a los lados.

PRIMERA FASE FINAL

Mientras inspiras en dos tiempos, eleva otra vez los brazos un poco por encima del nivel de los hombros, bien separados y abriendo bien el pecho.

Mientras espiras en dos tiempos, baja los brazos a los lados.

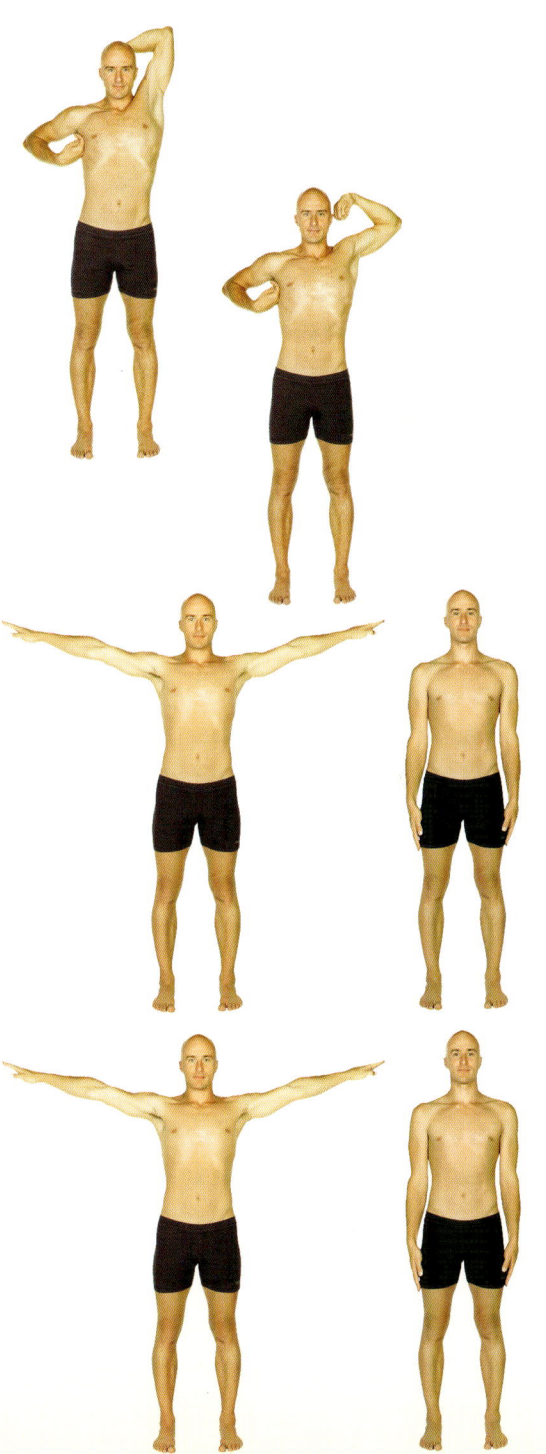

SEGUNDA FASE

Repite la secuencia completa desde la posición inicial, levantando y bajando los brazos a los lados una vez más, luego haciendo los puños del *vajra*, pero esta vez llevando bajo la axila y hasta la frente los puños opuestos. Luego continúa con la misma secuencia de movimientos que en la primera fase, pero por el lado opuesto.

En la segunda fase, las mujeres llevan el puño izquierdo a la frente mientras llevan el puño derecho hasta la axila derecha; los hombres llevan el puño derecho a la frente mientras llevan el puño izquierdo hasta la axila izquierda.

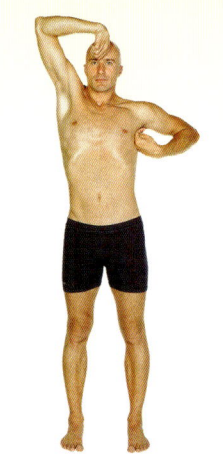

TERCERA FASE INICIAL

Comienza desde la posición de pie con la que se terminó la segunda fase.

Inspirando en dos tiempos, levanta los brazos a los lados hasta un nivel un poco por encima de la altura de los hombros.

Espira en dos tiempos, mientras bajas los brazos a los lados.

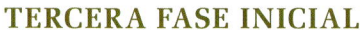

TERCERA FASE CENTRAL

Inspirando en dos tiempos, haz puños del *vajra* con ambas manos, abre los brazos a los lados y levántalos en un movimiento circular llevando ambos puños delante de la frente, con los nudillos hacia abajo y los dorsos de las manos tan cerca entre sí como sea posible. Alza los codos para expandir plenamente los lados y el pecho. Retén un total de cuatro tiempos, girando con los puños que pasan primero por las orejas, se cruzan en la nuca al finalizar los primeros dos tiempos, continúan el giro alrededor de la cabeza durante los segundos dos tiempos, terminando con ambos puños cerca de las orejas.

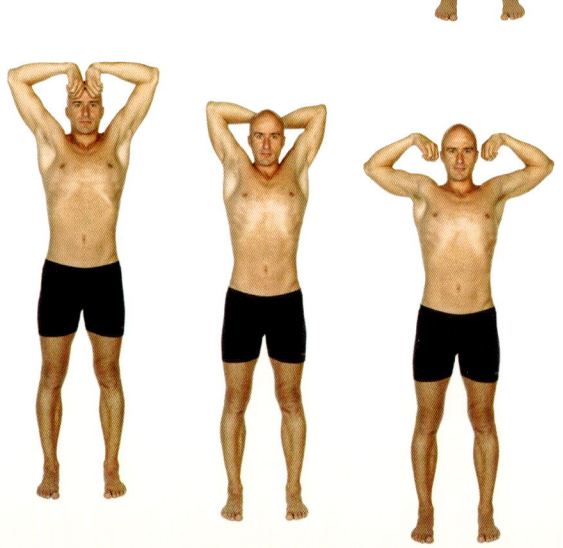

Al hacer el círculo alrededor de la cabeza, cuando se cruzan los puños en la nuca las mujeres pasan con el puño derecho sobre el izquierdo; los hombres pasan el puño izquierdo sobre el derecho.

La posición y el movimiento de rotar velozmente los puños alrededor de la cabeza automáticamente ayudan a que el aire retenido sea dirigido del modo correcto. Durante los dos primeros tiempos la retención es abierta, y los segundos dos tiempos se vuelve dirigida.

Espirando en dos tiempos, extiende los brazos y bájalos a los lados.

TERCERA FASE FINAL

Inspirando plenamente en dos tiempos, abre bien el pecho mientras levantas los brazos y los extiendes bien separados.

Espirando en dos tiempos, baja los brazos a los lados.

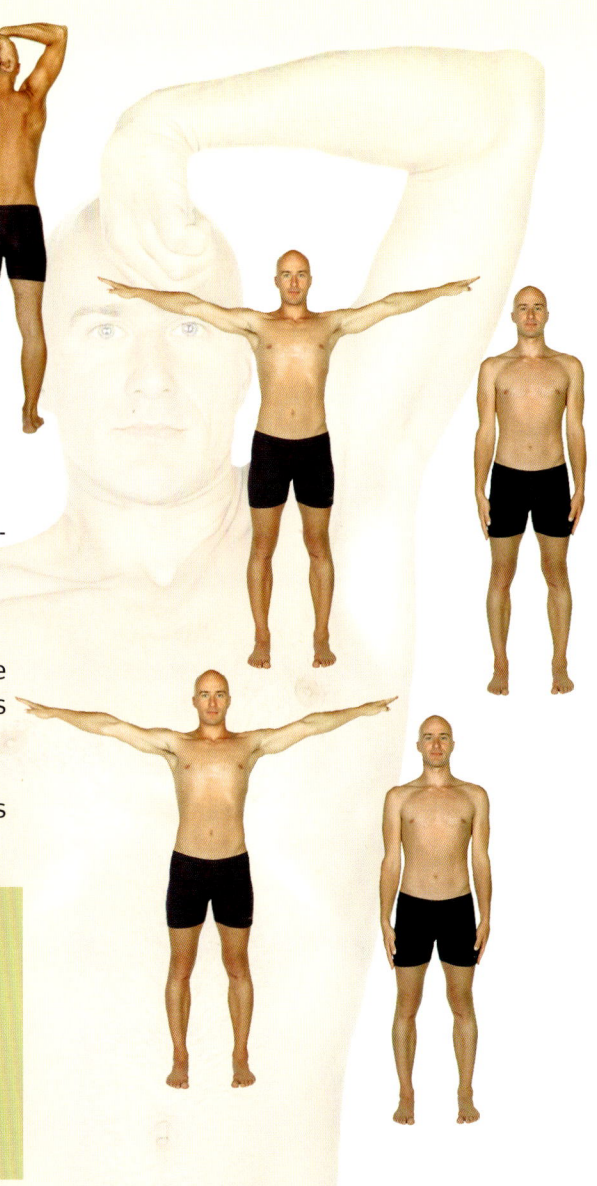

BENEFICIOS PARA LA SALUD
- Alivia dolencias de la región del tórax
- Aligera problemas en los brazos y los hombros
- Mitiga desórdenes neurológicos
- Mejora el funcionamiento de las articulaciones mayores y menores de las extremidades

Ciclo de respiración		Tiempos
Fase inicial	Inspiración	2
	Espiración	2
Fase central	Inspiración	2
	Retención abierta	2
	Retención dirigida	2
	Espiración	2
Fase final	Inspiración	2
	Espiración	2

Tercer Lungsang | DIRIGIR

EL TERCERO DE los ocho Lungsang se concentra en la retención dirigida. Este Lungsang proporciona una experiencia de la retención dirigida más profunda que la sutil retención dirigida que ocurre en el movimiento previo. Además de entrenarte en la retención dirigida, este movimiento también te enseña el modo de entrar en la retención dirigida a partir de la retención abierta, de manera que ayuda a desarrollar una respiración y retención fluidas. Este Lungsang se realiza una vez de cada lado. Mujeres y hombres comienzan por lados opuestos.

FASE INICIAL

Después de la espiración final del segundo Lungsang, estás de pie con los pies y piernas paralelos, brazos a los lados.

Inspira en dos tiempos mientras alzas los brazos a los lados y cruzas una pierna sobre la otra, poniendo el pie que cruza en el suelo, al lado externo del pie que quedó firme.

Las mujeres cruzan la pierna derecha sobre la pierna izquierda; los hombres cruzan la pierna izquierda sobre la pierna derecha.

Espirando en dos tiempos, desliza el dorso del pie hacia el lado mientras vas hacia el suelo de modo que la rodilla de la pierna que está delante quede sobre la otra. Al mismo tiempo, baja los brazos y sujeta las plantas de los pies de modo tal que las yemas de los pulgares se unan a los dedos gordos del pie.

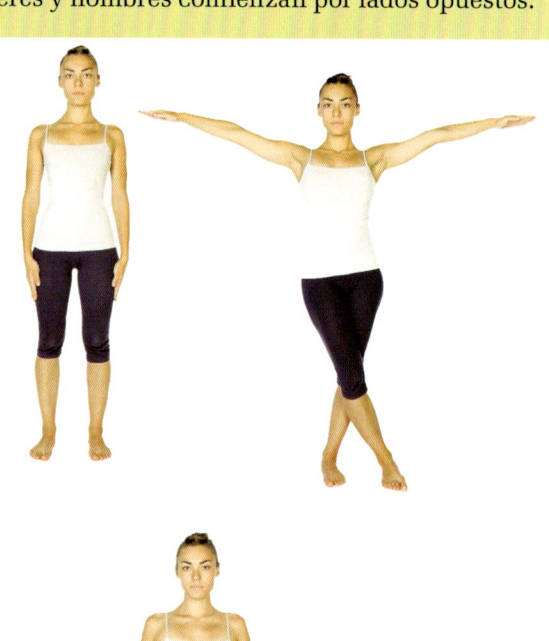

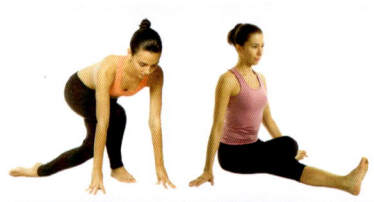

Si fuera necesario, puedes ayudarte a bajar poniendo las manos en el suelo para equilibrarte. Si la posición sentada te resulta difícil, trata de hacerla cruzando las piernas más sueltas o extendiendo hacia delante la pierna de abajo.

FASE CENTRAL

Manteniendo la espalda derecha y las rodillas cruzadas una sobre otra, inspira en dos tiempos estirando el torso hacia arriba mientras giras ligeramente hacia el lado abierto (el lado que tiene la pierna por debajo). Al inspirar comienza a llenarte desde el abdomen, y sigue expandiendo en el pecho.

No gires el cuello al ir hacia el lado; mantenlo en línea con el centro del torso.

Reteniendo abierto y manteniendo el torso estirado, gira hacia el otro lado. Comienza el movimiento desde la raíz de la columna y gradualmente gira hacia el lateral la columna completa tanto como puedas, durante un total de dos tiempos.

Continúa reteniendo durante dos tiempos más inclinándote sobre la parte superior del muslo, manteniendo la espalda tan derecha como sea posible. De esta forma, el aire retenido es automáticamente dirigido hacia el costado, y experimentas claramente una retención dirigida.

Espira en dos tiempos mientras continúas estirando el torso sobre el muslo, llevando la frente tan cerca del suelo como te sea posible.

FASE FINAL

Inspirando plenamente en dos tiempos, estira los brazos por encima de la cabeza, manteniéndolos rectos y paralelos mientras abres completamente el pecho, y estiras las piernas hacia el frente.

Espirando fluidamente en dos tiempos lleva los dedos de las manos hasta los dedos de los pies, y la frente a las rodillas.

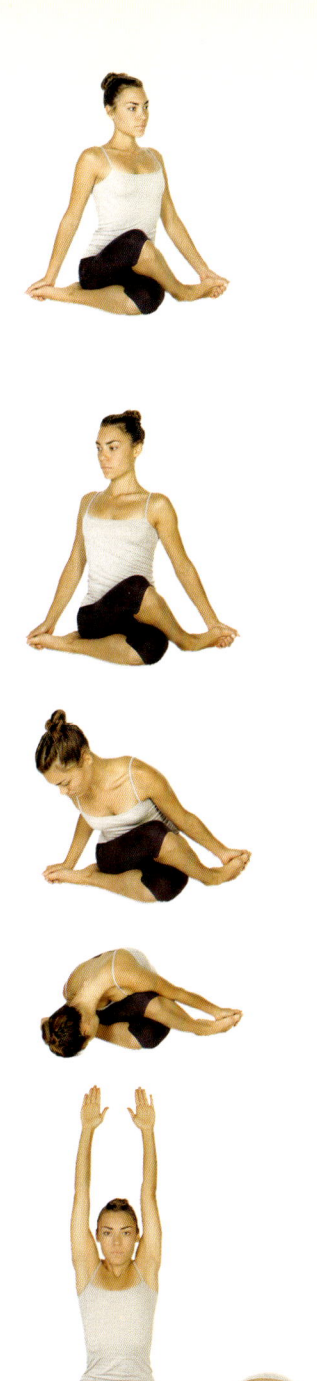

REPETICIÓN

Repite la secuencia hacia el otro lado, inspirando en dos tiempos mientras te incorporas y abres bien los brazos a los lados, manteniendo las piernas estiradas al frente. Espirando en dos tiempos, cruza las piernas de manera opuesta, y continúa la secuencia de movimientos sobre este lado como lo hiciste previamente del otro lado.

En la segunda vuelta, las mujeres cruzan la pierna izquierda sobre la derecha; y los hombres cruzan la pierna derecha sobre la izquierda de modo que se colocan en la misma posición sentada que antes, una rodilla sobre la otra.

BENEFICIOS PARA LA SALUD

- *Alivia las condiciones causadas por el debilitamiento o mal funcionamiento de los cinco órganos sólidos (corazón, pulmones, hígado, bazo y riñones) y de los seis órganos huecos (estómago, intestino delgado, intestino grueso, vesícula biliar, vejiga y testículos u ovarios)*
- *Mitiga los problemas relacionados con la región lumbar y área de la cintura, así como los problemas de la columna y la médula espinal*
- *Alivia los dolores en las costillas*
- *Contrarresta los problemas causados por el* prana *que acompaña al fuego, tales como la mala digestión*

Calentamientos relacionados (véase Apéndice 1): Balanceo (1), Estiramiento con rodillas cruzadas (17), Rodilla sobre rodilla (18), Torsión en posición supina (27)

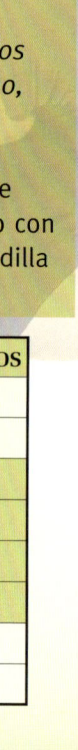

Ciclo de respiración		Tiempos
Fase inicial	Inspiración	2
	Espiración	2
Fase central	Inspiración	2
	Retención abierta	2
	Retención dirigida	2
	Espiración	2
Fase final	Inspiración	2
	Espiración	2

Cuarto Lungsang | ESPIRAR VELOZMENTE

EL CUARTO LUNGSANG es para entrenar y experimentar la espiración veloz. Como en el primer Lungsang, aquí nuevamente ejercitamos la inspiración lenta, seguida por una retención abierta antes del foco principal de este ejercicio, en el que presionamos los brazos contra el abdomen para facilitar una espiración veloz pero completa.

FASE INICIAL
Hasta que adquieras tanta familiaridad como para practicar los ocho Lungsang en una sucesión ininterrumpida, puedes comenzar esta secuencia sentándote con las piernas extendidas y las manos sobre las rodillas.

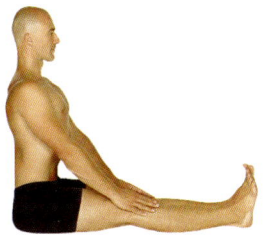

A partir de la fase final del Lungsang previo, inspira en dos tiempos mientras te incorporas para ponerte de rodillas, poniendo las plantas de los pies cerca del cuerpo y yendo hacia delante cruzando los brazos y llevándolos a la altura de los hombros; los dedos de los pies quedan curvados.

Cruza los brazos como lo hiciste en el primer Lungsang. Las mujeres toman primero el brazo derecho por encima del codo con la mano izquierda; los hombres primero toman el brazo izquierdo con la mano derecha. La posición de las manos no se invierte en las rondas siguientes.

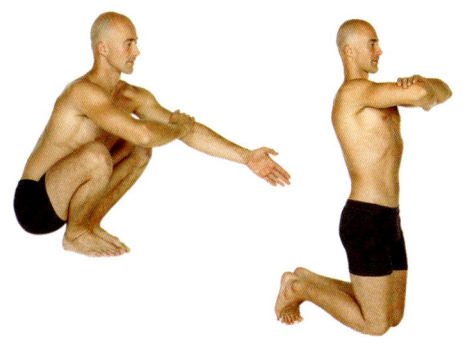

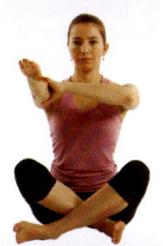

Como con la transición del cuarto Tsigjong, si te resulta difícil levantarte de esta forma, puedes cruzar las piernas e ir hacia delante hasta la posición de rodillas. Si esto también es un desafío, puedes llegar a la posición de rodillas como te resulte cómodo.

Espira suavemente en dos tiempos llevando el empeine de los pies al suelo y bajando los brazos cruzados bajo las costillas, mientras te inclinas hacia delante con la espalda derecha.

FASE CENTRAL

Inspira completamente en cuatro tiempos llenándote de abajo hacia arriba y enderezando la columna mientras te pones de rodillas. Deja los empeines de los pies en el suelo mientras levantas los brazos, que siguen cruzados, hasta la altura de los hombros.

Reteniendo abierto y relajado durante dos tiempos, baja los brazos cruzados al área que está bajo las costillas mientras mantienes el pecho abierto.

En dos tiempos, espira veloz y fuertemente por la nariz mientras empujas los brazos cruzados hacia el ombligo y te doblas hacia delante con la espalda derecha, y mientras llevas la frente al suelo.

Esta secuencia es el foco principal del cuarto Lungsang. Para tener una experiencia correcta de la espiración veloz, es crucial que mantengas la espalda derecha y las nalgas sobre los talones mientras te inclinas hacia delante, incluso si no puedes tocar el suelo con la frente. No separes las nalgas de los talones o dobles el cuello.

FASE FINAL

Inspirando en dos tiempos, vuelve a arrodillarte con los dedos de los pies curvados mientras extiendes los brazos por encima de la cabeza y expandes el pecho.

Espirando en dos tiempos, siéntate sobre los talones con los brazos a los lados y los empeines de los pies en el suelo.

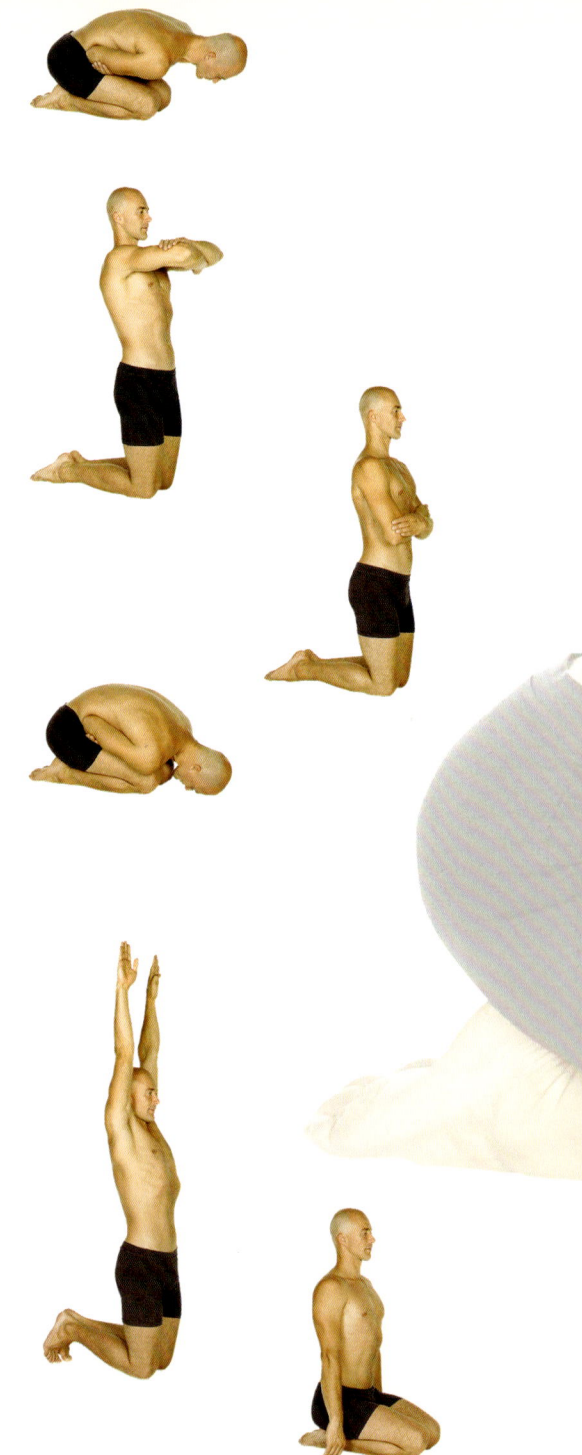

REPETICIÓN

Para completar el cuarto Lungsang, repite la secuencia completa dos veces más, excepto que comienzas desde la posición arrodillada con los brazos a los lados. En la segunda y tercera repetición, inspira en dos tiempos cruzando los brazos del mismo modo que en la primera vuelta, y arrodíllate con los dedos de los pies curvados. Luego continúa con la secuencia como antes, desde la inspiración larga, retención abierta, espiración veloz e inspiración final, hasta que espiras y te sientas sobre los talones.

BENEFICIOS PARA LA SALUD
- *Vigoriza los cinco órganos sólidos y los seis órganos huecos*
- *Mitiga problemas causados por el mal funcionamiento de los cinco órganos sólidos y los seis órganos huecos*
- *Alivia dolencias de los tendones, ligamentos y articulaciones mayores y menores*
- *Armoniza los desequilibrios en la energía viento, que se manifiestan en las áreas gobernadas por el* prana *penetrante y el* prana *descendente que limpia*

Calentamientos relacionados (véase Apéndice 1): Entrenamiento para las transiciones (22)

Ciclo de respiración		Tiempos
Fase inicial	Inspiración	2
	Espiración	2
Fase central	Inspiración	4
	Retención abierta	2
	Espiración	2
Fase final	Inspiración	2
	Espiración	2

Quinto Lungsang | INSPIRAR VELOZMENTE

EL QUINTO LUNGSANG es para entrenarse en inspirar velozmente y de manera directa. También nos introduce en la experiencia de la retención cerrada, que es el foco principal del sexto Lungsang. Durante la retención cerrada, el aire retenido es bloqueado y encerrado abajo, y se aprietan los costados de modo que la retención se siente bajo el ombligo. La dinámica de la respiración y el movimiento facilitan esa experiencia.

FASE INICIAL

Continúa a partir de la posición final del Lungsang previo, sentado sobre los talones con los brazos a los lados.

Inspira en dos tiempos extendiendo los brazos por encima de la cabeza mientras doblas los dedos de los pies y te pones de rodillas.

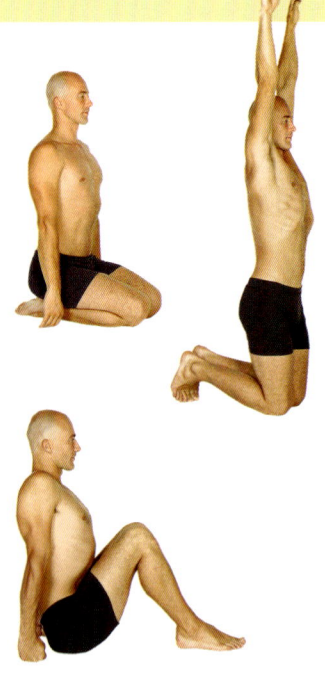

Espirando en dos tiempos, ve hacia atrás para sentarte sobre las nalgas con las rodillas juntas cerca del pecho y las manos en puños del *vajra* a los lados.

Si es difícil para ti usar los puños del vajra, *puedes cerrar la mano en un puño normal con los pulgares por fuera, o simplemente puedes apoyar las palmas de las manos en el suelo a los lados. También podría*

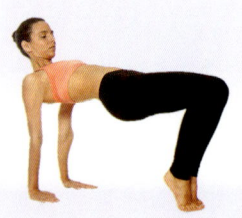

suceder que para sentirte más estable y cómodo necesites poner las manos un poco más atrás.

FASE CENTRAL

Inspira velozmente en dos tiempos mientras llevas hacia arriba la pelvis haciendo que el torso quede paralelo al suelo, y soporta el peso sobre los puños y los dedos de los pies. Retén cerrado en esta posición durante dos tiempos, mientras tensas el cuerpo entero.

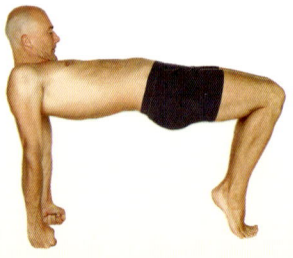

Mantén las rodillas juntas o por lo menos paralelas. Para la experiencia de la retención cerrada, es de suma importancia también que mantengas la barbilla hacia dentro y no dejes que la cabeza caiga hacia atrás. El aire se bloquea bajo el ombligo, y los músculos abdominales y los costados están apretados. Debes sentir la presión de la retención bloqueada bajo el ombligo.

Ahora espira lenta y completamente durante cuatro tiempos mientras bajas gradualmente las nalgas al suelo, llevando el pecho a los muslos y apoyando la parte de abajo de la barbilla sobre las rodillas.

Si no puedes apoyar la barbilla en tus rodillas, llévala sobre las rodillas o tan lejos como te lo permita tu capacidad. Trata de mantener los hombros abiertos.

FASE FINAL

Inspira en dos tiempos extendiendo los brazos por encima de la cabeza y expandiendo el pecho mientras estiras las piernas hacia el frente.

Espira en dos tiempos llevando la frente a las rodillas y los dedos de las manos a los dedos de los pies.

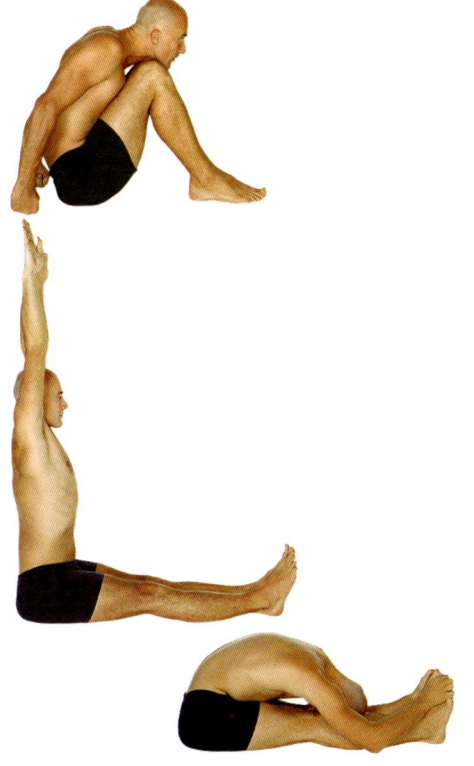

REPETICIÓN

Repite la secuencia completa dos veces más, comenzando por inspirar mientras te incorporas extendiendo los brazos por encima de la cabeza.

Espirando en dos tiempos, lleva las rodillas al pecho y coloca las manos en puños del *vajra* a los costados. Luego continúa como antes: inspira velozmente, retén cerrado, espira lentamente, inspira y espira. Repite una última vez para terminar después de la tercera fase final.

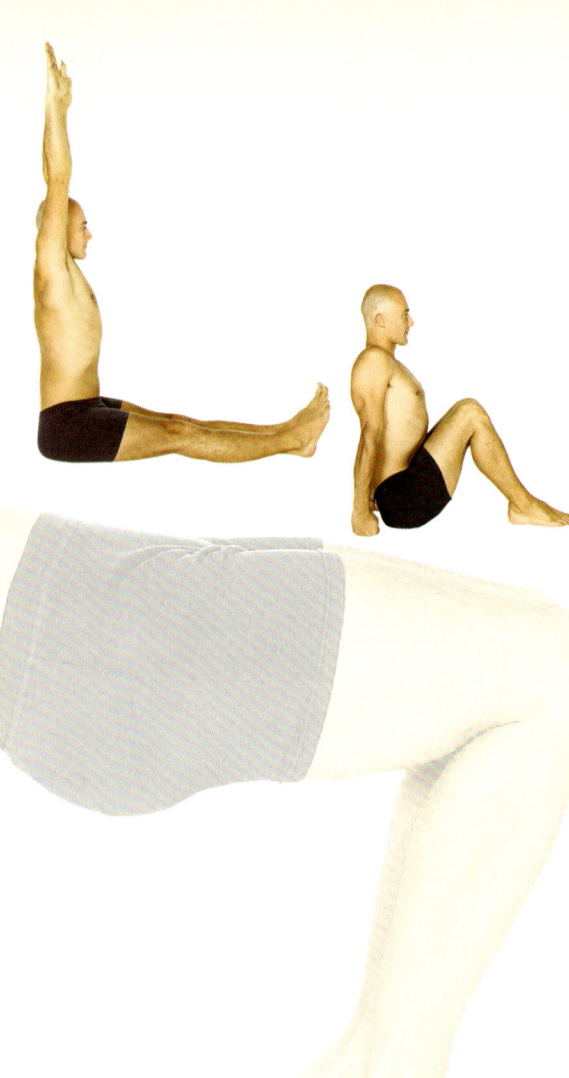

BENEFICIOS PARA LA SALUD
- *Fortalece la columna y la médula espinal*
- *Vigoriza los pulmones y el corazón*
- *Mejora la condición de las articulaciones mayores y menores*
- *Alivia problemas relacionados con el* prana *ascendente, que es el que gobierna las facultades del habla y de la respiración, así como los problemas del* prana *penetrante*

Calentamientos relacionados (véase Apéndice 1): Entrenamiento para las transiciones (22)

Ciclo de respiración		Tiempos
Fase inicial	Inspiración	2
	Espiración	2
Fase central	Inspiración	2
	Retención cerrada	2
	Espiración	4
Fase final	Inspiración	2
	Espiración	2

Sexto Lungsang | RETENER CERRADO

EL SEXTO LUNGSANG es para entrenar y experimentar la retención cerrada. Las siete fases del movimiento sirven como una guía precisa para entrar en una retención cerrada sin forzar, y cerrar la retención en el momento correcto para asegurar una aplicación correcta.

Es importante recordar que el propósito de los ocho Lungsang es reprogramar y dar nueva forma a nuestros patrones de respiración y modos comunes de respirar. De esta manera, por medio de los diferentes movimientos y retenciones, ellos crean efectivamente las condiciones que guían la respiración de modo seguro. Teniendo esto en cuenta, la respiración necesita ser fluida y suave a lo largo de la secuencia de movimientos, para evitar «microretenciones» inadvertidas como consecuencia de forzar o tensar la respiración. Solamente retenemos cuando la condición precisa es creada por la fase previa de respiración y movimiento. Este sexto Lungsang es un ejemplo especialmente bueno de la aplicación de este principio. En este caso, a fin de experimentar correctamente la retención cerrada, la posición guiará a nuestra respiración para llenar principalmente la parte baja de los pulmones. Como resultado, la retención será experimentada en el área baja del abdomen, con muy poco aire en la parte superior del pecho.

Físicamente, esto se consigue al cruzar los brazos con firmeza sobre la parte superior del pecho mientras inspiras y enderezas la espalda. En esta posición, con el pecho oprimido por los brazos cruzados, el aire inspirado no puede expandirse por la parte superior del pecho y entonces es guiado para expandirse por el área inferior de los pulmones. La misma postura crea las condiciones ideales para entrenarse con exactitud y experimentar la retención cerrada. Después de la inspiración, el aire es retenido y la cabeza gira y baja, moviendo la pequeña cantidad de aire que está en el pecho hacia el abdomen. Cuando la barbilla se cierra en el pecho, la retención cerrada se experimenta claramente. Con la barbilla en el pecho, el aire es bloqueado bajo el ombligo y controlado por los costados ajustados y la columna derecha. Al continuar girando la cabeza, se agrega la experiencia de la retención dirigida.

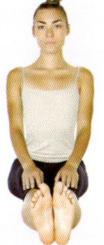

FASE INICIAL
Hasta que adquieras familiaridad para practicar los ocho Lungsang en una sucesión sin interrupciones, puedes comenzar esta secuencia sentado con las piernas extendidas y las manos sobre las rodillas.

Inspirando en dos tiempos y a partir de la espiración final del Lungsang previo, levanta la espalda sin curvarla, separando y extendiendo los brazos y las piernas, y abriendo bien el pecho.

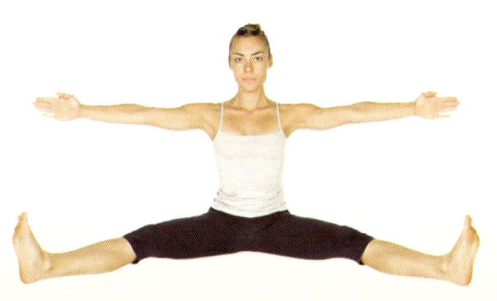

Espirando en dos tiempos cruza las piernas, rodilla sobre rodilla, con los pies apuntando hacia atrás. Al mismo tiempo, cruza los brazos sobre la parte alta del pecho, dejando por arriba el brazo del mismo lado de la pierna que está por arriba, llevando las manos a los pies y uniendo los pulgares con los dedos gordos de los pies.

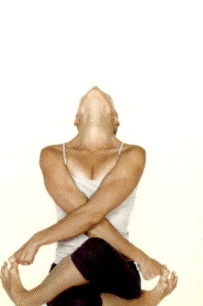

En la primera vuelta, las mujeres cruzan dejando arriba el brazo izquierdo y la pierna izquierda; los hombres cruzan dejando arriba el brazo derecho y la pierna derecha.

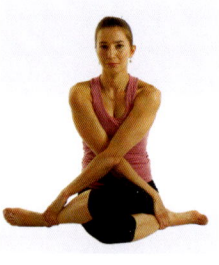

Si algunos aspectos de esta posición te resultan difíciles, es posible hacer algunas modificaciones. Si no puedes agarrar tus dedos o tus pies, puedes o bien sujetarte por los tobillos, o las rodillas, o incluso por los muslos. Lo que es importante es que tengas los brazos cruzados en la parte alta del pecho de modo que puedas experimentar la forma en que el aire inspirado es dirigido automáticamente hacia el abdomen por la dinámica de la unión del movimiento y la posición. Si

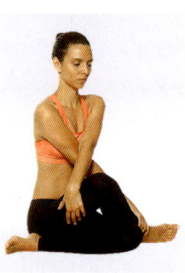

no puedes cruzar ambas piernas, deja recta la pierna que está por debajo, en cuyo caso un cojín fino o un apoyo más firme bajo las nalgas puede ayudar a asegurar una alineación apropiada de la columna.

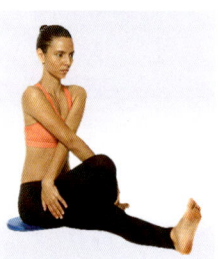

Tal vez necesites ayudarte con las manos para colocar las piernas en la posición.

FASE CENTRAL

Inspirando en dos tiempos, endereza el torso y arquea la cabeza y el cuello hacia atrás.

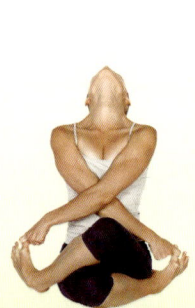

Es importante que arquees la cabeza tan atrás como te sea posible de modo que tu columna quede completamente enderezada. Además, para experimentar la característica correcta de la inspiración, es crucial mantener la parte superior del pecho cerrada aunque solo puedas alcanzar con tus manos las pantorrillas o los muslos.

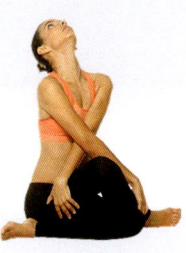

Reteniendo cerrado durante dos tiempos, gira la cabeza hacia el lado abierto, roza el hombro de ese lado con la oreja, y continúa girando la cabeza hacia el centro del cuerpo, empujando la barbilla hacia abajo mientras mantienes los costados apretados y la columna tan derecha como te sea posible.

En esta primera parte del movimiento, las mujeres empiezan la rotación de la cabeza por el lado derecho y los hombres, por el lado izquierdo.

Aplica una retención dirigida durante dos tiempos más mientras llevas la barbilla por encima del otro hombro, con la cabeza vertical y la espalda derecha.

Espirando en dos tiempos, suelta los brazos y lleva las manos al suelo a los lados mientras giras la cabeza para mirar al frente, manteniendo la espalda derecha.

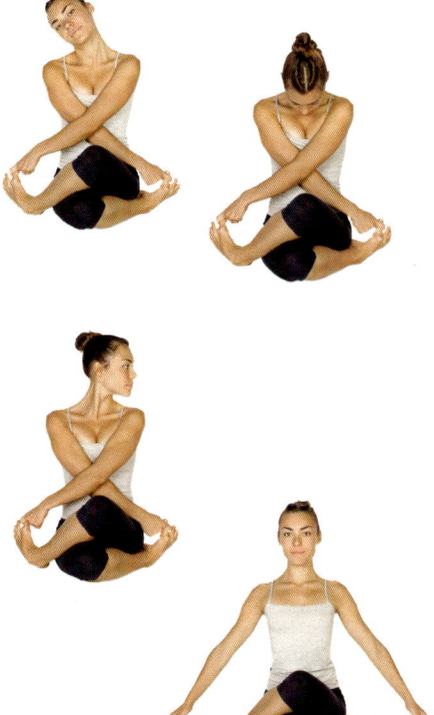

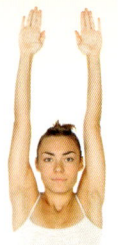 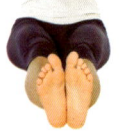 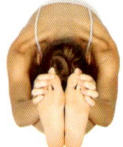

FASE FINAL

Inspirando en dos tiempos, levanta los brazos por encima de la cabeza y extiende las piernas hacia delante.

Espirando en dos tiempos, lleva los dedos de las manos a los dedos de los pies, y la frente a las rodillas.

REPETICIÓN

Repite la secuencia por el lado opuesto, inspirando en dos tiempos mientras levantas el torso y abres los brazos y las piernas separándolos bien. Espira en dos tiempos cruzando brazos y piernas del modo opuesto, y continúa la secuencia con los movimientos inversos.

En la segunda vuelta, las mujeres cruzan el brazo derecho y la pierna derecha arriba y comienzan la rotación de la cabeza por el lado izquierdo. Los hombres cruzan dejando por arriba el brazo izquierdo y la pierna izquierda y empiezan la rotación de la cabeza por el lado derecho.

BENEFICIOS PARA LA SALUD

- *Mitiga el daño a los nervios que afectan y perjudican a los cinco órganos de los sentidos, así como también dolencias relacionadas con el cerebro*
- *Alivia y previene las condiciones relacionadas con el* prana *ascendente y el* prana *que sostiene la vida, incluyendo ansiedad, agitación y depresión*
- *Agudiza el intelecto y la memoria*

Calentamientos relacionados (véase Apéndice 1): Estiramiento con rodilla cruzada (17), Rodilla sobre rodilla (18), Torsión en posición supina (27), Giro del cuello (37)

Ciclo de respiración		Tiempos
Fase inicial	Inspiración	2
	Espiración	2
Fase central	Inspiración	2
	Retención cerrada	2
	Retención dirigida	2
	Espiración	2
Fase final	Inspiración	2
	Espiración	2

Séptimo Lungsang | CONTRAER

EL SÉPTIMO LUNGSANG es para entrenar y desarrollar la retención con contracción, la cual se caracteriza por llevar el abdomen hacia atrás, hacia la columna. La dinámica entre movimiento, respiración y retención facilita esta experiencia y el aprisionamiento de la retención bajo el ombligo, y también la del ombligo siendo llevado hacia atrás, hacia la columna. Este Lungsang no se aconseja a personas con patologías serias en la parte baja de la espalda. Si tienes este tipo de problemas, es mejor aplicar la versión más simple que se describe abajo, o evitar este ejercicio hasta que te sientas lo suficientemente en forma como para realizarlo sin riesgo.

FASE INICIAL

Hasta que adquieras familiaridad con la práctica de los ocho Lungsang en una sucesión ininterrumpida, puedes comenzar esta secuencia desde la posición sentada con las piernas estiradas hacia delante y las manos sobre las rodillas.

Volviendo de la última espiración del sexto Lungsang, inspira en dos tiempos extendiendo los brazos vigorosamente por encima de la cabeza mientras vas de espaldas al suelo, y apuntas los pies hacia delante tensando el cuerpo entero.

Espirando en dos tiempos, extiende los brazos a los lados, con las palmas en el suelo.

FASE CENTRAL

Inspira con fuerza y vigorosamente en dos tiempos mientras cruzas los brazos por encima de la cabeza y tensas aun más las piernas con los dedos apuntando hacia delante.

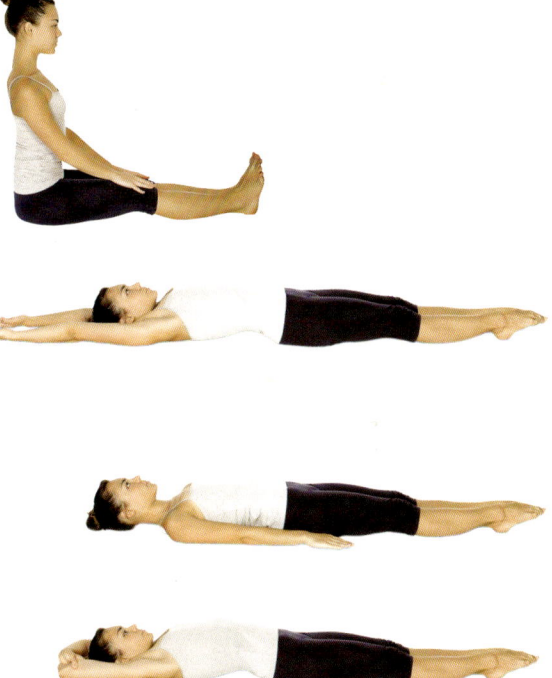

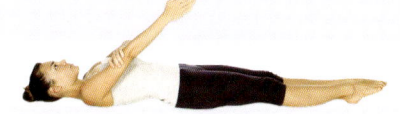

Cruza los brazos como lo hiciste en el primer Lungsang. Las mujeres primero toman el brazo derecho con la mano izquierda, y los hombres toman primero el brazo izquierdo con la mano derecha. La posición de las manos no se revierte en las rondas posteriores.

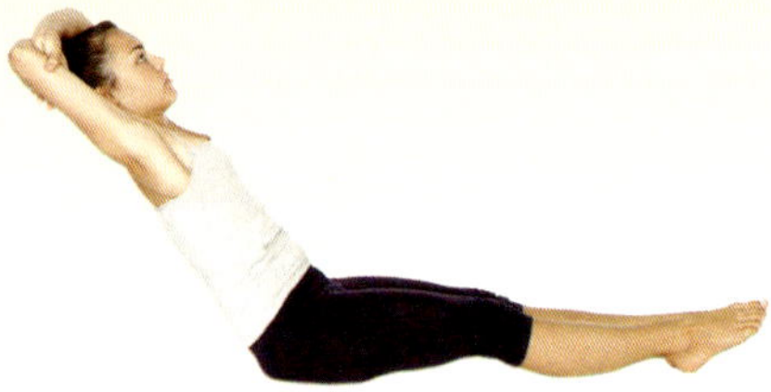

Con retención abierta por dos tiempos, levanta el torso hasta una posición inclinada hacia atrás, manteniendo los brazos cruzados bien estirados por encima de la cabeza.

Siéntate sobre los isquiones, manteniendo la espalda tan derecha como te sea posible. Hacer el movimiento correctamente te da un control automático sobre los músculos abdominales y crea la condición correcta para la retención con contracción. Si tienes dificultades para adoptar la posición correcta, puedes incorporarte cruzando primero los brazos delante y luego llevarlos hacia atrás y encima de la cabeza. Levanta el torso de acuerdo con tu capacidad.

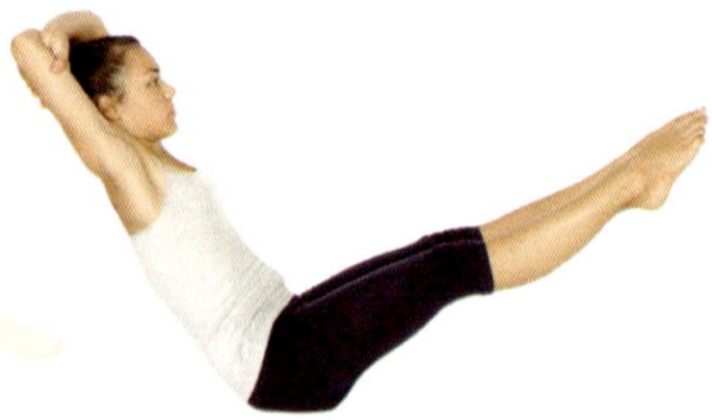

Reteniendo con contracción otros dos tiempos, levanta del suelo las piernas extendidas.

Levantar las piernas agrega un firme control posterior de los músculos abdominales para una experiencia plena de las características de una retención con contracción. La posición es correcta cuando permaneces estable y equilibrado en las nalgas sin levantar demasiado las piernas y el torso. A ser po-

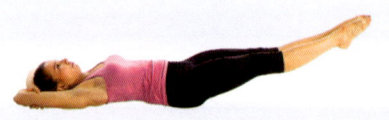

sible, tu cuerpo debería formar un ángulo obtuso.

Para la versión modificada de este Lungsang, deja el torso en el suelo y levanta un poquito las piernas, manteniendo tensos y controlados tanto las piernas como los brazos cruzados. Lo importante es sentir cómo se ajustan y tiran hacia atrás los músculos abdominales. Sin importar que no levantes la parte superior del cuerpo, todavía podrás tener la experiencia de la característica principal de la retención con contracción.

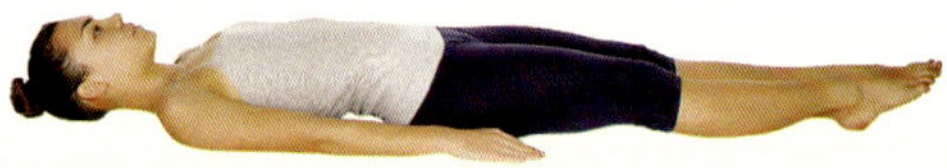

Espira en dos tiempos recostándote de espaldas en el suelo con los brazos relajados a los lados.

FASE FINAL

Inspirando en dos tiempos, estira los brazos por encima de la cabeza mientras expandes completamente el pecho.

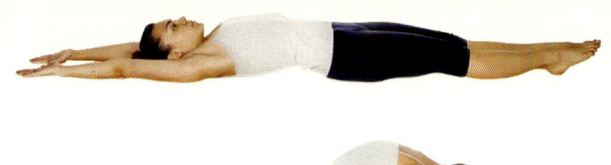

Espirando en dos tiempos, incorpórate para llevar la frente a las rodillas y los dedos de las manos a los dedos de los pies.

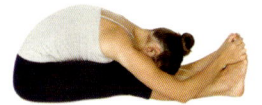

 Es importante tener la espalda correctamente alineada y aflojar la tensión en su parte baja mientras te doblas hacia delante, sin bloquear la respiración. Puedes ayudarte poniendo las manos en el suelo a la altura de la parte baja de la espalda.

REPETICIÓN

Repite la secuencia completa dos veces más, inspirando mientras levantas el torso y te recuestas de espaldas con los brazos extendidos por encima de la cabeza. Luego continúa como antes, para finalizar espirando y llevando la frente a las rodillas y los dedos de las manos a los dedos de los pies.

BENEFICIOS PARA LA SALUD
- *Alivia dolencias de la columna y de la médula espinal*
- *Mitiga desórdenes de los seis órganos huecos*
- *Contrarresta problemas relacionados con el prana que acompaña al fuego, tales como una mala digestión*
- *Beneficia la digestión en general*

Ciclo de respiración		Tiempos
Fase inicial	Inspiración	2
	Espiración	2
Fase central	Inspiración	2
	Retención abierta	2
	Ret. con contracción	2
	Espiración	2
Fase final	Inspiración	2
	Espiración	2

Octavo Lungsang | ESPIRAR LENTAMENTE

EL ÚLTIMO DE los ocho Lungsang se centra en la experiencia de una espiración lenta, fluida y completa. Una espiración correcta, vaciando completa y uniformemente desde arriba hacia abajo, es esencial para el flujo armonioso de nuestra respiración. Es un factor crucial para fortalecer, relajar y equilibrar nuestra energía vital.

FASE INICIAL

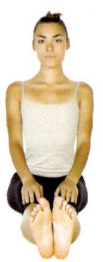

Hasta que adquieras familiaridad con la práctica de los ocho Lungsang en una sucesión sin interrupciones, puedes comenzar esta secuencia desde una posición sentada con las piernas estiradas al frente y las manos sobre las rodillas.

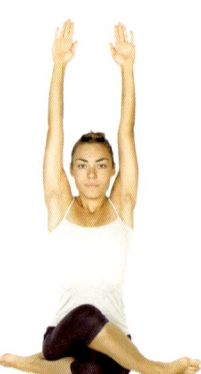

Inspirando plenamente en dos tiempos, vuelve de la espiración final del Lungsang previo cruzando las piernas rodilla sobre rodilla con los pies apuntando hacia atrás mientras extiendes los brazos por encima de la cabeza y abres el pecho. Ambas nalgas están sobre el suelo.

En la primera vuelta, las mujeres cruzan la pierna derecha sobre la izquierda, los hombres, la pierna izquierda sobre la derecha.

Si esta posición te resulta difícil, inténtalo cruzando las piernas más holgadamente o con una pierna extendida al frente. Si es necesario, primero ayúdate a tomar la posición de piernas cruzadas, 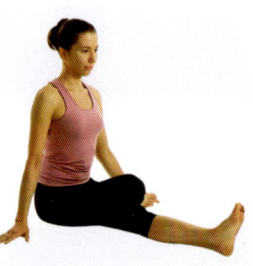 *y luego inspira alzando los brazos por encima de la cabeza.*

Espirando en dos tiempos, extiende los brazos a los lados mientras te inclinas un poco hacia delante, con la espalda derecha y la cabeza alineada.

FASE CENTRAL

Inspirando en dos tiempos, alcanza y toma desde atrás tu brazo del lado abierto por encima del codo, y haz el puño del *vajra*. Mientras enderezas la espalda, gira y abre los hombros para expandir plenamente el aire en el pecho.

En la primera vuelta, las mujeres toman el brazo izquierdo con la mano derecha y los hombres toman el brazo derecho con la mano izquierda.

Es crucial respirar profundamente en esta fase, expandiendo y abriendo bien el pecho. Si no puedes agarrarte el brazo, ve hacia atrás tanto como puedas manteniendo la espalda derecha.

Aplicando una retención dirigida durante dos tiempos, lleva el puño del *vajra* bajo el ombligo con un movimiento controlado, para dirigir el aire hacia abajo.

Realiza este movimiento con fuerza y determinación.

Espirando lenta y completamente en cuatro tiempos, gira hacia el muslo con la espalda derecha e inclínate para llevar tu frente tan cerca del suelo como te sea posible.

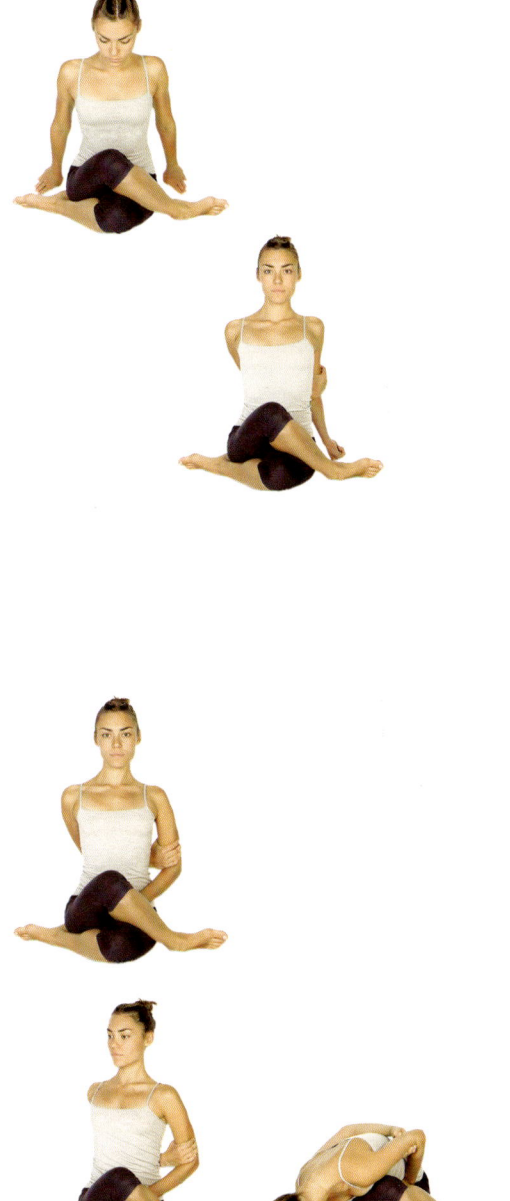

FASE FINAL

Inspirando desde abajo hacia arriba en dos tiempos y expandiendo plenamente el pecho, suelta los brazos y levántalos por encima de la cabeza mientras llevas las piernas hacia delante.

Espirando en dos tiempos, inclínate desde la base de la columna de modo que puedas llevar la frente a las rodillas y los dedos de las manos a los dedos de los pies.

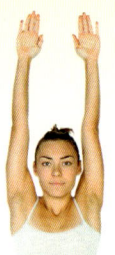
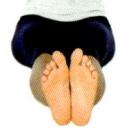
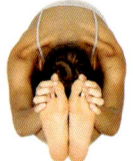

REPETICIÓN

Repite la secuencia completa del otro lado, inspirando en dos tiempos mientras incorporas el torso y cruzas las piernas, rodilla sobre rodilla, con los pies apuntando hacia atrás.

En la segunda vuelta, las mujeres cruzan la pierna izquierda sobre la derecha, y los hombres cruzan la pierna derecha sobre la izquierda. Las mujeres toman el brazo derecho con la mano izquierda, y los hombres toman el brazo izquierdo con la mano derecha.

TRANSICIÓN

Como al finalizar el grupo de los Tsigjong, si quieres descansar en este punto, puedes recostarte y relajarte con los brazos a los lados y los pies ligeramente separados. De lo contrario, continúa con el grupo de Tsadul.

BENEFICIOS PARA LA SALUD

- Equilibra y armoniza las funciones de los cinco elementos
- Fortalece los órganos sólidos y los órganos huecos
- Alivia los problemas relacionados con el mal funcionamiento de los órganos sólidos y los órganos huecos
- Mitiga desórdenes relacionadas con el *prana* que acompaña al fuego y con el *prana descendente que limpia*
- Ayuda en el proceso de la digestión y la eliminación

Calentamientos relacionados (véase Apéndice 1): Balanceo (1) Estiramiento con rodilla cruzada (17), Rodilla sobre rodilla (18), Torsión en posición supina (27)

CICLO DE RESPIRACIÓN		TIEMPOS
Fase inicial	Inspiración	2
	Espiración	2
Fase central	Inspiración	2
	Retención dirigida	2
	Espiración	4
Fase final	Inspiración	2
	Espiración	2

LOS CINCO MOVIMIENTOS DEL TSADUL
Controlar los canales de energía

LA FUNCIÓN CARACTERÍSTICA de los movimientos del Tsadul es ayudar a suavizar los músculos al mismo tiempo que se abren y controlan los canales físicos y energéticos. La palabra tibetana *tsa* se refiere a los canales que corren a lo largo del cuerpo, incluyendo tanto los canales físicos, como nervios, venas y arterias, como los *nadis* o canales de energía, sutiles e inmateriales. *Dul* es controlar, coordinar, o conquistar; en el contexto de la práctica, significa optimizar y hacerlos tan eficientes y funcionales como sea posible. Esta serie de ejercicios, junto con el ejercicio de respiración o *pranayama* correspondiente, reactiva la correcta circulación del *prana* dentro de nuestros canales y elimina todos los defectos que obstaculizan esta función, sumamente importante, de nuestra energía vital.

Cada Tsadul puede hacerse tres, cinco, siete o más veces, de acuerdo con tu capacidad y habilidad para retener la respiración de un modo abierto y controlado. Si sientes cualquier incomodidad al retener la respiración, hasta que adquieras más familiaridad con estas secuencias puede ser más fácil y cómodo realizar estos ejercicios sin retener, coordinando los movimientos con la inspiración y espiración, más como ejercicios de calentamiento. El primero, tercero y quinto Tsadul son especialmente adecuados para este enfoque. Cada una de las secuencias de movimientos del Tsadul se repite generalmente tres veces. Si tienes un tiempo limitado, puedes acortar este grupo de movimientos haciendo solamente una vez cada uno. El segundo Tsadul, al ser asimétrico, se hace tres veces de cada lado, o solamente uno de cada lado en la versión corta de la práctica.

Lo mejor es comenzar este grupo con el *pranayama* del Tsadul, un método muy efectivo para igualar los aspectos fluido y ruidoso de nuestra respiración y equilibrar nuestras energías solar y lunar. Este *pranayama* crea las condiciones ideales para permitir que la secuencia de movimientos de los cinco Tsadul armonice nuestras energías sutiles. Cada ejercicio de Tsadul comienza con una inspiración lenta y directa que conduce a una fase central, en la que mantenemos una retención abierta. Terminamos con una fuerte espiración por la boca de todo el aire viciado, emitiendo un sonido «HA» aspirado. Las inspiraciones y espiraciones no siguen una cuenta específica, pero en teoría las inspiraciones son de al menos cuatro tiempos, y las espiraciones tienen una cualidad repentina y contundente. Como con todos los ejercicios del Yantra Yoga, los movimientos y la respiración van siempre coordinados entre sí. Realiza estos movimientos con una fuerza armoniosa y con presencia, con intención, pero al mismo tiempo nunca tenses o fuerces tu cuerpo más allá de sus límites. Cuando son realizados correctamente, los movimientos mismos nos ayudan a superar nuestros límites con entrenamiento y una aplicación determinada y constante.

Respiración del Tsadul | EQUILIBRAR LAS ENERGÍAS SOLAR Y LUNAR

LA META PRINCIPAL de este ejercicio es equilibrar las fuerzas de las energías solar y lunar. Para obtener este equilibrio, inspiras por la fosa nasal vinculada al canal de energía solar y espiras a través de la fosa nasal vinculada al canal de la energía lunar. En este *pranayama* las inspiraciones son fluidas (lentas y directas) y las espiraciones ruidosas (veloces e indirectas). Inspirar por el lado solar tiene el efecto de fortalecer la energía solar y neutralizar la agitación que puede ser causada por un exceso de energía en el lado lunar.

Más allá de tener un efecto de calentamiento, este *pranayama* nos permite trabajar nuestras energías. Como consecuencia ayuda a que nuestros pensamientos se asienten y favorece la manifestación de los aspectos positivos de una energía equilibrada y fuerte. También crea las condiciones perfectas para realizar posteriormente los cinco ejercicios del Tsadul.

EL PRANAYAMA

Siéntate en la postura de Vairochana o en cualquier otra de las posiciones sentadas modificadas sugeridas en el capítulo de las Nueve Respiraciones de Purificación. Después de relajarte con dos o tres inspiraciones y espiraciones completas, directas y lentas, cierra una fosa nasal con el dedo anular y espira el aire de manera fuerte e indirecta por la fosa nasal opuesta, aplicando lo que se llama respiración ruidosa o indirecta.

Las mujeres cierran la fosa nasal derecha con el anular izquierdo y espiran por la fosa nasal izquierda; los hombres cierran la fosa nasal izquierda con el anular derecho y espiran por la fosa nasal derecha.

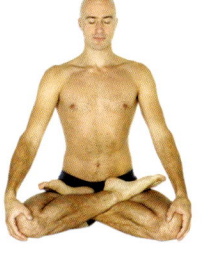
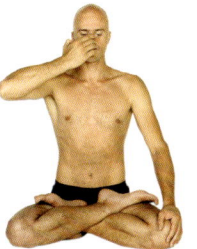

RESPIRACIÓN INDIRECTA

En la respiración indirecta debes sentir que el aire es controlado en la glotis o en la parte posterior de la garganta, y oír un sonido rasposo. Para una demostración sencilla de una espiración directa e indirecta, sostén un trozo de papel bajo la nariz y espira sobre él, primero de modo directo y luego indirecto. Una espiración directa hará que el papel se mueva, mientras que una indirecta, no.

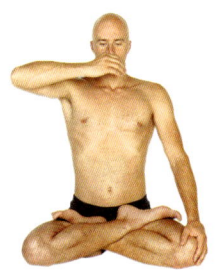

Luego cierra la fosa nasal opuesta con el pulgar, abre la otra levantando el anular, e inspira por la fosa nasal abierta, llevando dentro el aire de manera tranquila y suave con una respiración larga y directa, a la que llamamos fluida. Después de repetir esta fase tres, siete o más veces, la fuerza de la respiración cambiará y será más fuerte por la narina solar.

Para revisar la fuerza del aire, pon el dorso de la mano bajo la nariz y espira. Después del ejercicio, el aire debería salir más fuertemente por la narina solar o con igual fuerza por ambas narinas. El flujo de aire por la narina lunar debería disminuir. Para que esto suceda es crucial que la espiración sea verdaderamente indirecta, y más veloz que la inspiración.

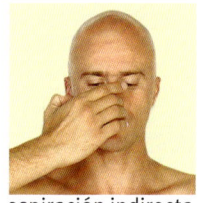
espiración indirecta

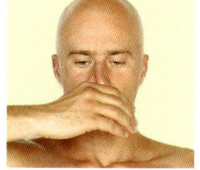
inspiración directa

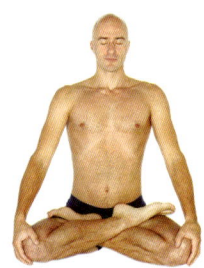

Una vez que los aspectos fluido y ruidoso de la respiración se han igualado y la fuerza de los lados solar y lunar está equilibrada, inspira de manera tranquila y fluida por la fosa nasal solar y retén este aire neutral tanto tiempo como te resulte cómodo, aplicando una retención abierta y relajada, permitiendo que el aire se difunda por todo el cuerpo. Luego espira indirecto, como antes. Repite tres, cinco, o más veces.

Mantener un control pleno de tu espiración tras la retención te permitirá repetir el proceso varias veces sin esfuerzo. Si en algún punto sientes incomodidad, o sientes que te has forzado para quedarte en la retención demasiado tiempo, cambia el aire inspirando y espirando una o tres veces como en las últimas tres espiraciones de las Nueve Respiraciones de Purificación.

Primer Tsadul | MASAJEAR

E L PRIMER TSADUL incluye un vigoroso masaje desde el pecho hasta los dedos de los pies, que nos ayuda a relajar tensiones musculares y abre los canales de energía.

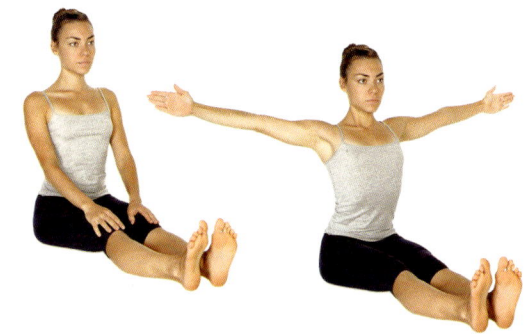

FASE INICIAL
Siéntate con la espalda derecha, piernas extendidas delante y manos sobre las rodillas.

Inspira lento y directo, expandiendo completamente el pecho y abriendo bien los brazos a los lados.

FASE CENTRAL
Reteniendo abierto, bate las palmas con fuerza y frótalas entre sí enérgicamente para crear calor. Luego, con suavidad, presiona las palmas sobre los ojos y deja que les transfieran su calor.

Reteniendo abierto, masajea ambos lados del cuerpo enérgicamente, llevando con firmeza las manos desde la cara a lo largo del torso, y especialmente el lado interior de las piernas, hasta los dedos de los pies, con los dedos de las manos mirando hacia dentro y los pulgares hacia fuera.

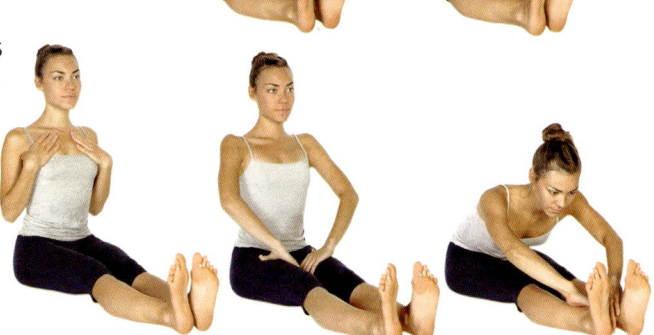

Cuando llegues a los dedos de los pies sigue el movimiento de las manos y, con los dedos hacia fuera y el pulgar hacia dentro, masajea desde los tobillos hacia arriba, esta vez centrándote en el lado externo de las piernas, continuando por los costados del torso hasta las axilas, llevando

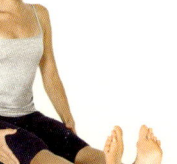

los pulgares a las axilas y la punta de los dedos hasta la base del cuello. Sigue reteniendo abierto mientras repites enérgicamente el proceso de masajear el cuerpo presionando y empujando tus manos arriba y abajo por los costados y las piernas, tres, cinco, siete o más veces, de acuerdo con tu capacidad para retener el aire.

Si quieres, al hacer este Tsadul puedes aplicar aceite en tu cuerpo y masajear la piel vigorosamente. Como alternativa para el aceite, que aumenta el flujo de sangre y tiene un efecto de calentar, puedes usar también alcohol para masajes, que hace que los vasos sanguíneos se contraigan y, por lo tanto, disminuye la acumulación de fluidos y la inflamación. Ambos relajan los músculos y ayudan a abrir los canales de energía.

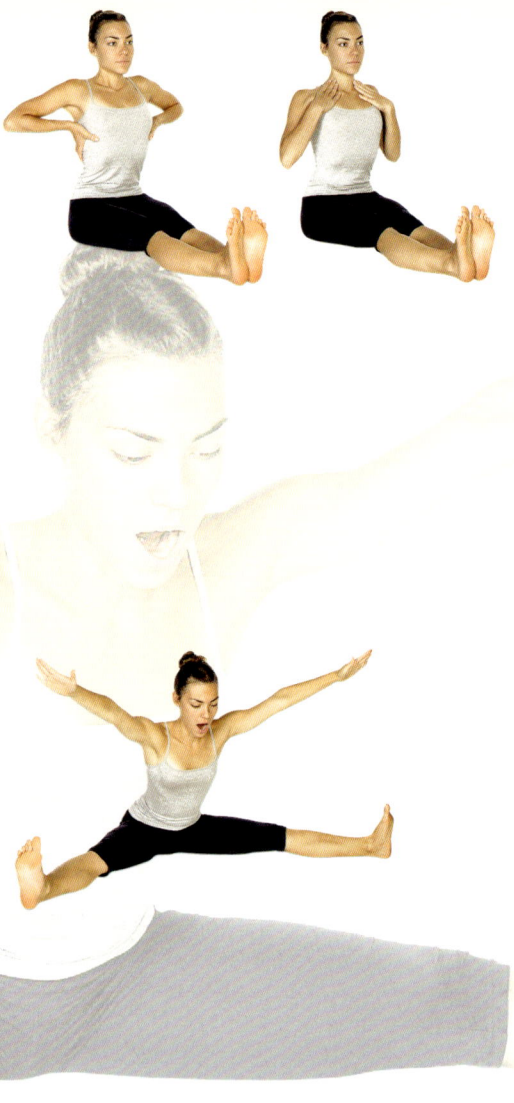

Cuando hayas alcanzado el límite de tu capacidad de retención, extiende vigorosamente los brazos y piernas separándolos y espira por la boca el aire viciado, emitiendo con fuerza un sonido aspirado «HA».

Deja que esta feroz espiración con «HA» sea la fuerza motora de este poderoso movimiento, llevando las manos desde el cuello directamente sobre las piernas abiertas. Emite el «HA» sin usar las cuerdas vocales ni intentar pronunciarlo, espirando completamente por la boca abierta el aire remanente en los pulmones.

Si al inicio encuentras dificultad para realizar los movimientos mientras retienes el aire, puedes hacer este ejercicio sin la retención, coordinando simplemente los movimientos con la inspiración y espiración. En este caso, espira mientras masajeas hacia abajo e inspira al masajear hacia arriba.

REPETICIÓN

Inhala juntando las piernas y llevando las manos a las rodillas. Espira permaneciendo en la posición.

Repite la secuencia completa dos veces más, comenzando por inspirar plenamente mientras abres bien los brazos.

FASE FINAL

Si quieres terminar este Tsadul o repetir la secuencia completa, después de emitir el «HA» al espirar, mantén las piernas bien abiertas mientras inspiras y espiras con fuerza y velozmente tres veces, levantando los brazos en la inspiración y llevando los dedos de las manos a los de los pies y la frente a o hacia el suelo al espirar. Repite este proceso de inspirar y flexionar un total de tres veces.

TRANSICIÓN

Para conectar con el siguiente Tsadul, inspira llevando las plantas de los pies cerca del perineo mientras mueves los brazos adelante y arriba, y ponte de pie con los brazos paralelos por encima de la cabeza. Espira bajando los brazos a los lados, de pie con piernas y pies paralelos.

Al incorporarte, es importante no retener ni bloquear la respiración, sino mantener una inspiración larga y directa.

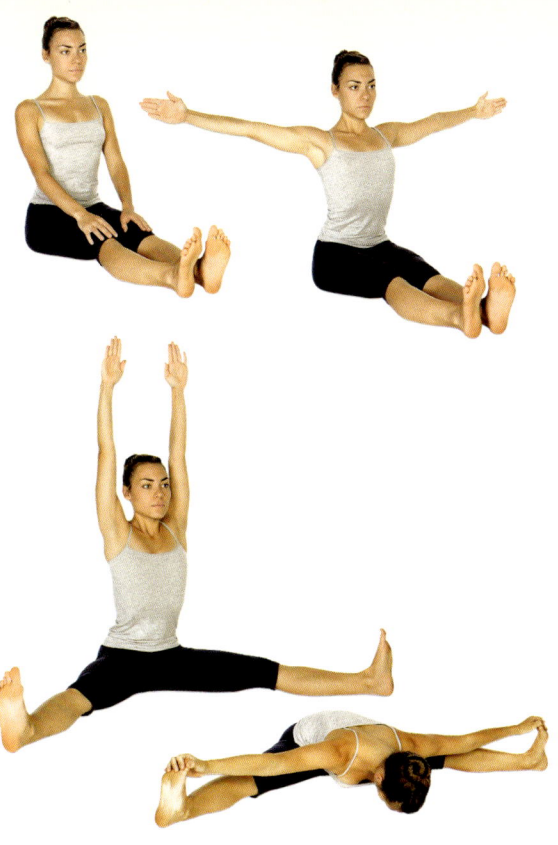

BENEFICIOS PARA LA SALUD
- *Mitiga desórdenes de la piel y de la circulación de la linfa*
- *Armoniza desequilibrios de la energía viento*
- *Contrarresta problemas causados por un funcionamiento alterado o debilitado del prana penetrante*
- *Alivia la tensión ocular y beneficia la vista en general*

Segundo Tsadul | EXTENDER LOS TOBILLOS

EL SEGUNDO TSADUL entrena el equilibrio y trabaja con la parte inferior del cuerpo y el *prana* descendente que limpia. Puede que necesites habituarte a equilibrarte en una pierna mientras empujas hacia abajo el pie de la otra pierna por el costado interno.

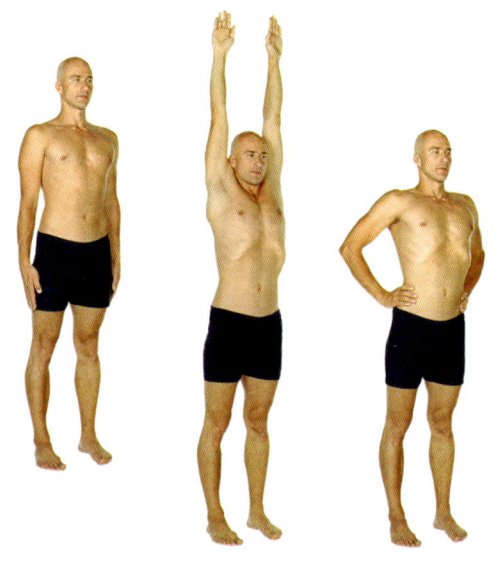

FASE INICIAL

Ponte de pie, con las piernas y pies paralelos y los brazos a los lados.

Mientras inspiras lento y directo, levanta los brazos y rótalos hacia atrás en un círculo completo, para llevar las manos a las caderas con los dedos hacia delante y los pulgares hacia atrás.
 Para inspirar plenamente puedes separar un poco los brazos mientras los llevas hacia arriba. Asegúrate de inspirar durante toda la rotación, hasta que las manos lleguen a la cadera.

FASE CENTRAL

Reteniendo abierto, extiende una pierna elevada hacia el lado.
 En la primera vuelta, las mujeres extienden la pierna izquierda y los hombres, la pierna derecha.

Todavía reteniendo, lleva el pie al tope del muslo de la pierna firme, o tan alto como te sea posible.

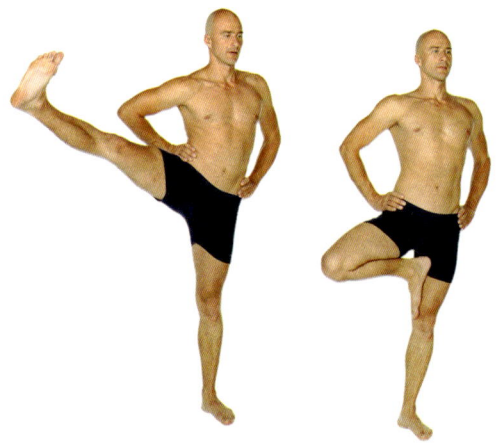

Aún reteniendo abierto, desliza el pie hacia abajo a lo largo de la pierna firme, presionando enérgicamente hasta el tobillo para producir un efecto de masaje.

Todavía reteniendo, extiende la pierna hacia delante con los dedos en punta.

Todavía reteniendo, flexiona la pierna levantando la rodilla hacia el abdomen.

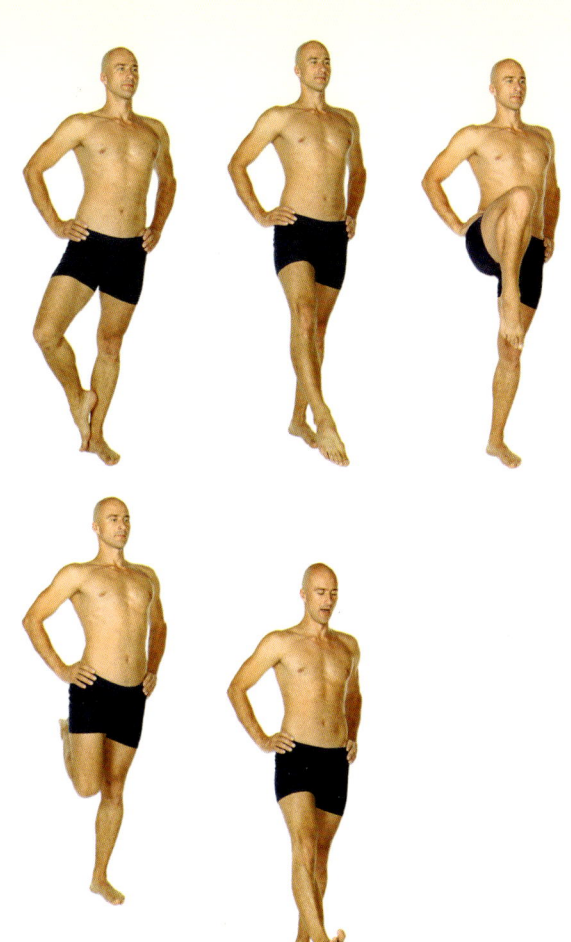

Todavía reteniendo, lleva la rodilla abajo y el talón arriba hacia las nalgas.

Finalmente, espira vigorosamente con «HA», pateando con energía hacia delante y centrando el impulso en el talón. Usa la fuerza de la espiración para guiar el movimiento.

REPETICIÓN

Vuelve a la posición de pie con las piernas paralelas y los brazos a los lados, y repite la secuencia dos veces más del mismo lado para completar la primera ronda. Para la segunda ronda, repite la secuencia tres veces del lado opuesto.

En la segunda ronda, las mujeres extienden la pierna derecha y los hombres la izquierda.

FASE FINAL

Para concluir este Tsadul, inspira velozmente y con fuerza mientras levantas los brazos por encima de la cabeza.

Espira velozmente y con fuerza llevando las manos a la parte superior de los pies y la frente a las rodillas. Repite este proceso de inspirar velozmente y flexionar mientras espiras un total de tres veces.

BENEFICIOS PARA LA SALUD
- *Alivia dolencias de los pies y las piernas, particularmente en tendones y articulaciones*
- *Mitiga problemas causados por el mal funcionamiento del prana descendente que limpia*

Calentamientos relacionados (véase Apéndice 1): Árbol (2)

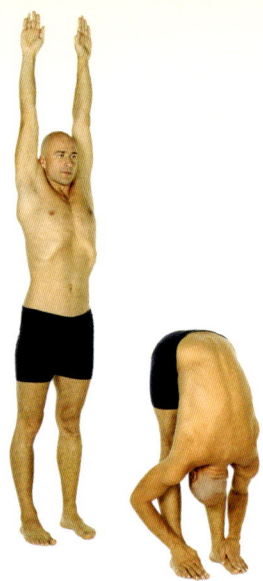

Tercer Tsadul | ROTAR LOS BRAZOS

EL TERCER TSADUL trabaja con la parte superior del cuerpo y el *prana* ascendente. Puede ser hecho también sin la fase de retención, y funciona bien como calentamiento para los hombros. La sucesión de movimientos facilita naturalmente una fuerte espiración para expulsar completamente el *prana* viciado.

FASE INICIAL
De pie, con las piernas paralelas y los brazos a los lados.

Inspira lento y directo levantando los brazos rectos y paralelos a los lados de la cabeza.

FASE CENTRAL
Reteniendo abierto, gira enérgicamente los brazos y hombros hacia atrás tres veces, y luego hacia delante tres veces.

Mantén los brazos tensos y firmemente controlados mientras haces los giros, y tan cerca de la cabeza como sea posible.

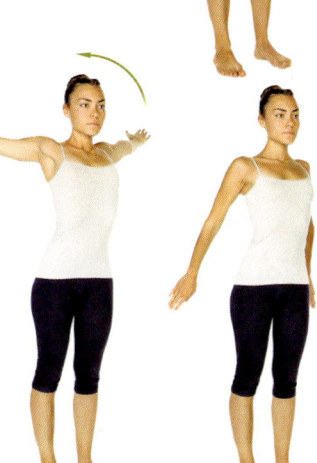
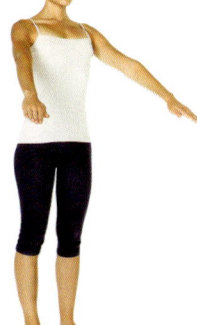

Al final de la tercera rotación hacia delante, impulsa hacia atrás vigorosamente los brazos y flexiona el torso hacia delante un poco mientras espiras con fuerza todo el aire viciado con «HA».

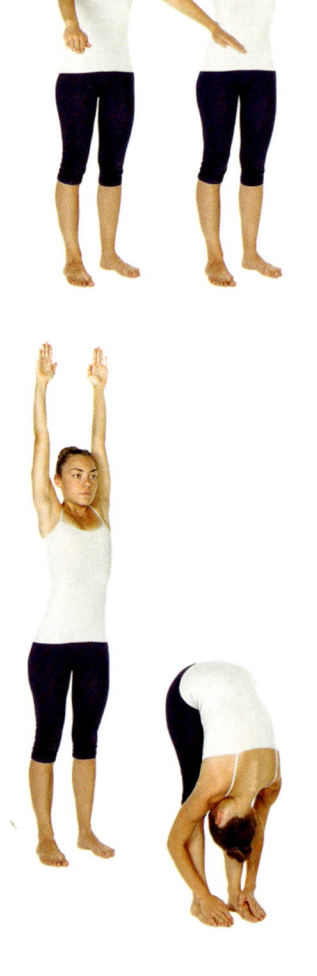

REPETICIÓN
Repite la secuencia completa un total de tres veces.

FASE FINAL
Para terminar este Tsadul, inspira velozmente y con fuerza y levanta los brazos por encima de la cabeza.

Espira velozmente y con fuerza, llevando las manos a la parte de arriba de los pies y la frente a las rodillas. Repite este proceso de inspirar velozmente y flexionar mientras espiras un total de tres veces.

En este punto, si quieres, puedes ponerte derecho y repetir el ejercicio completo una vez más. Para una alternativa sin la retención, inspira lento mientras giras los brazos hacia atrás y espira con fuerza mientras los giras hacia delante.

TRANSICIÓN

Inspirando, siéntate con las rodillas abiertas y las plantas de los pies juntas mientras levantas los brazos. Espirando, pon tus manos sobre las rodillas.

BENEFICIOS PARA LA SALUD
- *Alivia dolencias de los músculos y ligamentos de los brazos y de las articulaciones de los hombros y los codos*
- *Mitiga problemas causados por el mal funcionamiento del* prana *ascendente*
- *Mantiene los hombros flexibles*
- *Abre el pecho*

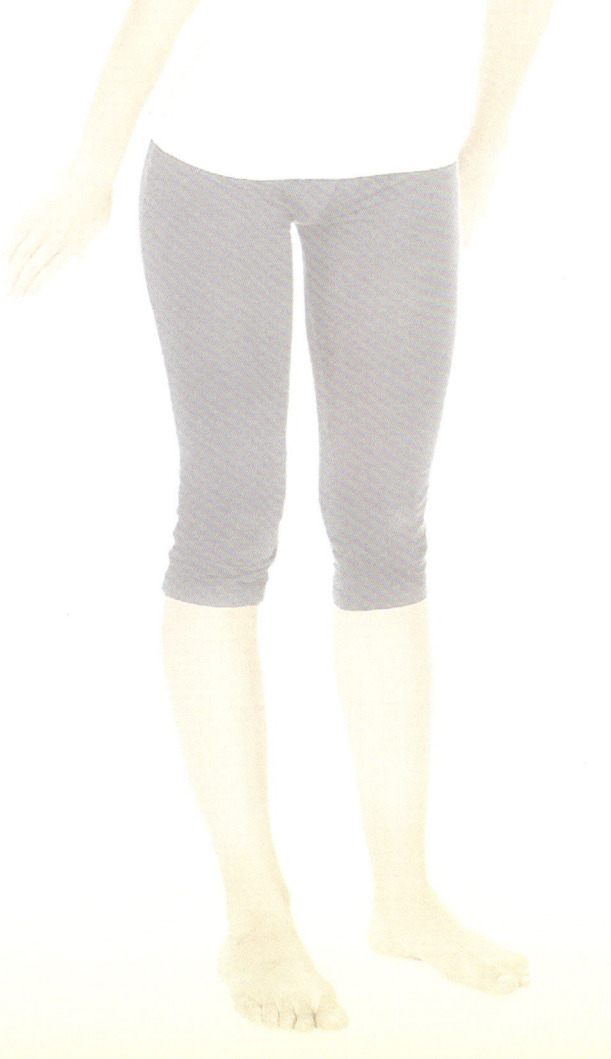

Cuarto Tsadul | CERRAR LAS AXILAS

EL CUARTO TSADUL tiene una acción particularmente fuerte en los canales. Realízalo con vigor e intensidad y sin restringir la fuerza de los movimientos para experimentar su poder.

FASE INICIAL
Siéntate en el suelo con las plantas de los pies juntas, rodillas bien separadas, manos sobre las rodillas y espalda derecha.

Inspirando lentamente, cierra las manos en puños *vajra* y presiónalos con firmeza desde las rodillas contra los muslos y costados del cuerpo hasta la axila.

FASE CENTRAL
Reteniendo abierto, abre con fuerza los brazos hacia los lados y flexiónalos inmediatamente para golpear los hombros con los puños. Repite tres veces.

Todavía reteniendo abierto, después de haber golpeado el hombro por tercera vez, golpea los costados con los codos, cerrando fijamente las axilas.

Luego, reteniendo todavía, lanza los puños rectos hacia delante, desde los hombros.

Todavía reteniendo, tira los brazos hacia atrás abriendo los codos hacia fuera y golpeando luego los costados.

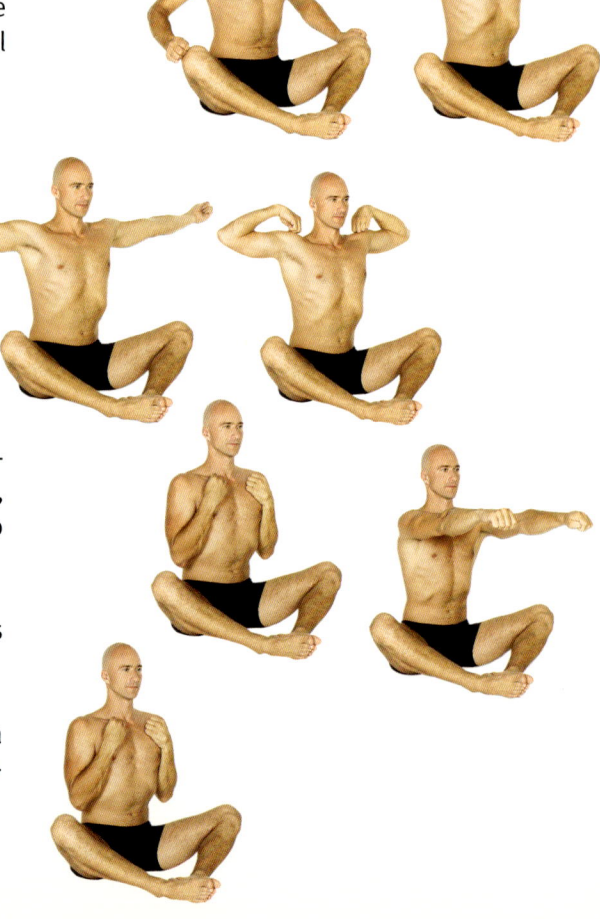

Todavía reteniendo, lanza nuevamente los puños hacia delante.

Reteniendo aún, tira de tus brazos hacia atrás por tercera vez, abriendo nuevamente los codos hacia fuera y golpeando los costados.

Ahora espira con fuerza y completamente con «HA» mientras con energía lanzas los puños hacia delante.

REPETICIÓN
Lleva nuevamente las manos en puños *vajra* a las rodillas y repite la secuencia completa dos veces más.

FASE FINAL
Inspira con fuerza levantando los brazos por encima de la cabeza mientras extiendes las piernas bien separadas.

Espira con fuerza llevando los dedos de las manos a los dedos de los pies y la frente al suelo. Inspirando velozmente incorpórate otra vez, y flexiona el torso hacia delante para tocar los dedos de los pies mientras espiras, un total de tres veces.

TRANSICIÓN
Inspira con fuerza levantando los brazos por encima de la cabeza mientras mantienes las piernas bien separadas.

Espira enérgicamente llevando las manos a las rodillas y juntando las plantas de los pies.

BENEFICIOS PARA LA SALUD
- *Alivia desórdenes de los hombros, y nervios, ligamentos y articulaciones relacionados*
- *Mitiga problemas de los pulmones, el corazón y la caja torácica*

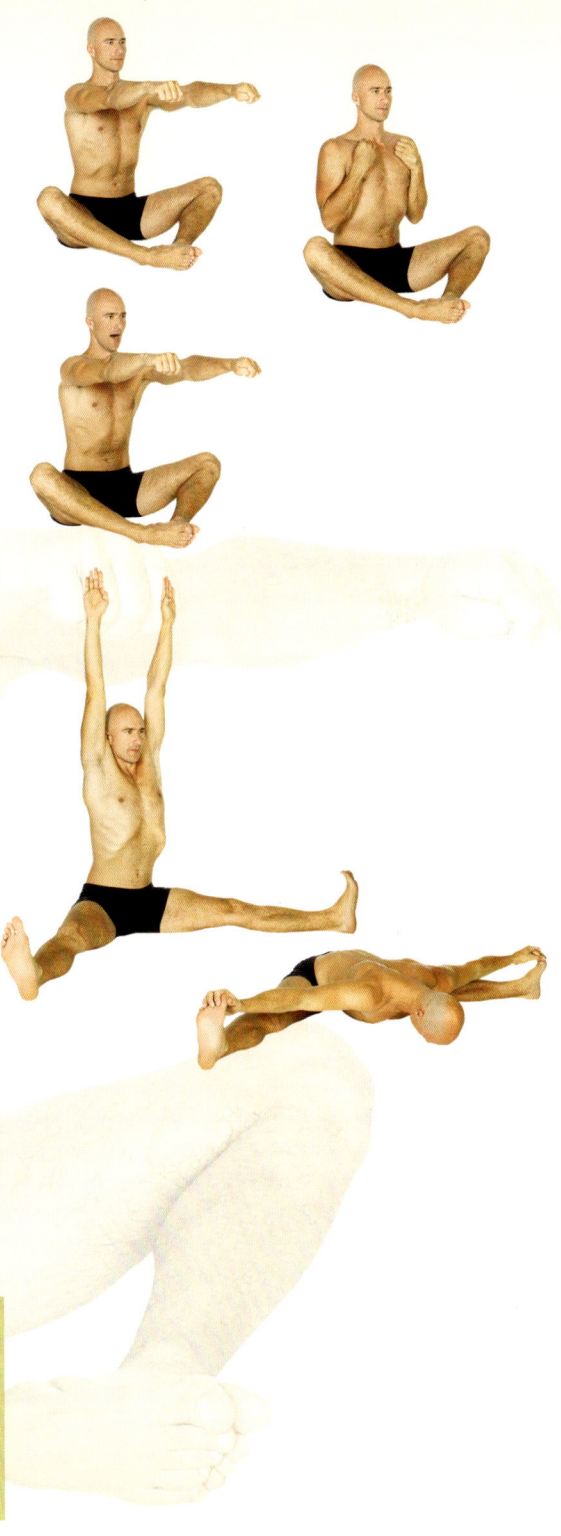

Quinto Tsadul | ESTIRAR

EL QUINTO TSADUL se siente diferente de los demás porque la espiración final con «HA» no surge naturalmente con la misma fuerza y requiere más intención. Es un estiramiento muy efectivo para la columna y también puede ser realizado sin retención, simplemente inspirando y espirando mientras te inclinas hacia delante.

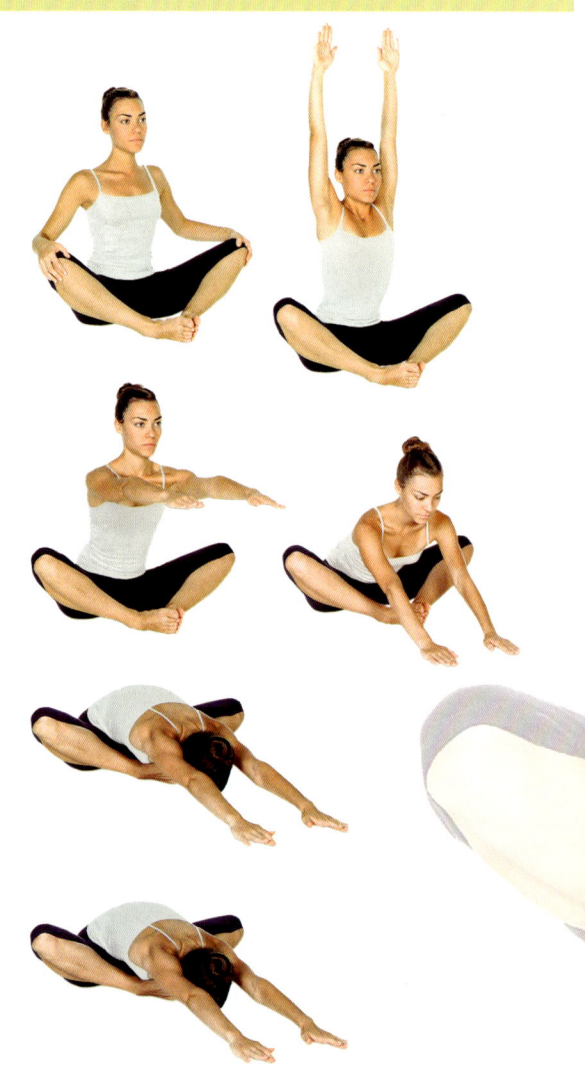

FASE INICIAL

Siéntate con las plantas de los pies juntas, las rodillas bien separadas y las manos sobre las rodillas.

Inspirando lenta y completamente levanta los brazos extendidos y abre el pecho.

FASE CENTRAL

Reteniendo abierto, primero baja los brazos extendidos hasta la altura del pecho, luego bájalos hasta tocar el suelo.

Todavía reteniendo abierto, estira bien la columna, manteniéndola derecha mientras te inclinas hacia delante, tratando de llevar la frente al suelo y los brazos tan hacia delante como te sea posible.
  Si no puedes tocar el suelo con las manos, simplemente esfuérzate en estirarte tanto como puedas.

Continúa estirándote hacia delante hasta que alcances un límite cómodo pero desafiante, después espira vigorosamente con «HA» para expeler el *prana* viciado.

REPETICIÓN
Retorna las manos a las rodillas y repite la secuencia completa dos veces más.

FASE FINAL
Al final, inspira con fuerza levantando los brazos mientras abres y separas bien las piernas.

Luego espira con fuerza llevando los dedos de las manos a o hacia los dedos de los pies, y la frente al suelo. Inspira con fuerza y levántate nuevamente, luego inclínate hacia delante para tocar los dedos de los pies mientras espiras, un total de tres veces.

TRANSICIÓN
Ahora puedes relajarte un momento recostándote con los brazos a los lados y los pies ligeramente separados, o continuar con tu sesión de práctica.

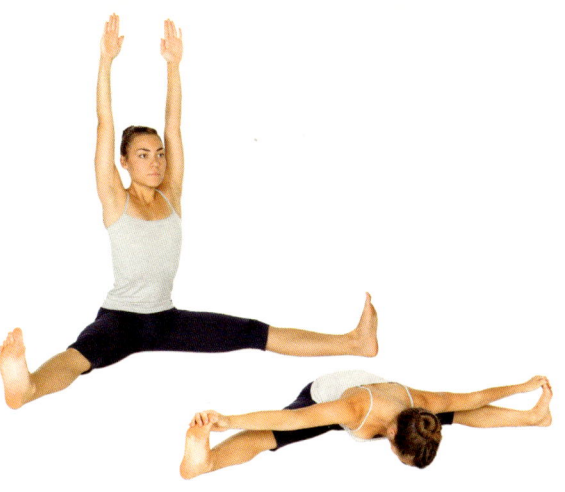

BENEFICIOS PARA LA SALUD
- *Alivia dolencias de la columna y de la médula espinal*
- *Mitiga enfermedades de los seis órganos huecos*
- *Contrarresta problemas causados por el desorden o mal funcionamiento del* prana *que acompaña al fuego, el* prana *descendente que limpia y el* prana *ascendente*

Las cinco series de yantras

LOS VEINTICINCO YANTRAS, divididos en cinco series, conforman el núcleo de la práctica de Yantra Yoga. Los tres grupos preliminares —Tsigjong, Lungsang y Tsadul— nos dan las herramientas para crear una base correcta, remodelando y armonizando nuestro cuerpo, respiración y energía. Partiendo de esta base, los veinticinco Yantras profundizan y estabilizan aún más nuestra práctica, madurando la completa riqueza de nuestra potencialidad

A menos que en las instrucciones se especifique lo contrario, las inspiraciones y espiraciones en todos los yantras son directas, largas y completas. Podemos referirnos a esta cualidad como respiración calma. Los movimientos se realizan siempre con intensidad, vigor y armonía, pero sin forzar o tensar. Asegúrate siempre de no forzarte más allá de tu capacidad. Con una práctica estable, la calidad de tus movimientos y respiración se desarrolla y evoluciona naturalmente.

Cada serie consta de cinco yantras conformados por siete ciclos de respiración, basados principalmente en un ritmo de cuatro tiempos relajados y sincronizados con el movimiento y la respiración: una inspiración y espiración preliminar; una fase central que consiste en una inspiración, un tipo específico de retención del aire facilitado por las características particulares de cada yantra, y una espiración; y por último, una inspiración y espiración final. En algunos yantras, para la retención central se especifica una cuenta de seis precedida o seguida por una fase de dos tiempos para inspirar, espirar, o retener vacío. La retención del aire es considerada el momento más importante en la secuencia, porque es cuando el *prana* puede ser controlado, equilibrado y activado para proporcionar los distintos beneficios indicados para cada yantra.

Cada yantra está diseñado para ejercitar una de las cinco retenciones específicas del aire: abierta, dirigida, cerrada, con contracción, y vacía. El primer yantra de cada uno de los cinco grupos ejercita la retención abierta, el segundo la retención dirigida, el tercero la retención cerrada, el cuarto la retención con contracción, y el último la retención vacía. Retención abierta es cuando retienes sin bloquear o cerrar. La sensación es como si quisieras inspirar más, pero ya estás lleno. Sin embargo, continúas expandiendo, manteniendo abierto, sin bloquear en ningún modo las vías respiratorias. La espiración después de una retención abierta debería ser fácil y libre, sin ninguna sensación de constricción. La retención dirigida es cuando guías el aire hacia abajo o a los lados con la fuerza muscular. Puede suceder después de una retención abierta o cerrada. En la retención cerrada, contienes o bloqueas el aire encerrándolo o concentrándolo bajo el ombligo. En la retención con contracción, después de haber cerrado la retención y manteniendo el control hacia abajo, llevas tu abdomen hacia la columna. Retención vacía es cuando permaneces sin aire, después de haber espirado.

La clave para profundizar la práctica es estar atento y presente, estar siempre con la respiración ya estés inspirando, espirando o reteniendo. El cuerpo y la respiración deben moverse juntos como una unidad, en total sincronicidad. Del mismo modo, las fases individuales de movimiento y respiración deben coordinarse para que inicien y terminen juntas.

En una sesión de práctica personal, puedes elegir hacer una o más de las series de yantras, de acuerdo con tu capacidad y el tiempo disponible. Puedes enlazar los yantras individuales sin romper el flujo de una respiración presente y relajada. Las transiciones son para ayudarte a conectar una secuencia con la siguiente en una progresión continua y fluida, pero si cualquiera de estas transiciones te resulta difícil, puedes encontrar tu propio modo para llegar a la siguiente posición inicial. Puedes también crear tu propia serie de cinco yantras tomándolos de cualquiera de las cinco series, con la condición de que incluyas un yantra para cada uno de los diferentes tipos de retención y que los hagas en la misma secuencia progresiva (abierta, dirigida, cerrada, con contracción y vacía). Al personalizar una secuencia de yantras, puedes explorar el tipo de transición que funciona mejor si quieres crear un pasaje fluido entre uno y el siguiente. Algunos yantras no necesitan transición, ya que la espiración final puede conectar directamente con la inspiración inicial del yantra que sigue.

En cualquier sesión de yoga es importante equilibrar y compensar al practicar diferentes *asanas*. En Yantra Yoga, este principio ya está integrado en la secuencia de cada yantra, y en la secuencia de los cinco yantras de cualquiera de los grupos. El equilibrio, armonización y compensación estructural de los diferentes retos en las posturas, están ya incluidos en las mismas secuencias. Puede suceder, por supuesto, que a veces quieras centrarte en un tipo particular de retención del aire o en un yantra, como un desafío para profundizar tu conocimiento sobre este. En ese caso, es mejor incluir al menos una ronda completa de los ocho movimientos del Lungsang al comienzo, y finalizar la sesión con la Onda del Vajra para reequilibrar y armonizar la respiración.

Entre otros beneficios, practicar apropiadamente las cinco series de yantras restablece el equilibrio entre los elementos tierra, agua, fuego y aire. Las cinco series ayudan a mantener la buena salud del cuerpo y superan los distintos tipos de problemas causados por el mal funcionamiento del *prana* que sostiene la vida y de los otros cuatro *pranas*. Como resultado de la práctica, la vista y los otros sentidos se vuelven más claros, y aumenta la fortaleza física.

Primera serie de yantras

COMO CADA UNA de las cinco series de yantras, la primera serie ejercita los cinco tipos de retención en una secuencia que comienza por la retención abierta (Camello), seguida por la retención dirigida (Caracola), retención cerrada (Llama), retención con contracción (Tortuga) y retención vacía (Arado). En la primera serie, todos los yantras están basados en una cuenta de cuatro, a excepción de la Tortuga que tiene en su fase central una retención con contracción de seis tiempos. La primera serie en su conjunto ayuda a ejercitar y profundizar en particular la función de la retención abierta.

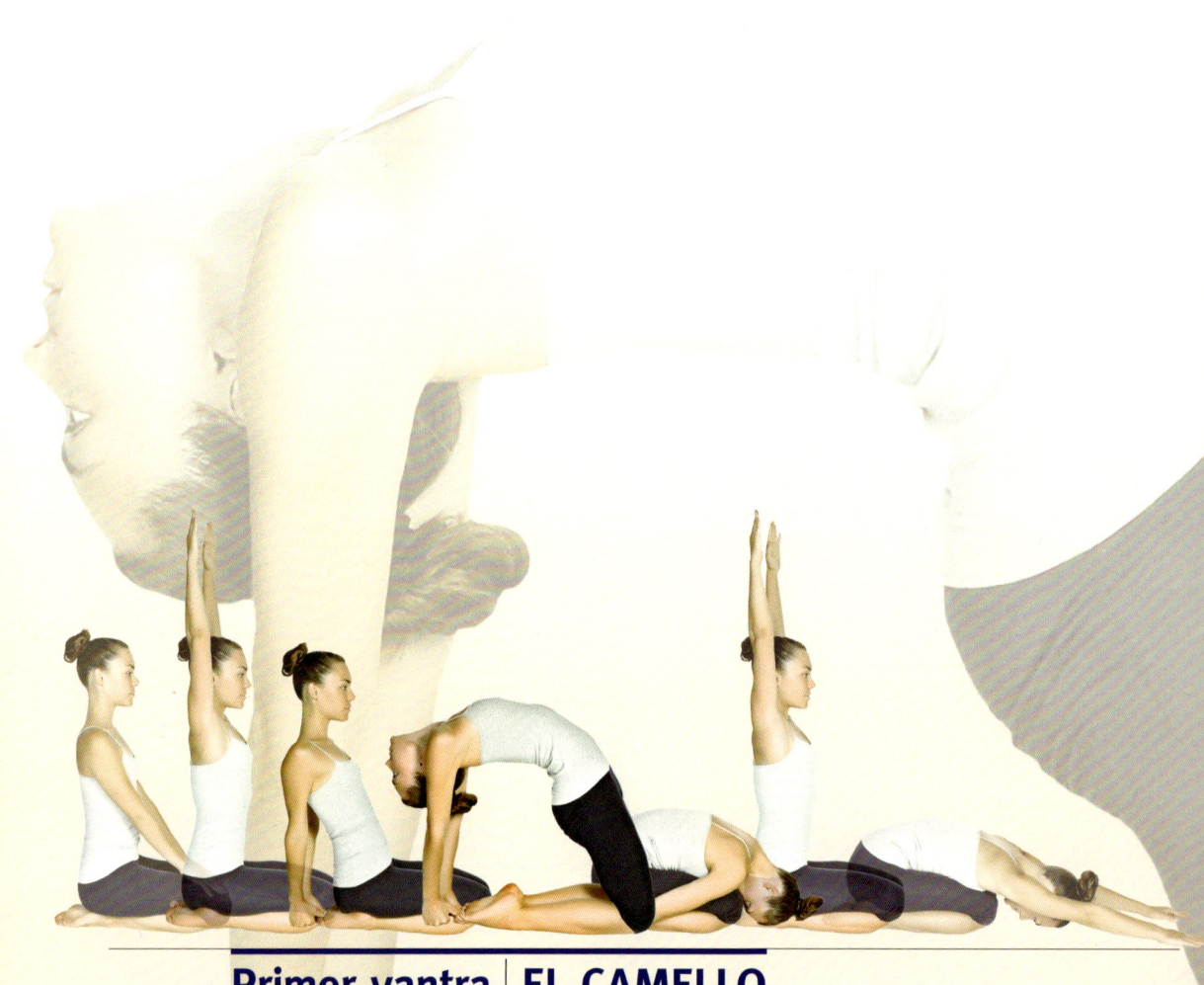

Primer yantra | **EL CAMELLO**

EL CAMELLO ES el primer yantra de la primera de las cinco series. En su fase central ejercita y facilita una clara experiencia de la retención abierta. Los yantras que ejercitan la retención abierta enfatizan posiciones con el pecho y la garganta abiertos, ya que propician la completa expansión de los pulmones, y una retención fácil y abierta del aire. Cada uno de los siete ciclos de respiración del Camello se hace en cuatro tiempos. Es esencial coordinar cada movimiento de cada ciclo con el tiempo y el aspecto correspondiente de la respiración.

POSICIÓN INICIAL

Siéntate sobre los talones con la espalda derecha y las manos en las rodillas.

Si esta posición te resulta incómoda, puedes poner un cojín o una manta plegada bajo las nalgas y talones. También puede resultarte útil poner un pequeño cojín bajo los tobillos. El punto crucial es mantener la columna correctamente alineada.

INSPIRACIÓN INICIAL

En cuatro tiempos, extiende tus brazos rectos por encima de la cabeza, abriendo bien los hombros y el pecho mientras inspiras directo, completo y con calma.

Es importante extender bien los brazos para llenar los pulmones efectiva y correctamente.

ESPIRACIÓN INICIAL

En cuatro tiempos, baja los brazos por detrás de ti mientras espiras directo, completo y con calma. Coloca las manos cerradas en puños directamente detrás de los pies, presionando los pulgares sobre los dedos gordos del pie.

Si es necesario, coloca los puños más atrás o a los lados de los pies hasta que te vayas habituando a la posición.

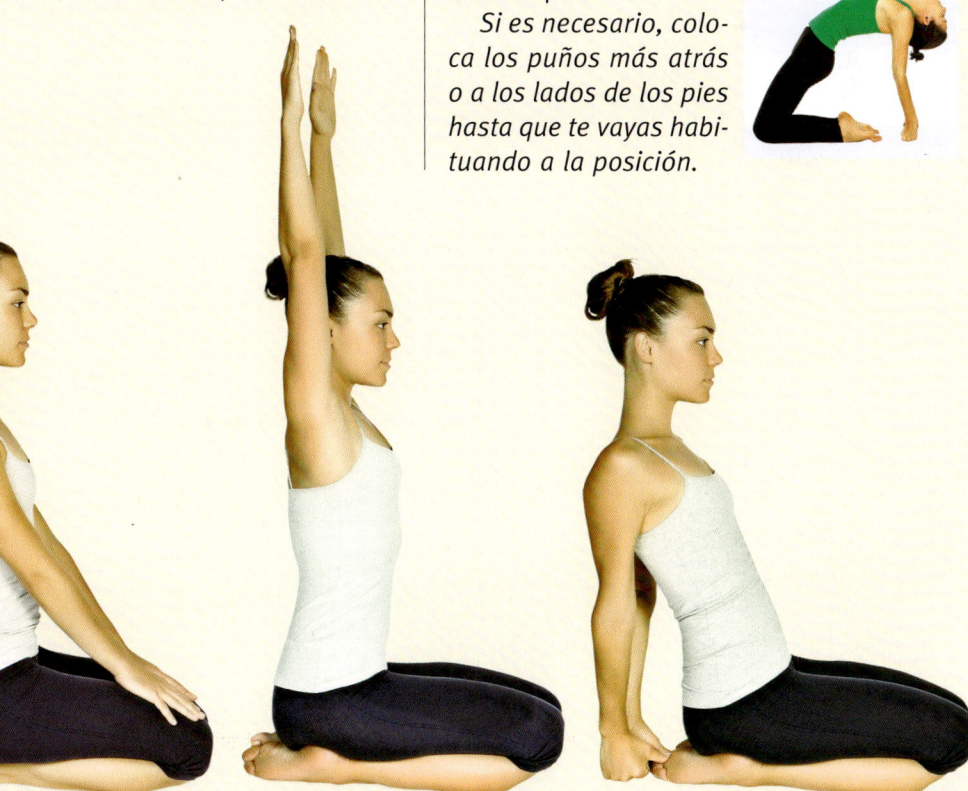

INSPIRACIÓN CENTRAL

En cuatro tiempos, mientras inspiras directo, completo y con calma, levanta las nalgas y empuja el pecho y la pelvis hacia delante, arqueando gradualmente la columna y el cuello hacia atrás y adoptando una forma que recuerda a la de un camello.

En esta fase observa si realmente estás empleando cuatro tiempos para realizar el movimiento; puede haber una tendencia a hacerlo demasiado rápido.

RETENCIÓN ABIERTA

Durante cuatro tiempos sostén la posición del Camello mientras retienes abierto. Los hombros y el pecho están abiertos y expandidos, la pelvis se empuja hacia delante, el cuello está relajado y arqueado hacia atrás y la garganta está abierta.

Continúa abriendo y expandiendo el pecho activamente durante la retención; esto ayuda a aliviar la tensión en la parte baja de la espalda.

ESPIRACIÓN CENTRAL

Espirando completa, directa y tranquilamente, vuelve con las nalgas a los talones, inclínate hacia delante con la espalda derecha y lleva la frente a las rodillas. Al mismo tiempo, separa los pulgares de manos y pies y deja los brazos en el suelo a los lados.

A diferencia de lo que sucede en la inspiración central, puede haber una tendencia a hacer este movimiento en un tiempo más lento. Aquí también presta atención a realizar la fase correctamente en cuatro tiempos, y termina tocando las rodillas con la frente.

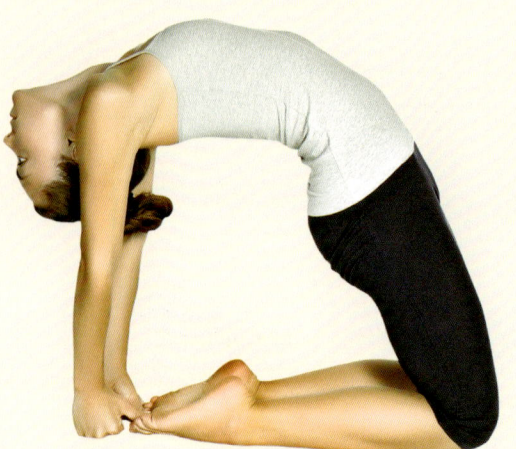
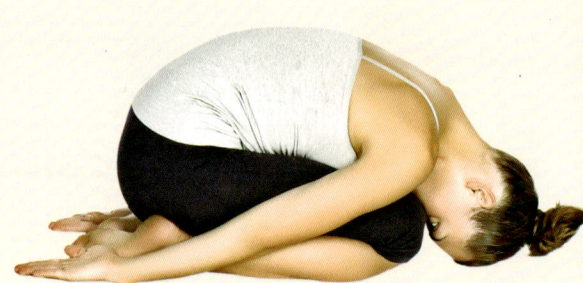

INSPIRACIÓN FINAL

Inspirando directo, completo y con calma en cuatro tiempos, incorpora el torso y extiende los brazos por encima de la cabeza, permaneciendo sentado sobre los talones.

De nuevo, asegúrate de extender bien los brazos y expandir el pecho y los hombros para inspirar plena y fluidamente.

ESPIRACIÓN FINAL

Espirando directo, completo y con calma en cuatro tiempos y permaneciendo sentado sobre los talones, extiende los brazos hacia delante y lleva las manos y la frente al suelo, con las manos estiradas y la frente en el suelo delante de las rodillas. Mantén los brazos extendidos para facilitar una espiración más completa.

Para que este movimiento resulte más suave en la parte baja de la espalda, puedes bajar los brazos primero a la altura del pecho y luego llevarlos hacia el suelo. Esta es una modificación que ayuda a las personas que tienen problemas leves en la zona baja de la espalda o cualquier problema que pueda dificultarles la flexión hacia delante con los brazos extendidos. No cambiará la dinámica de los movimientos ni la de la respiración.

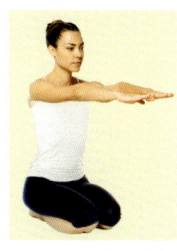

REPETICIÓN

Para disfrutar del pleno potencial de los beneficios de este yantra, repite la secuencia completa dos veces más, ya sea volviendo a la posición inicial mientras continúas inspirando y espirando con calma, o conectando directamente la espiración final con la inspiración inicial de la ronda siguiente.

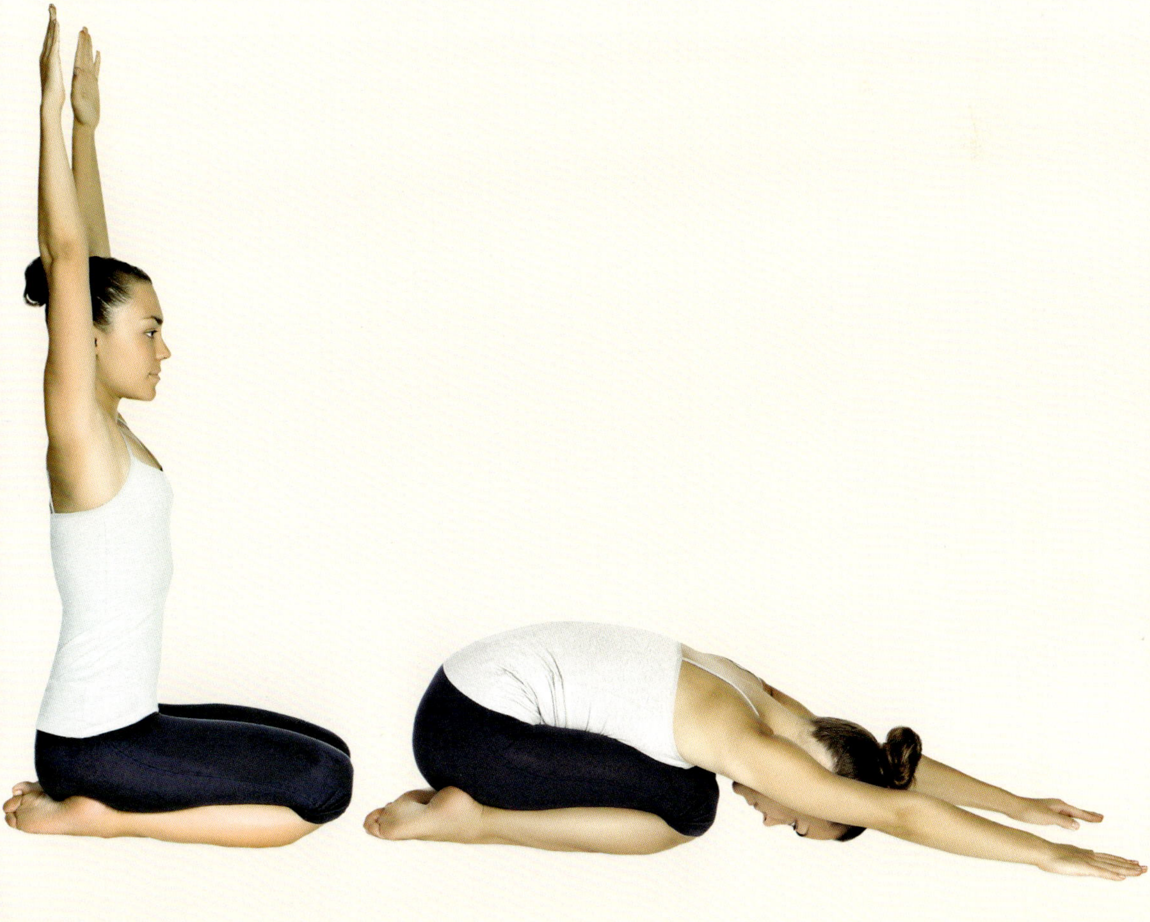

TRANSICIÓN

Para enlazar el Camello con la posición inicial del próximo yantra en la primera serie, la Caracola, inspira rodando hacia las rodillas con los dedos de los pies curvados y sentándote sobre los talones con los brazos levantados. Espira rodando hacia atrás para sentarte en el suelo, mientras estiras las piernas hacia delante y colocas las manos en las rodillas.

BENEFICIOS PARA LA SALUD

- *Vigoriza el funcionamiento de los cinco órganos sólidos y los seis órganos huecos*
- *Alivia dolencias de la columna y de la médula espinal*
- *Mitiga desórdenes de los riñones, de la región lumbar y de la pelvis*
- *Mejora la condición de las articulaciones mayores y menores*
- *Contrarresta problemas relacionados con el* prana *que acompaña al fuego y el* prana *ascendente, cuando su funcionamiento se ha dañado o desordenado*

Calentamientos relacionados (véase Apéndice 1): Puente (29), Gato (31), Entrenamiento para la Serpiente (33) Entrenamiento para la Serpiente II (34), Rotación del cuello (37)

Ciclo de Respiración	Tiempos
Inspiración inicial	4
Espiración inicial	4
Inspiración central	4
Retención abierta	**4**
Espiración central	4
Inspiración final	4
Espiración final	4

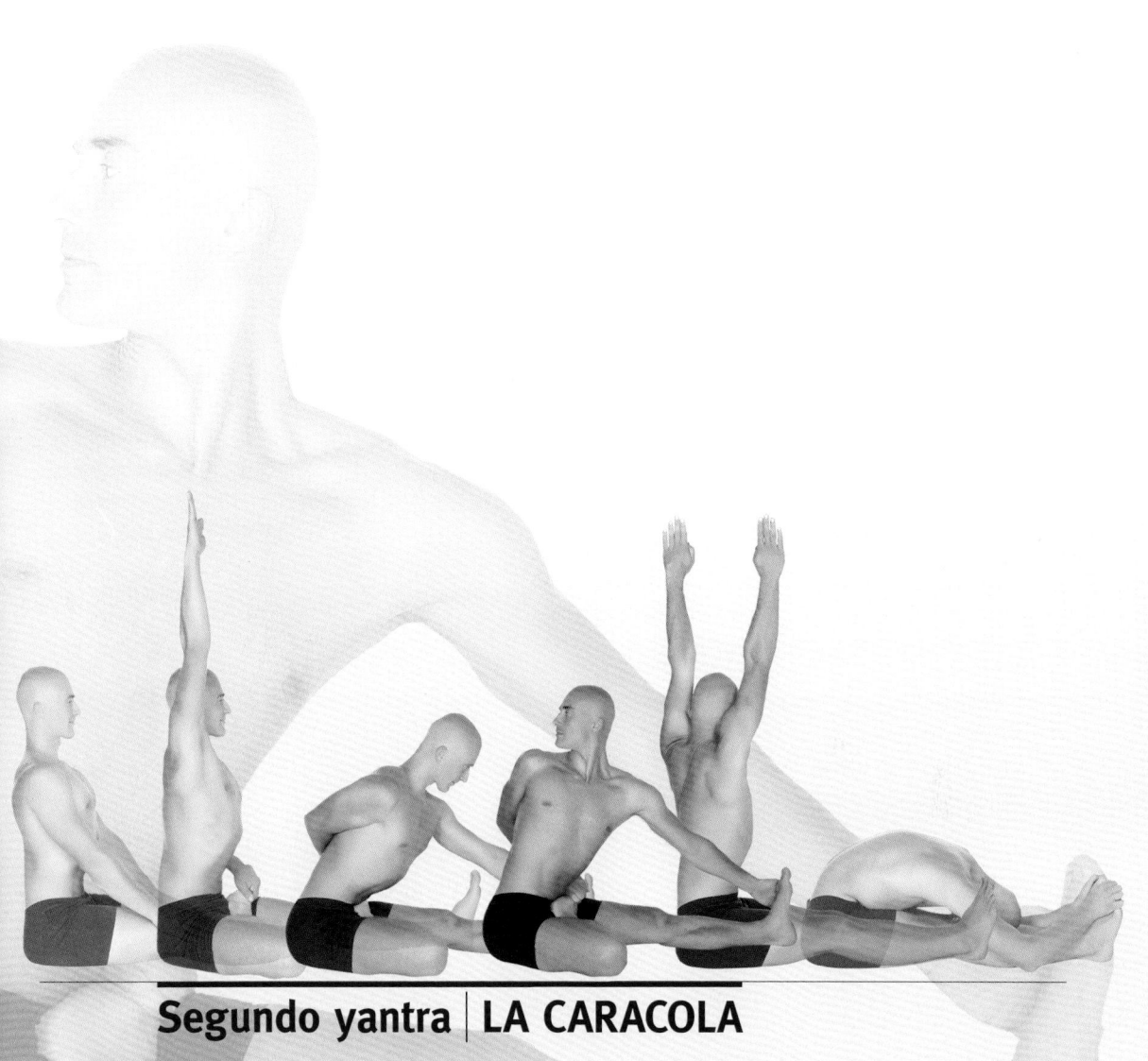

Segundo yantra | LA CARACOLA

LA CARACOLA EJERCITA y facilita una experiencia clara de la retención dirigida. La retención dirigida es cuando el aire retenido es guiado hacia abajo ya sea por igual, o hacia uno de los lados. Para conseguir esta función característica, las posturas para la retención dirigida tienden a incluir movimientos de torsión con el fin de guiar fácilmente el aire. Los siete ciclos de la Caracola se realizan en cuatro tiempos, siempre coordinando los movimientos y los ciclos de respiración con el ritmo de la cuenta. Como en todos los yantras para la retención dirigida, los hombres y mujeres empiezan por lados opuestos.

POSICIÓN INICIAL
Siéntate con las piernas extendidas al frente y paralelas, las manos en las rodillas, alerta y presente, con la espalda derecha.

INSPIRACIÓN INICIAL
En cuatro tiempos, inspirando directa, completa y tranquilamente, elevas poco a poco un brazo por encima de la cabeza. Al mismo tiempo y mientras flexionas la pierna correspondiente, toma el pie que corresponde con la mano contraria y colócalo en la parte superior del muslo contrario.

En la primera ronda, las mujeres levantan el brazo izquierdo y usan la mano derecha para poner el pie izquierdo sobre el muslo derecho. Los hombres levantan el brazo derecho y usan la mano izquierda para poner el pie derecho sobre el muslo izquierdo.

Es importante coordinar el movimiento de extender el brazo y flexionar la pierna, de manera que ambos terminen al mismo tiempo que *completas la inspiración. Si te resulta difícil llevar el pie a la base del muslo, puedes ubicarlo en el suelo con el talón cerca del perineo.*

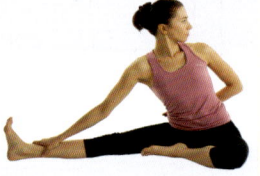

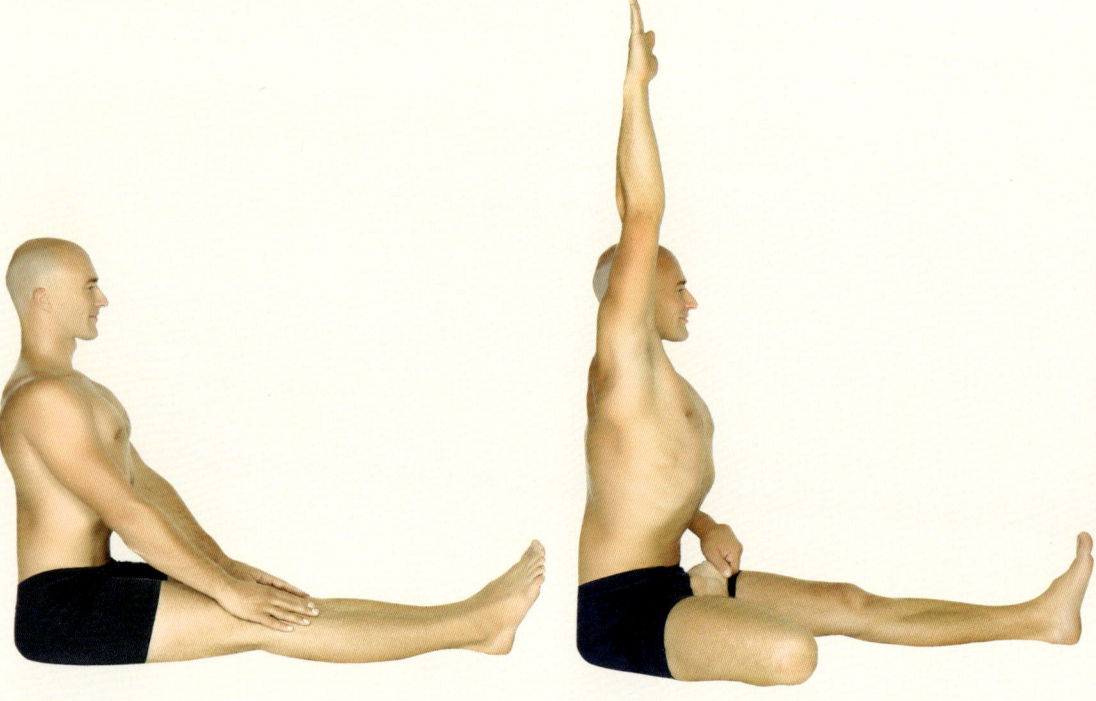

ESPIRACIÓN INICIAL

Espirando directa, completa y tranquilamente en cuatro tiempos, baja el brazo que estaba alzado y llévalo por detrás de la espalda para aferrar desde atrás la parte interna del pie que está sobre el muslo, y luego inclínate hacia delante para sujetar con la otra mano el lado externo del pie extendido.

En la primera ronda, las mujeres llevan por detrás el brazo izquierdo y se inclinan para tomar el pie izquierdo que está sobre el muslo derecho. Los hombres llevan por detrás el brazo derecho y se inclinan para tomar el pie derecho que está sobre el muslo izquierdo.

Si no puedes alcanzar el pie desde atrás, ve simplemente tan lejos como puedas. Si no puedes inclinarte lo suficiente como para tomar por el lateral el pie de la pierna extendida, o si tienes el pie en el suelo delante del perineo, es mejor simplemente que te tomes del tobillo de la pierna extendida o que coloques la palma de la mano en la parte interna de la pantorrilla. De esta forma podrás mantener la columna en la posición correcta para la inspiración y la retención dirigida posterior.

INSPIRACIÓN CENTRAL

Inspirando directo, completo y con calma desde abajo en cuatro tiempos, alza el torso enderezándolo y, luego, gíralo hacia el lado abierto, manteniendo el brazo estirado y la pierna extendida recta, con la espalda derecha y alineada. Asegúrate de empezar la inspiración desde el abdomen.

En la primera ronda, las mujeres giran hacia la izquierda y los hombres giran a la derecha.

RETENCIÓN DIRIGIDA

Aplicando una retención dirigida durante cuatro tiempos, lleva un poco más hacia atrás el hombro del lado abierto y mira recto por encima de él, mientras mantienes la correcta alineación de la columna y el cuello. Permanece en esta posición, girado como una caracola, en lo que reste de los cuatro tiempos.

En la primera ronda, las mujeres miran por encima del hombro izquierdo y los hombres por encima del hombro derecho.

La acción del movimiento y la posición dirigen automáticamente hacia abajo el aire retenido, principalmente hacia el lado abierto, aplicando y entrenando así la retención dirigida.

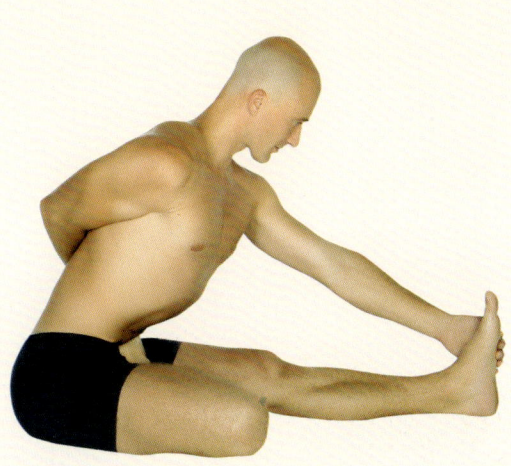 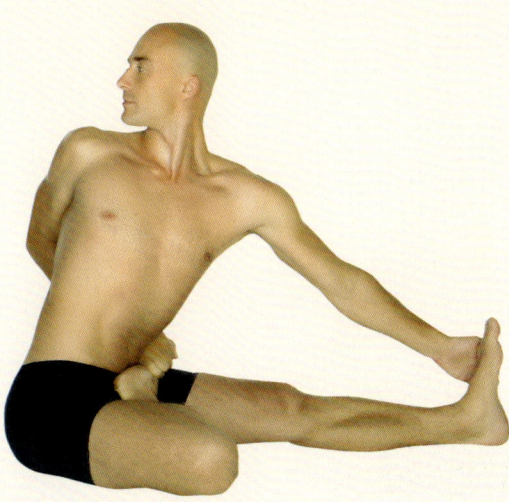

ESPIRACIÓN CENTRAL

Espira directa, completa y tranquilamente en cuatro tiempos, extendiendo poco a poco la pierna flexionada y llevando las manos a las rodillas.

INSPIRACIÓN FINAL

Inspirando en cuatro tiempos, estira los brazos paralelos por encima de la cabeza mientras gradualmente giras hacia el lado opuesto para hacer una contratorsión, manteniendo los brazos por encima de la cabeza y los costados del torso estirados y controlados.

En la primera ronda, las mujeres giran hacia el lado derecho y los hombres hacia el izquierdo.

Este movimiento compensa y equilibra armoniosamente la torsión opuesta aplicada durante la retención dirigida. Asegúrate de estirarte bien para mantener el pecho y la glotis abierta y permitir un flujo continuo de la respiración.

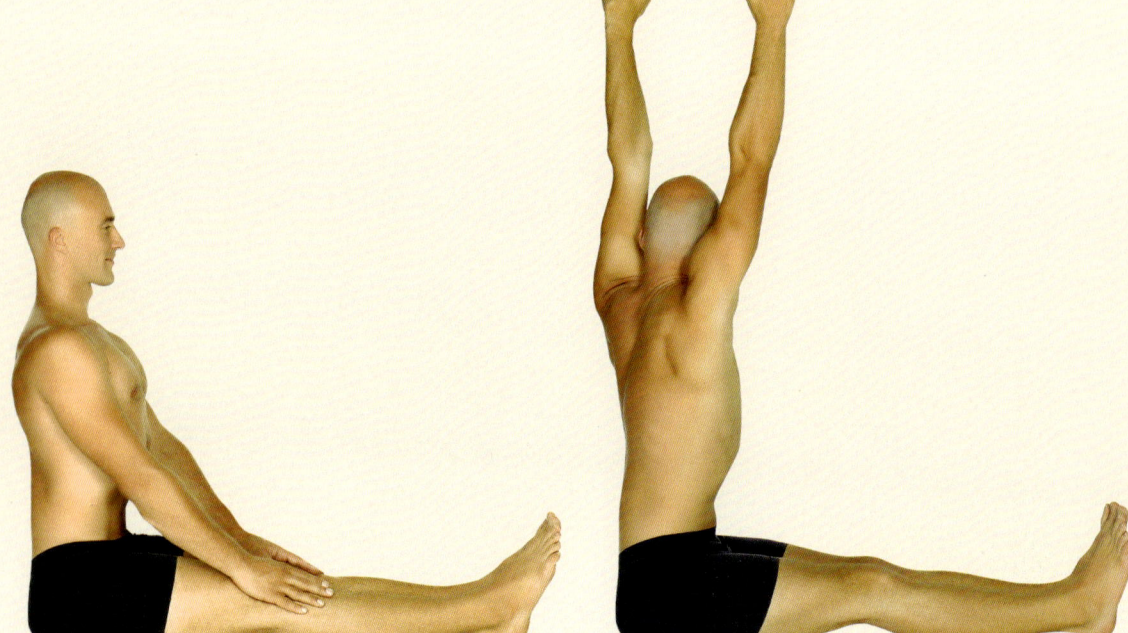

ESPIRACIÓN FINAL

En cuatro tiempos, espira mientras vuelves al centro y te inclinas hacia delante partiendo desde la raíz de la columna, y bajas la frente a las rodillas, llevando los dedos de las manos a los dedos de los pies.

REPETICIÓN

Repite la secuencia completa hacia el otro lado, ya sea volviendo a la posición inicial mientras continúas inspirando y espirando tranquilamente, o conectando la espiración final directamente con la inspiración inicial de la segunda ronda. Luego continúa como antes, pero invirtiendo la posición de brazos y piernas.

En la segunda ronda, las mujeres levantan el brazo derecho y usan la mano izquierda para poner el pie derecho sobre el muslo izquierdo. Los hombres levantan el brazo izquierdo y usan la mano derecha para poner el pie izquierdo sobre el muslo derecho.

TRANSICIÓN

Para enlazar la Caracola al siguiente yantra de la primera serie, la Llama, inspira volviendo de la espiración final mientras extiendes los brazos paralelos por encima de la cabeza. Luego espira tranquila y completamente y coloca las manos sobre las rodillas.

BENEFICIOS PARA LA SALUD

- *Alivia dolencias de los riñones*
- *Tonifica los ligamentos de la región lumbar*
- *Mitiga la gota y la artritis*
- *Mejora las condiciones relacionadas con los seis órganos huecos*
- *Fortalece el hígado*
- *Alivia desórdenes digestivos derivados de la energía flema fría*
- *Contrarresta problemas resultantes del funcionamiento irregular del* prana *descendente que limpia*

Calentamientos relacionados (véase Apéndice 1): Balancear (1) Rodillas hacia los lados (10), Flexión hacia delante y rodilla al lado (12) Estiramiento con rodilla cruzada (17), Torsión suave de la columna (21), Torsión en posición supina (27), Rotación del cuello (37)

Ciclo de respiración	Tiempos
Inspiración inicial	4
Espiración inicial	4
Inspiración central	4
Retención dirigida	**4**
Espiración central	4
Inspiración final	4
Espiración final	4

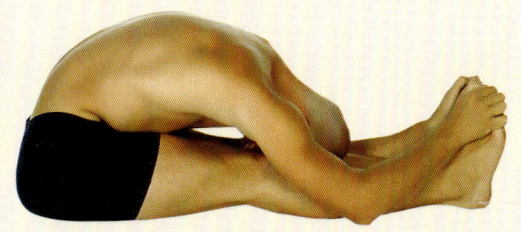

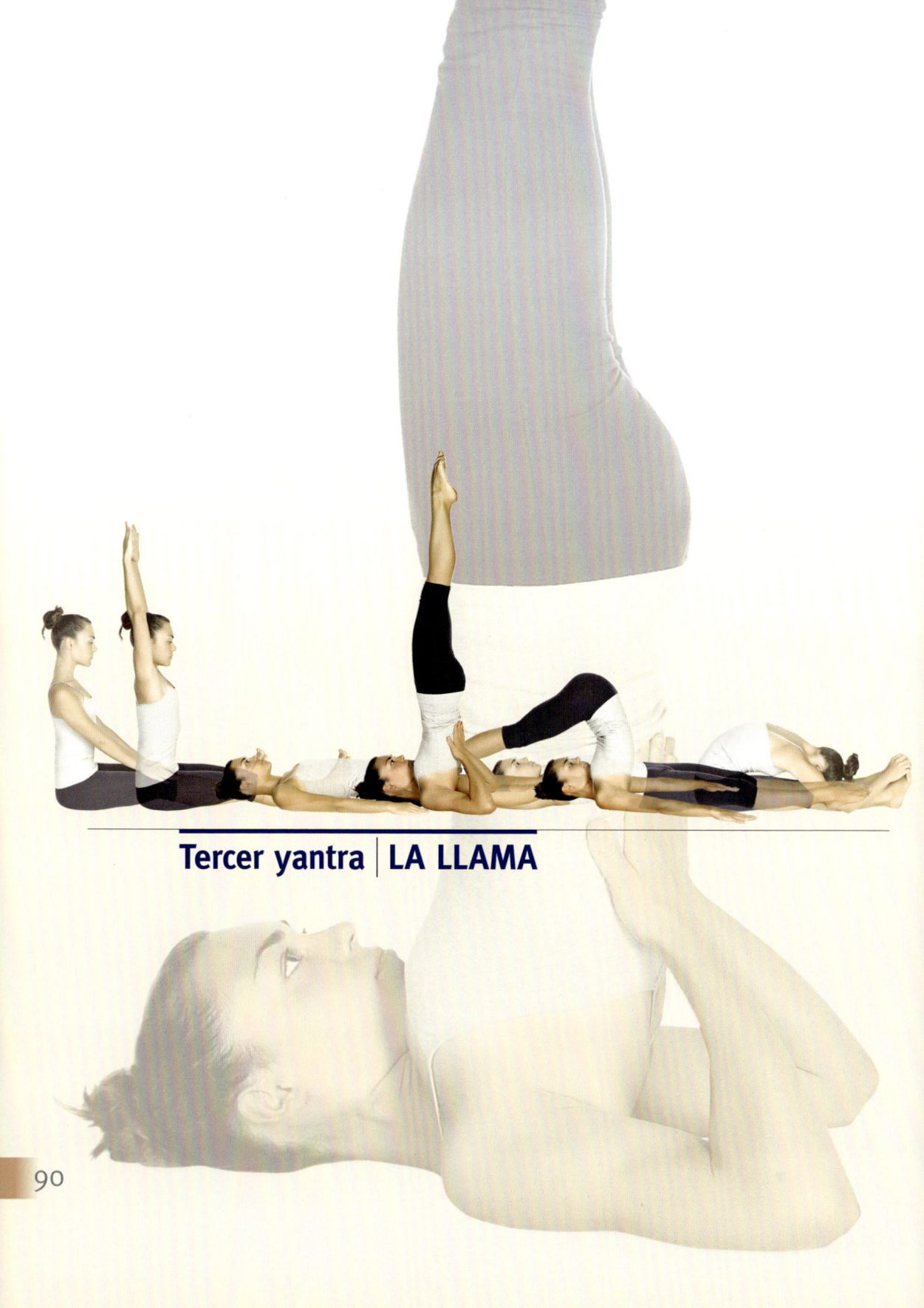

Tercer yantra | LA LLAMA

LA LLAMA EJERCITA y facilita una clara experiencia de la retención cerrada. La retención es experimentada como un aumento de la presión bajo el ombligo mientras el aire es empujado primero hacia abajo, y luego bloqueado. Las posiciones que ejercitan la retención cerrada tienden a presentar la barbilla cerrada contra el pecho para ayudar a concentrar la retención bajo el ombligo e impedir que la retención cree presión en la cabeza y en el corazón, ambas contraindicadas.

Como en el yantra previo, los siete ciclos de respiración de la Llama se realizan todos con una cuenta de cuatro, coordinando el movimiento y la respiración. Si tienes problemas con las vértebras cervicales, es sumamente importante que seas en especial cuidadoso con este yantra, o que lo substituyas con un yantra para la retención cerrada de alguna de las otras series.

POSICIÓN INICIAL
Siéntate con las piernas estiradas y paralelas, las manos en las rodillas y la espalda recta y alineada.

INSPIRACIÓN INICIAL
En cuatro tiempos, estira los brazos hacia arriba, a los lados de la cabeza, inspirando directa y completamente mientras abres y expandes los hombros y el pecho.

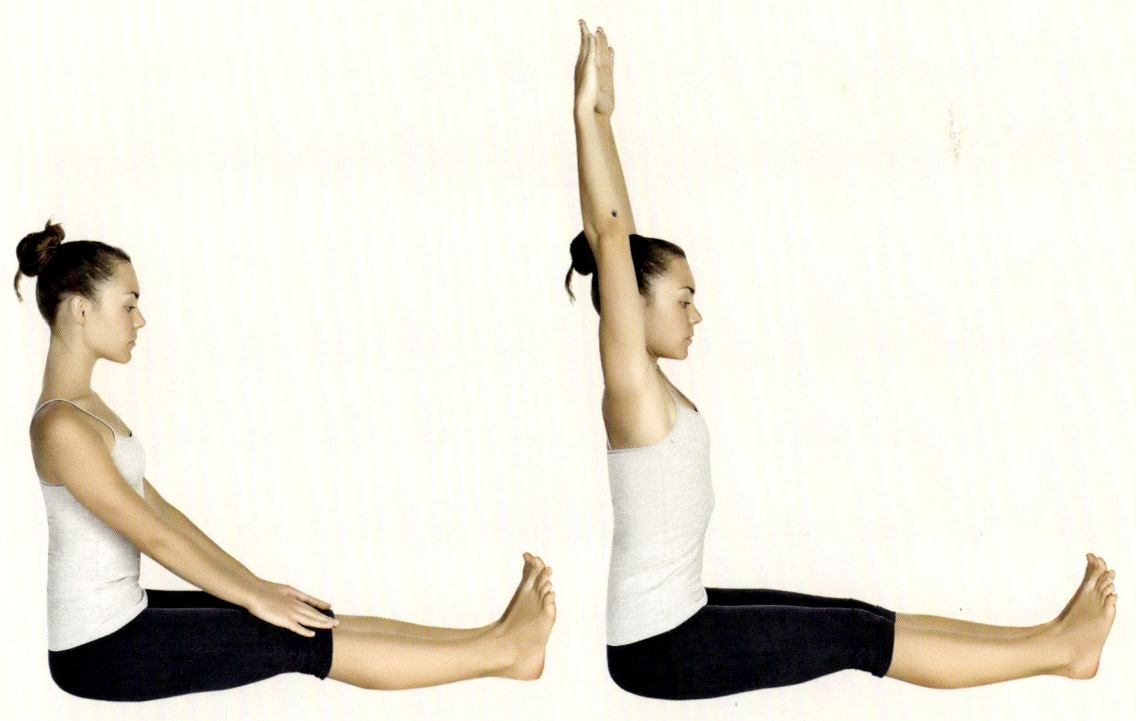

ESPIRACIÓN INICIAL

En cuatro tiempos, espira completo y directo mientras vas hacia atrás de espaldas y llegas a la posición supina con los brazos a los lados.

INSPIRACIÓN CENTRAL

En cuatro tiempos, inspirando completo y directo de abajo hacia arriba, levanta los pies, piernas y pelvis. Contrólalos durante el movimiento para llegar a la posición invertida, de modo que queden alineados con la espalda recta. Sujeta la espalda con las manos para ayudar a enderezar la columna y estira hacia arriba las piernas, con los dedos de los pies apuntando hacia arriba.

Si te resulta difícil levantar las piernas estiradas, puedes flexionarlas un poco para ayudarte a subir. También puedes abrir el ángulo de los brazos un poco cuando sujetas la espalda mientras mantienes las piernas estiradas y los pies en una línea por encima de la cabeza. Para ayudar a proteger el cuello, puedes poner algo acolchado, como una manta plegada, bajo los hombros y la parte media de la región cervical, manteniendo la cabeza fuera del acolchado.

La dinámica del movimiento determina la función correcta de la respiración. Si tienes que flexionar las piernas hacia el pecho para poder subir a la posición, es aconsejable hacer una inspiración suave y no completa, y tratar de concentrarla principalmente en el abdomen. Esto hará que la aplicación de la retención sea más sencilla y correcta.

RETENCIÓN CERRADA

Durante cuatro tiempos, retén cerrado mientras sigues estirándote hacia arriba, manteniendo los pies, las piernas y las rodillas, en una alineación recta como una llama.

El peso de tu cuerpo está sostenido principalmente sobre la parte posterior de la cabeza y los hombros, con la ayuda de la parte superior de los brazos. La barbilla está cerrada contra el esternón para evitar presión en la cabeza. Aun cuando estás cabeza abajo, la presión del aire retenido debe sentirse bajo el ombligo. Si concentras la inspiración principalmente en el abdomen, y si el movimiento es realizado de manera controlada y correcta, esta condición se creará automáticamente.

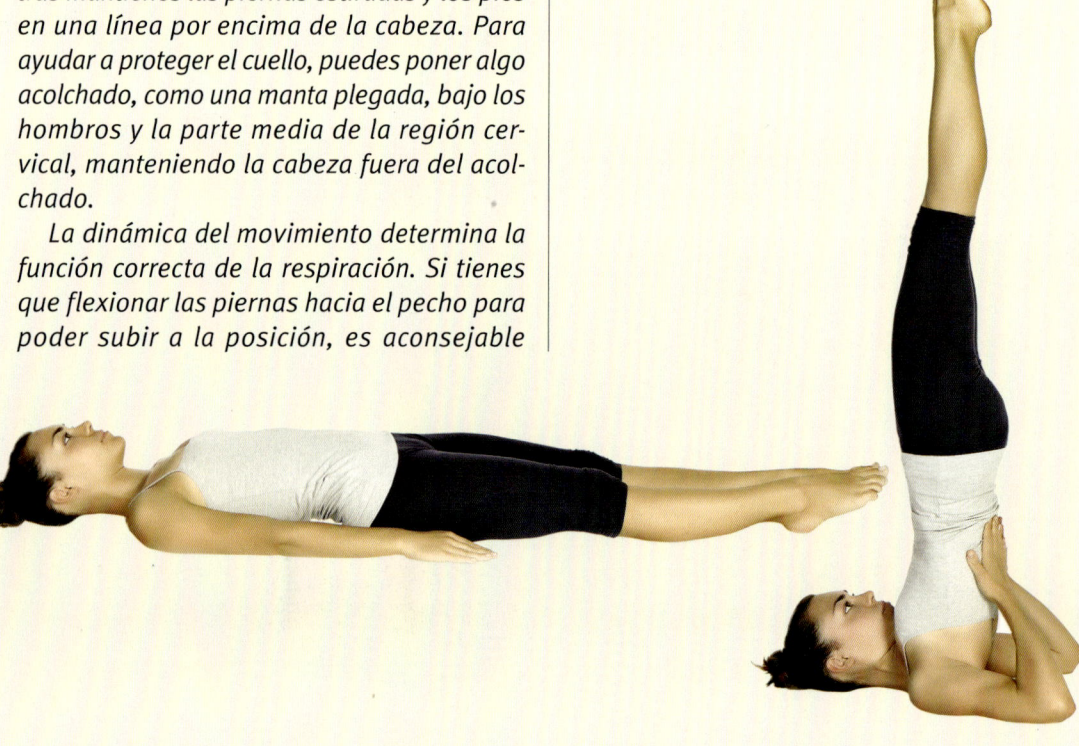

ESPIRACIÓN CENTRAL

En cuatro tiempos, espirando plena y tranquilamente, baja gradualmente las piernas al suelo por detrás de la cabeza, llevando los dedos de los pies al suelo y estirando los brazos detrás de ti.

Mantén las piernas estiradas cuando las llevas por detrás de la cabeza. Para facilitarlo, puedes poner primero las manos sobre el suelo. Si no llegas al suelo con los dedos de los pies, llévalos tan lejos como puedas sin flexionar las piernas.

INSPIRACIÓN FINAL

Inspira directa y tranquilamente en cuatro tiempos mientras gradualmente llevas los brazos por encima de la cabeza y vas rodando sobre la columna para llevar las piernas hacia delante.

Si es posible, mantén los brazos y las piernas estirados y haz que se crucen a mitad de camino mientras vas a la posición supina. Con el fin de que resulte más fácil para la espalda y darte más apoyo, puedes mantener los brazos a los lados mientras bajas las piernas, y luego llevarlos por detrás de la cabeza. También podrías flexionar un poquito las piernas para hacer que el movimiento resulte aún más fácil.

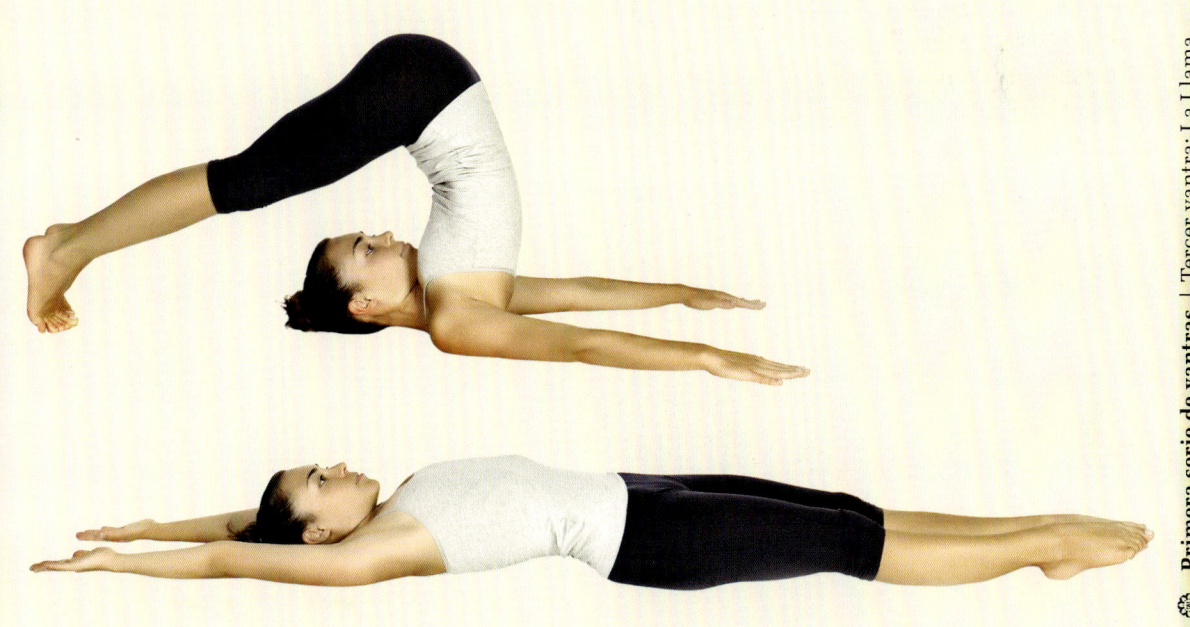

ESPIRACIÓN FINAL

Mientras espiras tranquilamente en cuatro tiempos, incorpórate en un movimiento sencillo de flexión hacia delante que se origine en la base de la columna, y lleva la frente a las rodillas y los dedos de las manos a los dedos de los pies.

Con el fin de hacer que el movimiento sea más fácil para la parte baja de la espalda, puedes llevar primero las manos a la altura de las caderas y, luego, empujarte hacia arriba e inclinarte hacia delante. Si por alguna razón el movimiento de flexión hacia delante es un problema para ti, puedes simplemente enderezar la espalda y poner las manos en las rodillas.

REPETICIÓN

Para disfrutar del completo potencial de los beneficios de este yantra, repite la secuencia completa dos veces más, ya sea volviendo a la posición inicial mientras continúas inspirando y espirando tranquilamente, o enlazando la espiración final directamente con la inspiración inicial de la ronda siguiente.

TRANSICIÓN

Para conectar la Llama con el siguiente yantra de la primera serie, la Tortuga, inspira levantándote después de la espiración final y estirando los brazos por encima de la cabeza. Luego espira colocando las manos sobre las rodillas.

BENEFICIOS PARA LA SALUD

- *Alivia las dolencias de la columna y de la médula espinal*
- *Mitiga el dolor lumbar*
- *Mejora condiciones tales como dolor del ciático, adormecimiento y hormigueo*
- *Alivia todo tipo de dolencias relacionadas con desequilibrios en la energía viento*
- *Contrarresta problemas causados por el mal funcionamiento del* prana *ascendente y del* prana *que acompaña al fuego*

Calentamientos relacionados (véase Apéndice 1): Estiramiento perpendicular de la pierna (24) Rodar sobre la espalda (30)

Ciclo de respiración	Tiempos
Inspiración inicial	4
Espiración inicial	4
Inspiración central	4
Retención cerrada	**4**
Espiración central	4
Inspiración final	4
Espiración final	4

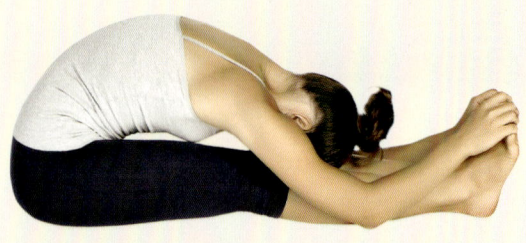

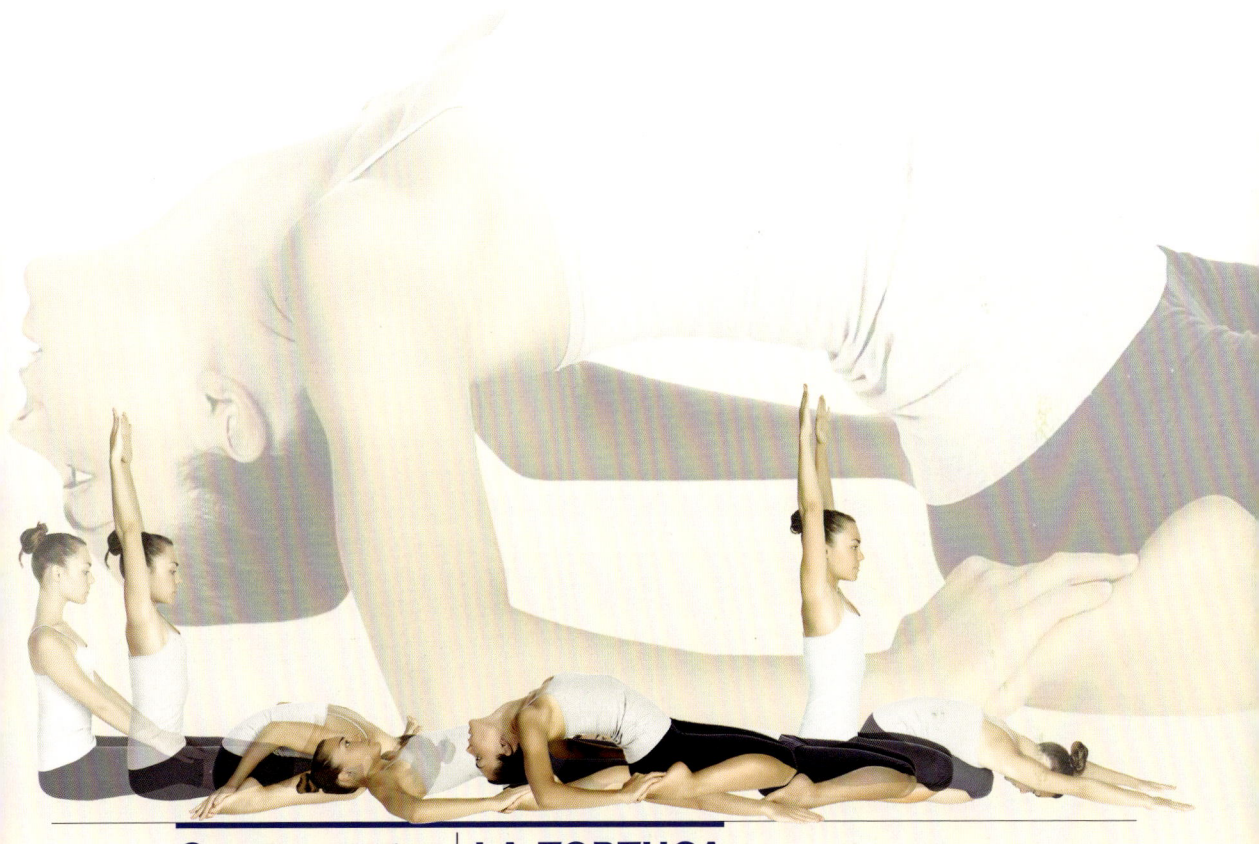

Cuarto yantra | LA TORTUGA

LA TORTUGA EJERCITA la retención con contracción, facilitando su clara experiencia en la fase central. En la retención con contracción, después de haber concentrado y controlado el aire abajo, los músculos abdominales son contraídos y empujados hacia la columna. Este es el primer yantra que incluye una cuenta de dos y seis, además de las cuentas de cuatro.

La postura de la Tortuga es difícil para muchas personas. Usar almohadillas como las que se describen más abajo puede ayudar, pero si tienes problemas en las rodillas, es mejor sustituirlo con uno de los cuartos yantras de otra serie, tales como el Perro o el Tigre.

POSICIÓN INICIAL
Siéntate con las piernas paralelas hacia delante, la espalda correctamente alineada y las manos sobre las rodillas.

INSPIRACIÓN INICIAL
Inspira directa, completa y tranquilamente en cuatro tiempos levantando los brazos por encima de la cabeza, manteniéndolos rectos y estirándolos bien.

Es importante estirar bien los brazos para permitir que los pulmones se llenen correctamente y para ayudar a que el pecho se expanda hasta su máxima capacidad.

ESPIRACIÓN INICIAL
En cuatro tiempos espira directa, completa y tranquilamente mientras llevas los talones hacia el perineo, yendo de rodillas e inclinándote hacia delante para llevar la frente al suelo por delante de las rodillas y las palmas de las manos a las plantas de los pies.

Al ponerte de rodillas, separa un poco la parte inferior de las piernas para sentarte entre ellas. Puedes facilitar el movimiento de ir hacia delante cruzando los pies y colocando las rodillas en el suelo de esa forma. Si el movimiento sigue siendo un obstáculo, puedes ayudarte para llegar a una pos-

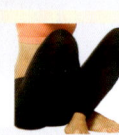

tura de rodillas simple con la espalda derecha y las manos en las rodillas, y continuar el movimiento como se describe para la segunda y tercera rondas en las instrucciones de repetición, más abajo.

INSPIRACIÓN CENTRAL

En cuatro tiempos, inspira completa y suavemente mientras elevas el torso y sigues hacia atrás hasta que llegas al suelo, girando las palmas de las manos de modo que los pulgares queden en unión con los dedos gordos de los pies.

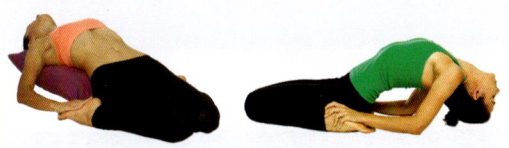

Para hacer la posición más fácil y cómoda, puedes poner almohadillas, como una manta plegada bajo las nalgas y la espalda. Puedes también recostarte y apoyarte en los codos en lugar de ir con toda la espalda al suelo.

RETENCIÓN CON CONTRACCIÓN

Velozmente y con fuerza emite un «HA» aspirado vaciando el pecho y bloqueando el aire bajo el ombligo. Empuja el pecho hacia fuera y arquea hacia atrás el cuello mientras llevas la coronilla al suelo. Permanece luego en una retención con contracción durante seis tiempos, apretando los costados y el abdomen y formando una silueta que se parece a una tortuga.

Bloquear el aire abajo y contraer los costados y el abdomen hacia la columna te ayudará a ejercitar y experimentar la condición precisa de la retención con contracción.

ESPIRACIÓN CENTRAL

En dos tiempos, espira el aire restante mientras bajas la espalda y la parte posterior de la cabeza al suelo, relajando toda tensión.

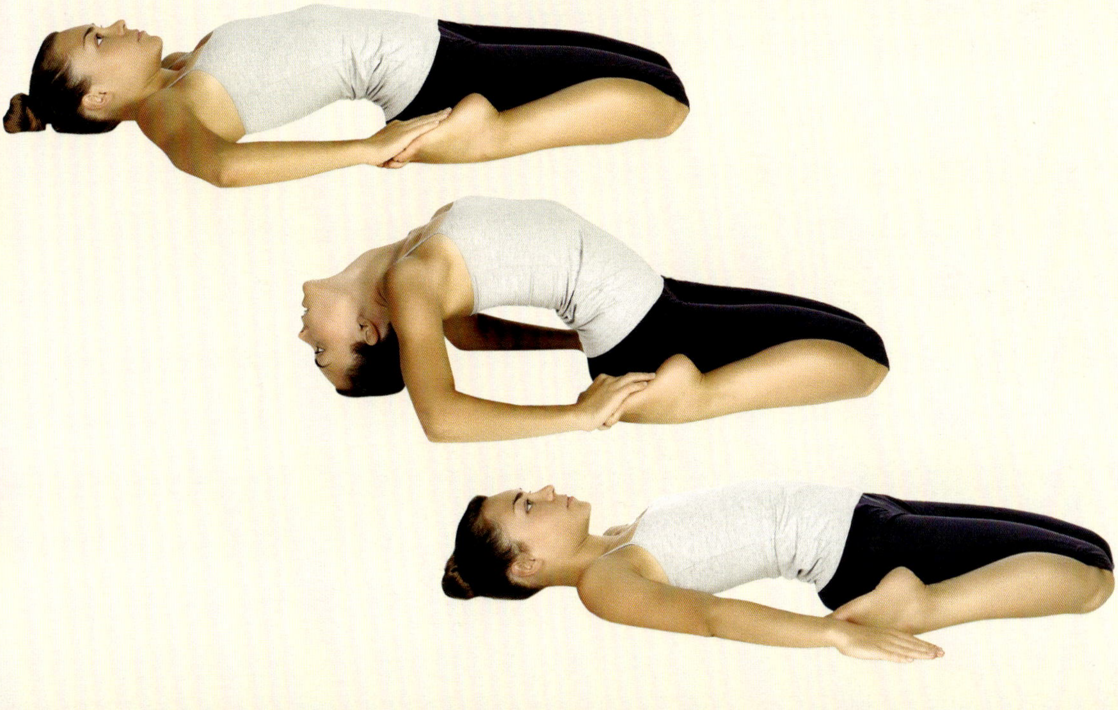

INSPIRACIÓN FINAL

En cuatro tiempos, inspira completa y tranquilamente y álzate para sentarte sobre los talones con las piernas juntas y los brazos estirados por encima de la cabeza.

Podrías necesitar ayudarte colocando las manos por detrás de la espalda y empujarte con ellas. De esta forma, puedes evitar cualquier tensión en el movimiento y en la respiración.

ESPIRACIÓN FINAL

Espirando directa, completa y tranquilamente en cuatro tiempos y, mientras permaneces sentado sobre los talones, estira los brazos hacia delante y pon las manos en el suelo con los brazos estirados, y la frente en el suelo delante de las rodillas.

Como con el Camello, para hacer que el movimiento sea más suave para la parte baja de la espalda, puedes bajar primero los brazos hasta la altura del pecho y llevarlos después al suelo.

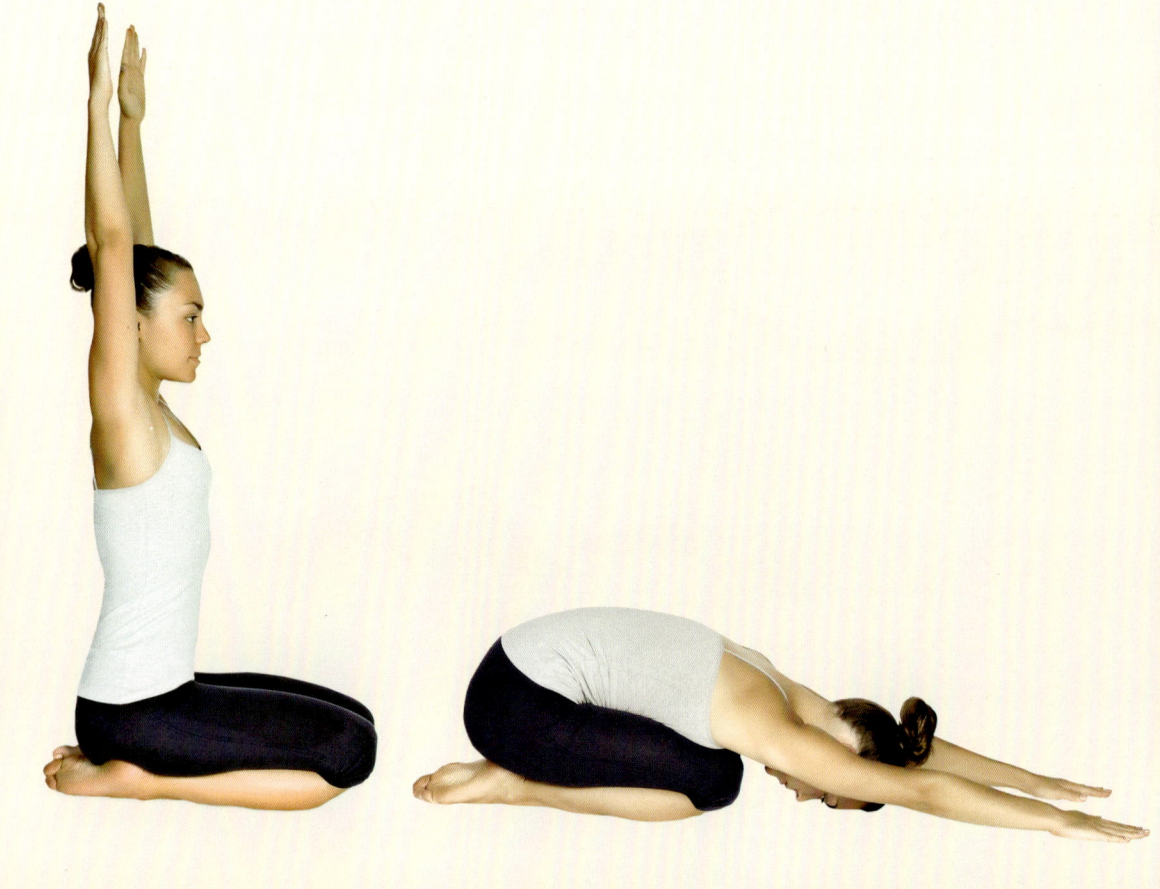

REPETICIÓN

Para disfrutar del pleno potencial de los beneficios de este yantra, repite la secuencia completa dos veces más. En este caso, la segunda y tercera rondas empiezan desde la posición de rodillas sentado sobre los talones, con la espalda derecha y las manos sobre las rodillas.

Para empezar la segunda y tercera rondas, inspira directa, completa y tranquilamente en cuatro tiempos poniéndote de rodillas, elevando los brazos y separando un poquito las pantorrillas. Luego espira en cuatro tiempos sentándote entre las piernas y llevando la frente al suelo hacia delante de las rodillas y las palmas de las manos a las plantas de los pies. Ahora, continúa la secuencia desde la inspiración central, empezando por incorporar el torso y siguiendo hacia atrás para llevar la espalda al suelo.

TRANSICIÓN

Para enlazar la Tortuga en una secuencia con la posición inicial del yantra siguiente en la primera serie, el Arado, inspira poniéndote de rodillas con los dedos de los pies curvados y siéntate sobre los talones con los brazos levantados. Espira rodando hacia atrás para sentarte en el suelo mientras extiendes las piernas hacia delante y colocas las manos sobre las rodillas.

BENEFICIOS PARA LA SALUD
- *Alivia los dolores en el pecho y en el hígado*
- *Tonifica los nervios de los órganos sólidos y huecos si se hubieran dañado y debilitado*
- *Mitiga problemas de la energía de la flema y de la sangre que presentan síntomas como una mala digestión, hiperacidez y úlceras*

Calentamientos relacionados (véase Apéndice 1): Relajar caderas y rodillas (11), Flexión de rodilla (16), Entrenamiento para la transición (22), Aflojar la cadera (26)

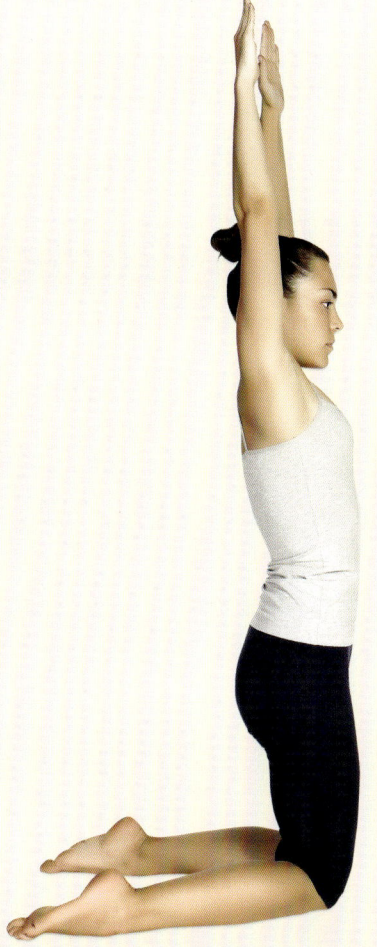

CICLO DE RESPIRACIÓN	TIEMPOS
Inspiración inicial	4
Espiración inicial	4
Inspiración central	4
Retención con contracción	**6**
Espiración central	2
Inspiración final	4
Espiración final	4

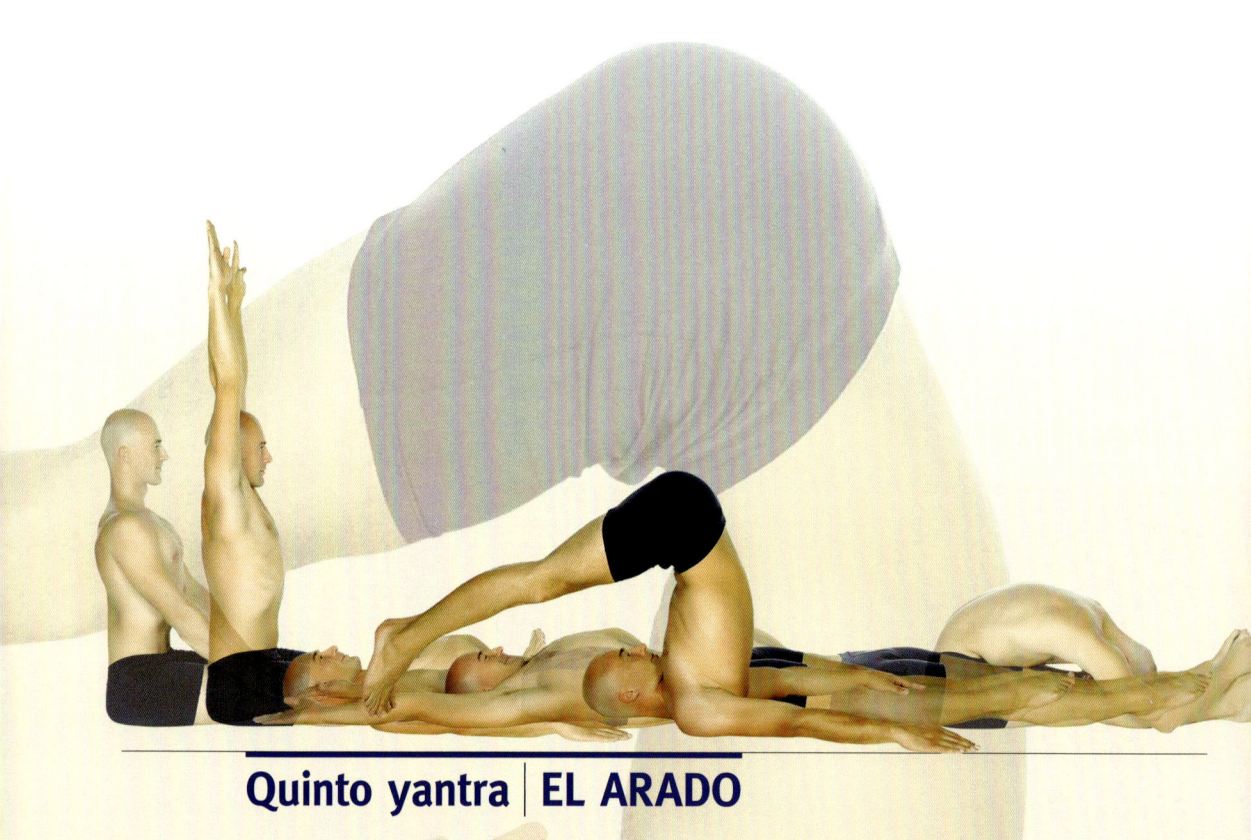

Quinto yantra | EL ARADO

EL ARADO ES para ejercitar y experimentar la retención vacía. En la fase central, después de haber espirado completamente el aire, simplemente espera y permanece vacío antes de inspirar de nuevo. Esta es la condición de la retención vacía. En este yantra, la retención central es una pausa de cuatro tiempos entre espirar e inspirar.

POSICIÓN INICIAL
Siéntate con las piernas paralelas y extendidas. Las manos en las rodillas y la espalda recta y alineada.

INSPIRACIÓN INICIAL
En cuatro tiempos, extiende los brazos hacia arriba a los lados de la cabeza inspirando completo y directo, mientras abres y expandes el pecho y los hombros.

ESPIRACIÓN INICIAL
Espira completo y directo en cuatro tiempos, mientras llevas la espalda al suelo con los brazos a los lados.

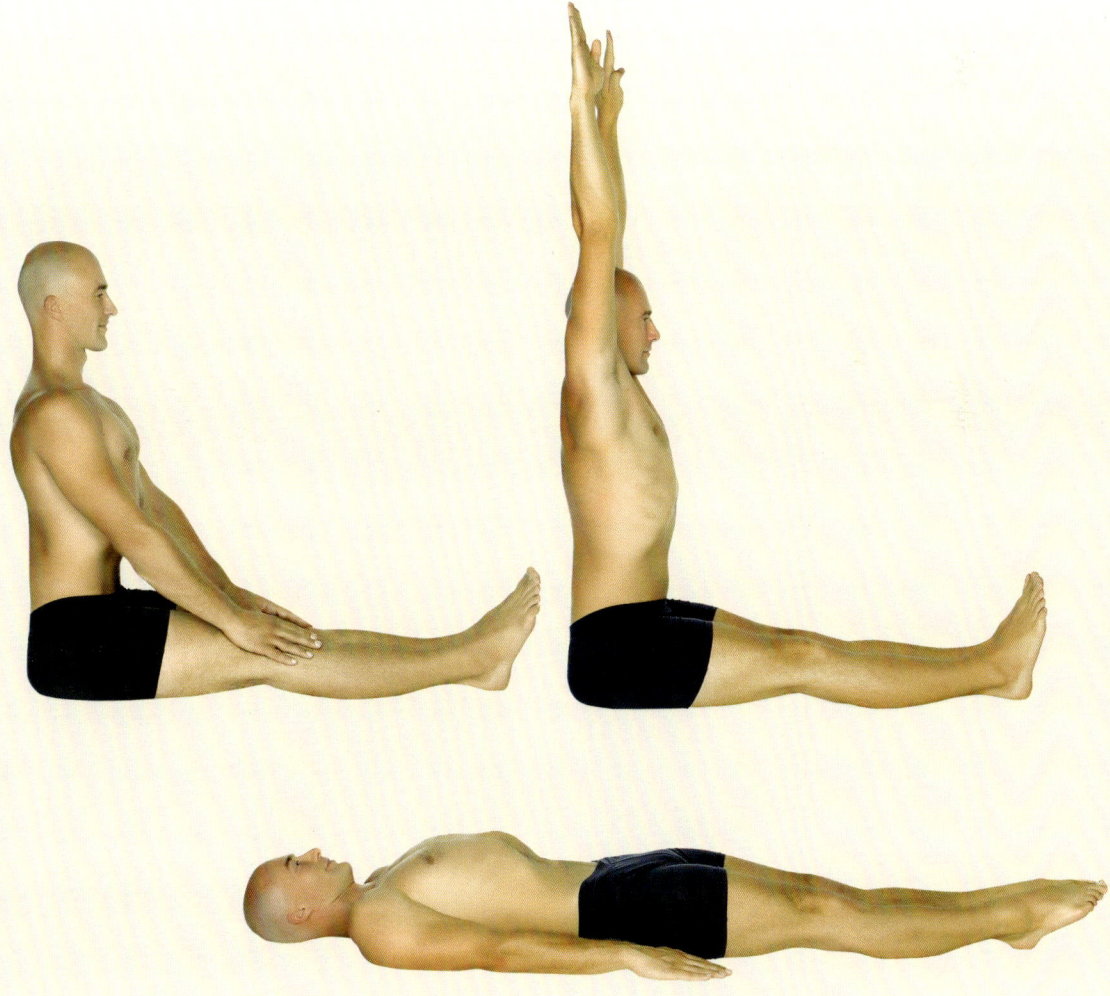

INSPIRACIÓN CENTRAL

Inspirando completo y directo en cuatro tiempos, lleva los brazos por encima de la cabeza, rectos y paralelos, y estira los dedos de los pies hacia abajo tensando fuertemente todo el cuerpo, estirando los brazos y las piernas en direcciones opuestas.

ESPIRACIÓN CENTRAL

Espira completa y tranquilamente en cuatro tiempos mientras poco a poco llevas los brazos hacia delante y las piernas hacia atrás en un movimiento sincronizado, sin flexionar los miembros. Termina en el cuarto tiempo con los pies extendidos por detrás de la cabeza con los dedos en el suelo, y los brazos estirados por detrás de la espalda.

Si te resulta difícil llegar al suelo con los dedos de los pies apuntados, puedes curvarlos. Si esto también es difícil, puedes usar un soporte, como una manta enrollada, un objeto o una silla, para ayudarte a mantener las piernas extendidas mientras aplicas correctamente la retención vacía, poniendo también si fuera necesario un pequeño acolchado en la región cervical media, dejando la cabeza en el suelo y no en la manta. Si no puedes mantener las piernas rectas, puedes flexionarlas un poco.

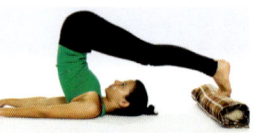
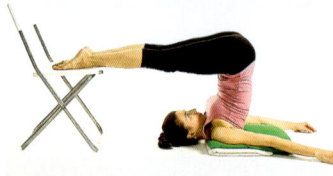

RETENCIÓN VACÍA

Durante cuatro tiempos retén en vacío en esta posición, semejante a la forma de un arado.

No te fuerces en esta posición. Ten cuidado de no empujarte más allá de lo que tu capacidad te permite.

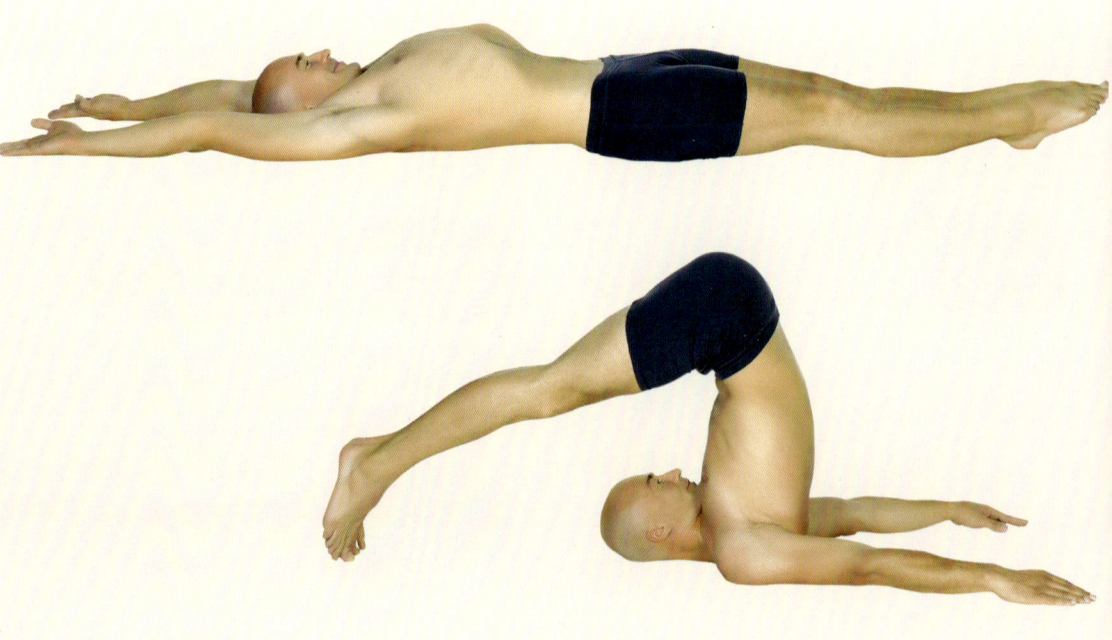

INSPIRACIÓN FINAL

Inspira directa y tranquilamente en cuatro tiempos, mientras llevas los brazos por encima de la cabeza y las piernas otra vez hacia delante en un movimiento sincronizado similar a la inspiración final de la Llama.

Para que resulte más suave en la espalda, puedes mantener los brazos en el suelo a los lados para ayudarte a llevar las piernas hacia delante sin esfuerzo, y luego llevar los brazos por encima de la cabeza. También puedes flexionar un poco las piernas para hacer que el movimiento sea aún más fácil.

ESPIRACIÓN FINAL

Espirando directa, completa y tranquilamente en cuatro tiempos, incorpórate inclinándote hacia delante, llevando la frente a las rodillas y los dedos de las manos a los de los pies.

Si lo necesitas, puedes hacer el movimiento más suave para la espalda inferior llevando primero las manos a la altura de la cadera y apoyarte en ellas para inclinarte hacia delante.

REPETICIÓN

Para disfrutar del pleno potencial de los beneficios de este yantra, repite la secuencia completa dos veces más, ya sea volviendo a la posición inicial mientras continúas inspirando y espirando tranquilamente, o conectando la espiración final directamente con la inspiración inicial de la próxima secuencia.

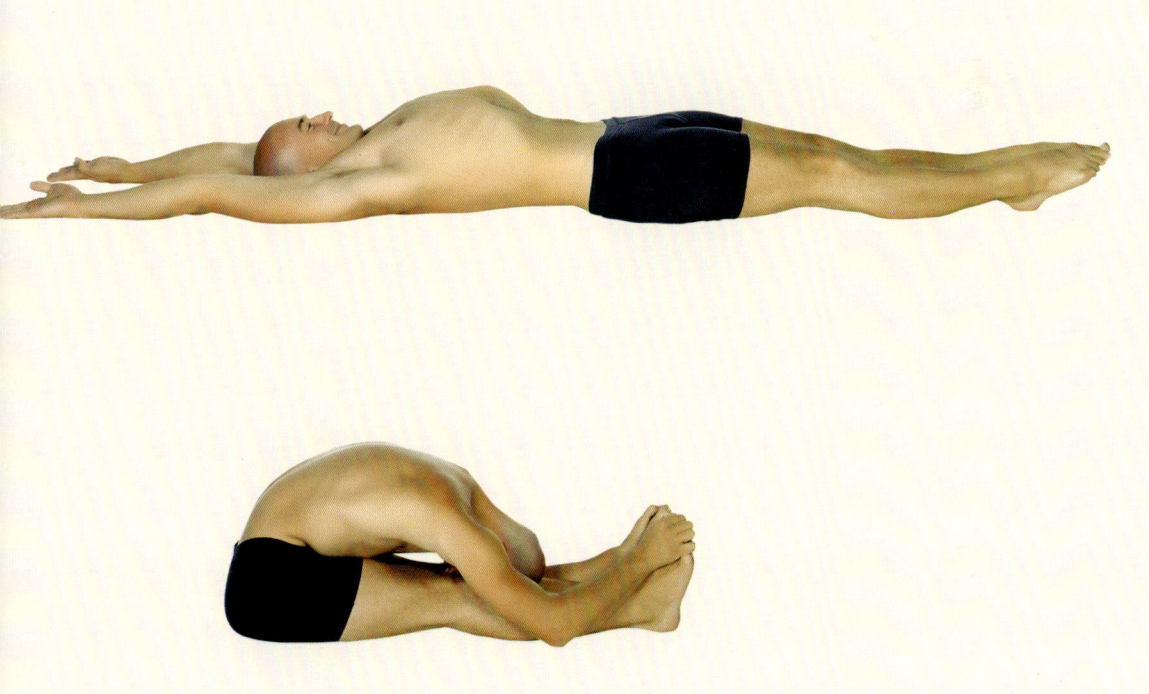

TRANSICIÓN

Si estás haciendo la primera y segunda series en una sesión única, puedes enlazar el Arado con el primer yantra de la segunda serie, la Serpiente. Para conectar las dos series en una secuencia continua, inspira lenta y directamente y lleva los brazos por encima de la cabeza. Mientras espiras lento y directo, lleva los talones hacia el perineo, baja los brazos, y ponte de rodillas para sentarte sobre los talones con los empeines en el suelo y las manos en las rodillas.

Si te resulta difícil el movimiento para colocarte de rodillas, cruza las piernas a la altura de los tobillos mientras ruedas hacia delante, como en la transición del cuarto Tsigjong y el comienzo del cuarto Lungsang.

BENEFICIOS PARA LA SALUD

- *Alivia dolencias de la columna y de la médula espinal*
- *Mitiga enfermedades de los cinco órganos sólidos y de los seis órganos huecos*
- *Contrarresta problemas relacionados con los ligamentos de la cabeza y de las extremidades*
- *Fortalece y restaura el equilibrio de los cinco pranas cuando sus funciones están dañadas o debilitadas*

Calentamientos relacionados (véase Apéndice 1): Estiramiento perpendicular de la pierna (24), Abrir la cadera (28), Rodar sobre la espalda (30)

Ciclo de Respiración	Tiempos
Inspiración inicial	4
Espiración inicial	4
Inspiración central	4
Espiración central	4
Retención vacía	**4**
Inspiración final	4
Espiración final	4

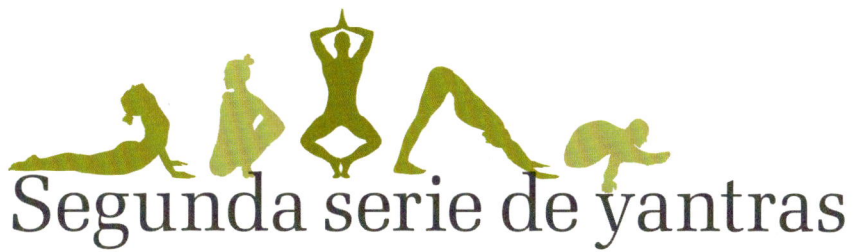

Segunda serie de yantras

EN LA SEGUNDA serie, la Serpiente es para la retención abierta, el Cuchillo Curvo para la retención dirigida, la Daga para la retención cerrada, el Perro para la retención con contracción, y la Araña para la retención vacía. Un aspecto particular de los primeros cuatro yantras de esta serie es que durante la espiración tras la retención central, espiramos en solamente en dos tiempos y después permanecemos en retención vacía durante dos tiempos. En el cuarto y quinto yantras, la retención central es de seis tiempos. La segunda serie en conjunto ayuda a ejercitar y profundizar en particular la función de la retención dirigida.

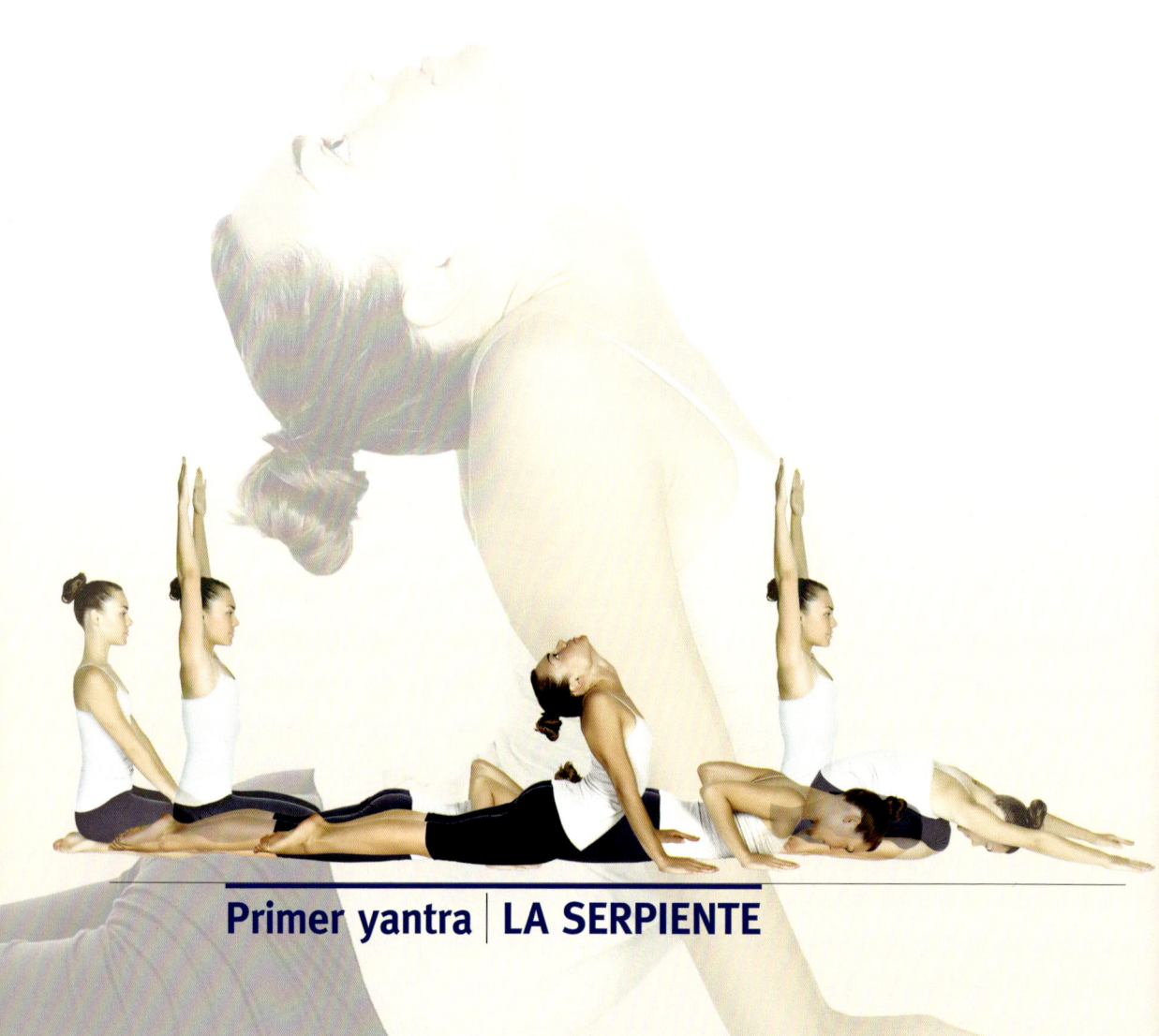

Primer yantra | **LA SERPIENTE**

LA SERPIENTE ES para la experiencia, entrenamiento y aplicación de la retención abierta. La retención abierta es simplemente permitir que el aire continúe expandiéndose en los pulmones sin bloquear la glotis o ninguna otra parte de las vías respiratorias. Es una retención del aire con una experiencia de estar libres de tensiones; libres del hábito de bloquear, tensar o fragmentar el flujo de nuestra respiración. Retenemos, pero con una sensación abierta. Es importante notar el modo en que se experimenta esta apertura. Curiosamente, sucede cuando estamos tensando por completo todo el cuerpo. Realmente usamos esta tensión corporal, esta fuerza, para ayudarnos a mantener abierta la retención, para mantener el espacio interno libre de bloqueos. Los siete ciclos de respiración de la Serpiente se hacen todos en cuatro tiempos.

POSICIÓN INICIAL

Siéntate sobre los talones con la columna derecha y las manos en las rodillas. La mente presente y concentrada, y la respiración tranquila y relajada.

Si fuera necesario, usa algo acolchado entre las nalgas y los talones o debajo de los tobillos para facilitar la posición.

INSPIRACIÓN INICIAL

Mientras inspiras directa, completa y tranquilamente en cuatro tiempos, extiende los brazos por encima de la cabeza abriendo bien los hombros y el pecho.

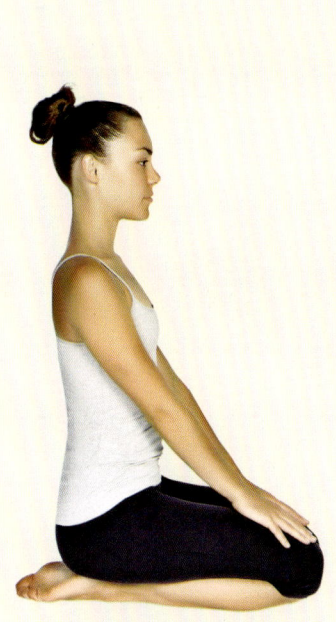
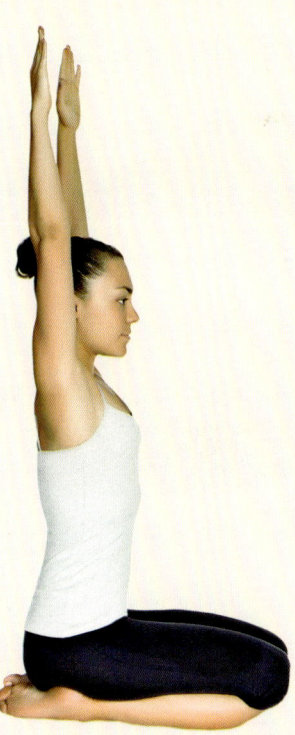

ESPIRACIÓN INICIAL

Mientras espiras, en los dos primeros tiempos estira completamente los brazos hacia delante y lleva las palmas de las manos y la frente al suelo.

Estírate tanto como puedas con el fin de llevar las manos a la posición correcta para el próximo paso.

Luego completa los dos tiempos siguientes para la espiración mientras vas boca abajo hacia el suelo manteniendo las palmas de las manos en el suelo a la altura del pecho, con la pelvis, la barbilla y la garganta firmemente contra el suelo. Las piernas están enérgicamente estiradas hacia atrás con los pies y sus dedos gordos juntos.

INSPIRACIÓN CENTRAL

En cuatro tiempos y mientras inspiras directo, levanta y arquea hacia atrás la cabeza, al mismo tiempo que alzas y abres el pecho extendiendo los codos sin levantar del suelo la parte inferior del cuerpo. El pecho está expandido y los hombros abiertos. Mantén en el suelo la parte baja del pubis.

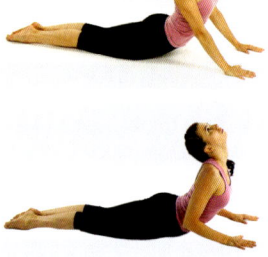

Podrías necesitar mover las manos un poco más adelante para poder estirar los brazos. Si así todavía es difícil, puedes también flexionar un poco los brazos para que la pelvis se mantenga en el suelo. En este yantra, la tensión corporal estabiliza y protege la condición de la columna, al mismo tiempo que permite una mejor expansión del aire retenido. Esta expansión favorecida del aire retenido, a su vez, ayuda a proteger y estabilizar la columna.

RETENCIÓN ABIERTA

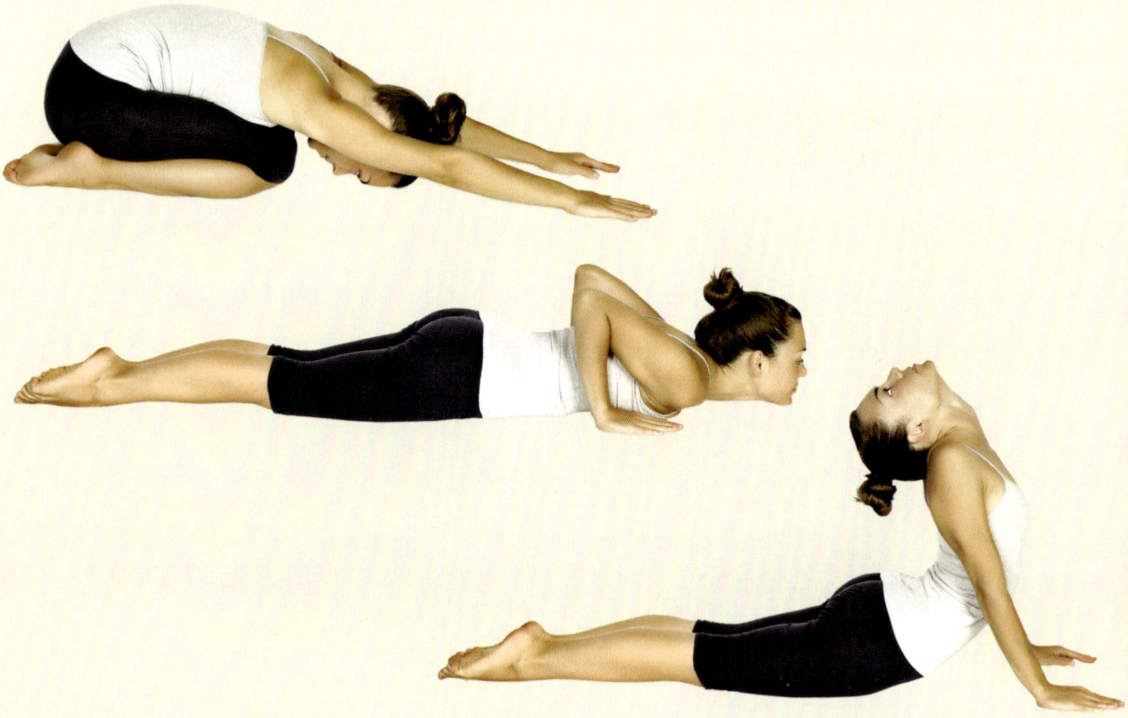

Durante cuatro tiempos permanece en la posición de la Serpiente en la expansión plena de la retención abierta, al mismo tiempo que tensas todos los músculos y nervios del cuerpo, estirándote completamente de la cabeza a los dedos de los pies.

La completa tensión de esta fase ayuda a estabilizar y proteger la espalda. Asegúrate de que los hombros estén abiertos, la nuca arqueada, y de no haber cerrado la garganta de ningún modo.

ESPIRACIÓN CENTRAL

Espira velozmente en dos tiempos bajando el torso y la frente al suelo, y luego permanece en vacío durante dos tiempos.

INSPIRACIÓN FINAL

Inspirando directa, completa y tranquilamente en cuatro tiempos, siéntate sobre los talones y estira los brazos paralelos por encima de la cabeza.

ESPIRACIÓN FINAL

Espirando directa, completa y tranquilamente en cuatro tiempos, baja al suelo la frente y las palmas de las manos, con los brazos estirados.

Al igual que con el Camello, puedes llevar los brazos estirados hasta el suelo, o primero bajarlos a la altura del pecho y luego inclinarte hacia delante para estirarlos en el suelo.

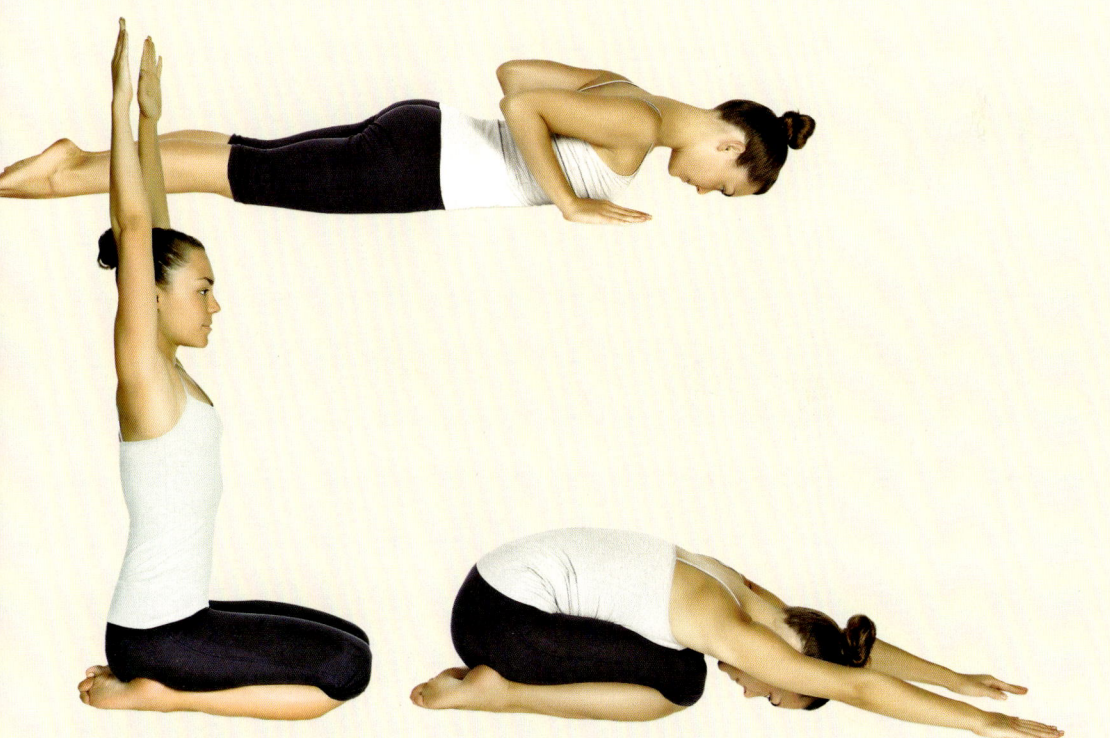

REPETICIÓN

Para disfrutar del pleno potencial de este yantra, repite la secuencia completa dos veces más, ya sea volviendo a la posición inicial mientras continúas inspirando y espirando tranquilamente, o enlazando la espiración final directamente con la inspiración inicial de la secuencia siguiente.

TRANSICIÓN

Para enlazar la Serpiente con la posición inicial del siguiente yantra en la segunda serie, el Cuchillo Curvo, inspira sentándote sobre los talones con los dedos de los pies apoyados y los brazos levantados. Espira rodando hacia atrás para sentarte en el suelo mientras extiendes las piernas hacia delante y pones las manos sobre las rodillas.

BENEFICIOS PARA LA SALUD

- *Alivia dolencias de la columna y de la médula espinal*
- *Mejora la condición de las articulaciones mayores y menores*
- *Mitiga desórdenes relacionados con los ligamentos de la cabeza y de los miembros*
- *Alivia dolencias de los cinco órganos sólidos y de los seis órganos huecos*
- *Contrarresta problemas causados por el mal funcionamiento de los cinco pranas*

Calentamientos relacionados (véase Apéndice 1) Entrenamiento para la Serpiente (33) Entrenamiento para la Serpiente II (34), Rotación del cuello (37)

Ciclo de Respiración		Tiempos
Inspiración inicial		4
Espiración inicial		4
Inspiración central		4
Retención abierta		**4**
Espiración central	Espiración	2
	Retención vacía	2
Inspiración final		4
Espiración final		4

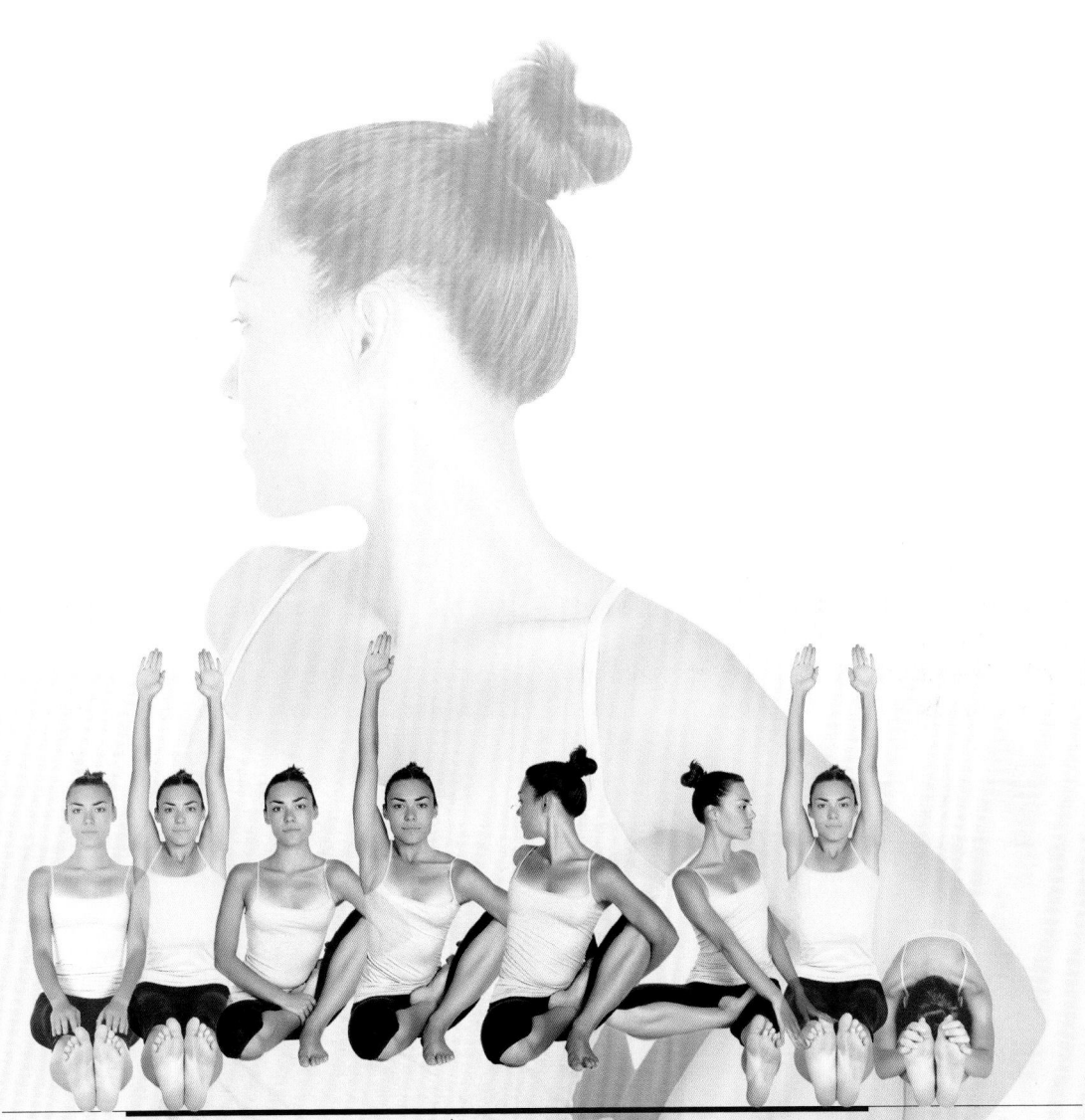

Segundo yantra | **EL CUCHILLO CURVO**

EL CUCHILLO CURVO es para aplicar, experimentar y ejercitar la retención dirigida. Esta posición, como la de la Caracola, se caracteriza por una torsión que causa que la mayor parte del aire retenido sea empujado o dirigido hacia un lado. Entrena a nuestros cuerpos para abrirse a una respiración más completa y relajada. Los siete ciclos se hacen en cuatro tiempos. Hombres y mujeres comienzan por lados opuestos.

POSICIÓN INICIAL
Siéntate con las piernas hacia delante y las manos en las rodillas, con la columna estirada y alineada.

INSPIRACIÓN INICIAL
Inspirando directa, completa y tranquilamente en cuatro tiempos, estira los brazos hacia arriba abriendo bien el pecho y los hombros y estirando la columna.

ESPIRACIÓN INICIAL
Espirando en cuatro tiempos lleva un pie a la ingle o sobre la parte superior del muslo con la mano correspondiente, y coloca el otro pie enfrente cerca del cuerpo, con la rodilla en alto cerca del pecho. Luego pon la axila del otro brazo por delante de la rodilla levantada, mientras llevas hacia atrás esa mano haciendo el puño *vajra*. Ambas nalgas permanecen en el suelo, y la posición debe ser estable.

En la primera ronda, las mujeres llevan el pie derecho a la ingle usando la mano derecha, levantan la rodilla izquierda y ponen la axila izquierda sobre la rodilla elevada mientras llevan hacia atrás el brazo izquierdo. Los hombres llevan el pie izquierdo a la ingle usando la mano izquierda, levantan la rodilla derecha, y ponen la axila derecha sobre la rodilla elevada mientras llevan hacia atrás el brazo derecho.

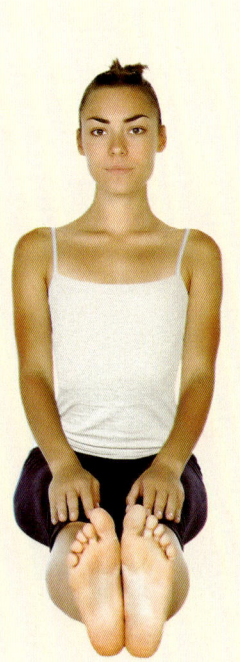
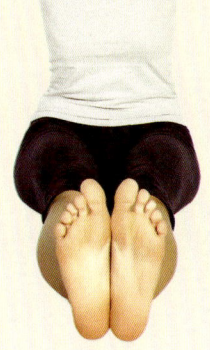
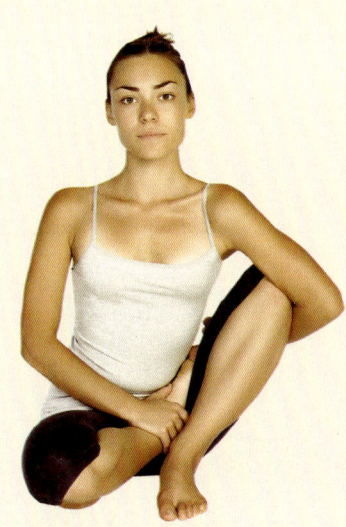

Si es necesario para poder mantener la espalda derecha y las nalgas en el suelo, coloca el pie enfrente del perineo o sobre el suelo en vez de llevarlo a la ingle.

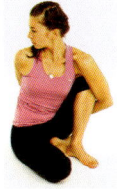

INSPIRACIÓN CENTRAL

Inspirando directa y tranquilamente en cuatro tiempos, levanta poco a poco la mano que está sobre el pie sincronizando el movimiento de modo que la inspiración termine cuando el brazo está completamente estirado arriba.

En la primera ronda, las mujeres levantan el brazo derecho y los hombres el brazo izquierdo.

RETENCIÓN DIRIGIDA

Luego, en cuatro tiempos, baja el brazo y, por detrás de la espalda, agarra el puño por encima de la muñeca aplicando una retención dirigida mientras giras el torso y la cabeza hacia el lado abierto. Mantén esta posición que parece un cuchillo curvo, en lo que reste de la cuenta.

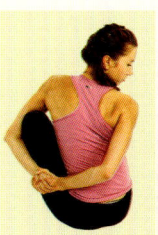

En la primera ronda las mujeres giran a la derecha, y los hombres a la izquierda.

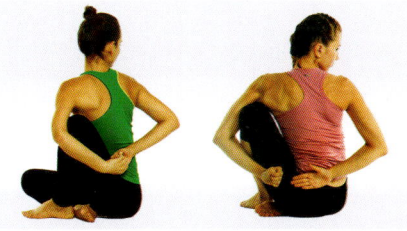

Puedes también agarrar los dedos, o ir hacia atrás tan lejos como puedas. El aire retenido es guiado automáticamente hacia el lado abierto (el lado que tiene la rodilla en el suelo), por el movimiento de torsión.

ESPIRACIÓN CENTRAL

En dos tiempos, mientras espiras baja la rodilla elevada hacia el suelo extendiendo la pierna hacia delante y gira hacia el lado opuesto. Coloca tus manos en el suelo de ese lado y permanece en vacío dos tiempos más.

En la primera ronda, las mujeres extienden la pierna izquierda hacia delante y giran hacia la izquierda; los hombres extienden la pierna derecha hacia delante y giran a la derecha.

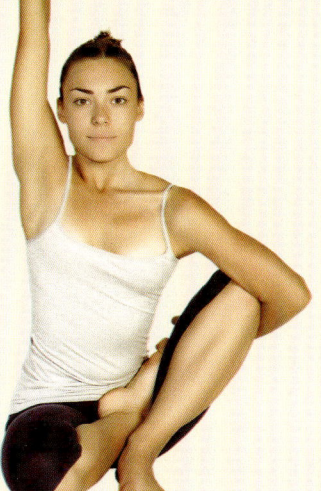
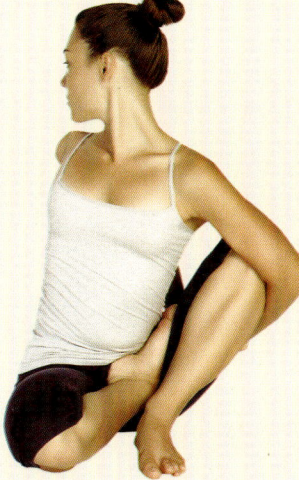

INSPIRACIÓN FINAL

Inspirando completo y directo en cuatro tiempos, gira hacia delante mientras estiras los brazos por encima de la cabeza.

ESPIRACIÓN FINAL

En cuatro tiempos, espira mientras te inclinas hacia delante empezando el movimiento desde la raíz de la columna; lleva la frente a las rodillas, y los dedos de las manos a los de los pies.

REPETICIÓN

Repite la secuencia completa hacia el otro lado, ya sea volviendo a la posición inicial mientras continúas inspirando y espirando tranquilamente, o enlazando la espiración final directamente a la inspiración inicial de la segunda vuelta. Luego continúa como antes, pero invirtiendo la posición de brazos y piernas.

En la segunda ronda, las mujeres llevan el pie izquierdo a la ingle usando la mano izquierda, levantan la rodilla derecha y colocan la axila derecha sobre la rodilla elevada mientras llevan hacia atrás el brazo derecho. Los hombres llevan el pie derecho a la ingle usando la mano derecha, levantan la rodilla izquierda y colocan la axila izquierda sobre la rodilla levantada mientras llevan hacia atrás el brazo izquierdo.

TRANSICIÓN

Para enlazar el Cuchillo Curvo con el siguiente yantra en la segunda serie, la Daga, inspira volviendo de la espiración final incorporándote y estirando los brazos por encima de la cabeza. Luego espira y pon las manos sobre las rodillas.

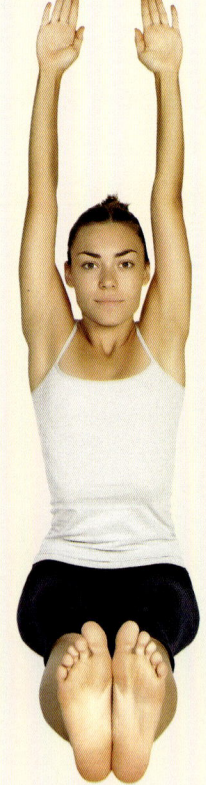
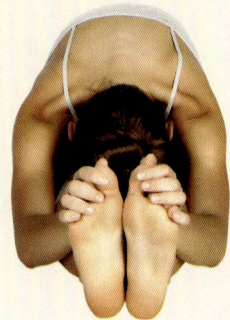

BENEFICIOS PARA LA SALUD
- *Alivia dolencias en los riñones*
- *Mitiga dolores en las articulaciones de la región lumbosacra*
- *Contrarresta problemas relacionados con desequilibrios en la energía flema*
- *Mejora los problemas digestivos, como acumulación de mucus en el estómago, falta de apetito y digestión difícil*
- *Mitiga el asma y otros problemas respiratorios*
- *Contrarresta enfermedades causadas por desórdenes del* prana *que acompaña al fuego y del* prana *descendente que limpia*

Calentamientos relacionados (véase Apéndice 1): Balanceo (1), Rodillas al pecho (9), Rodillas hacia los lados (10), Flexión hacia delante y rodilla al lado (12), Rodilla sobre rodilla (18), Torsión en posición supina (27), Abrir la cadera (28), Abrir los hombros y el pecho (39)

Ciclo de Respiración		Tiempos
Inspiración inicial		4
Espiración inicial		4
Inspiración central		4
Retención dirigida		**4**
Espiración central	Espiración	2
	Retención vacía	2
Inspiración final		4
Espiración final		4

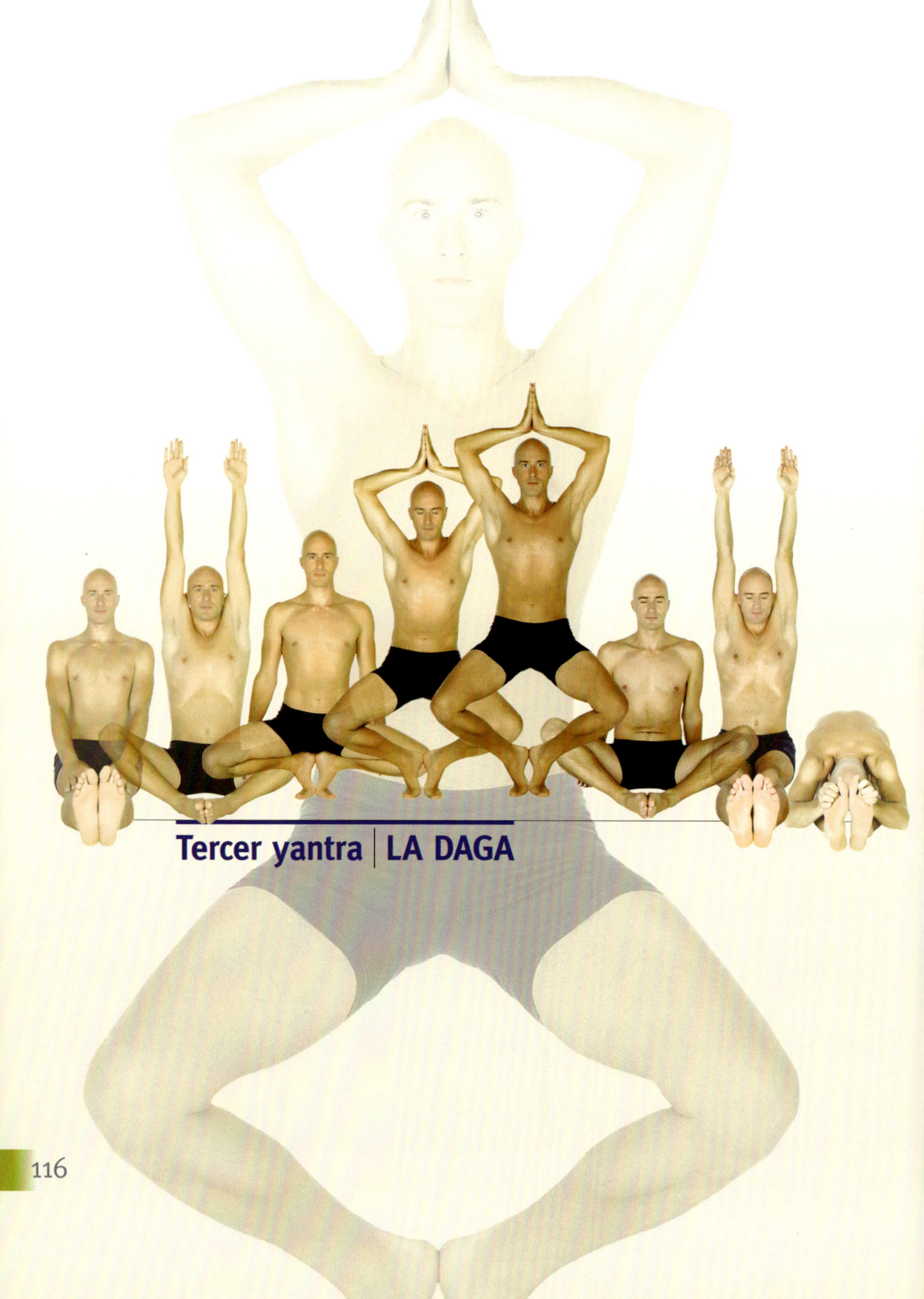

Tercer yantra | LA DAGA

LA DAGA ES para desarrollar y experimentar la retención cerrada. Entrena el cuerpo de manera efectiva para entrar en este tipo de retención de manera suave y correcta. La dinámica de la posición facilita el bloqueo del aire abajo. En este caso, hay una progresión desde la retención abierta, pasando por la retención dirigida hasta la retención cerrada, en la que el aire es concentrado abajo y la presión se siente bajo el ombligo. Los siete ciclos se hacen en cuatro tiempos. La respiración es directa, plena y relajada.

POSICIÓN INICIAL

Siéntate con las piernas extendidas hacia delante y las manos en las rodillas. La columna derecha; estás presente y alerta pero, al mismo tiempo, relajado.

INSPIRACIÓN INICIAL

Inspirando directa, completa y tranquilamente en cuatro tiempos, extiende los brazos por encima de la cabeza mientras abres los hombros, expandiendo plenamente el pecho y alineando la columna. Al mismo tiempo lleva los talones al perineo con las plantas de los pies juntas y las rodillas bien separadas.

ESPIRACIÓN INICIAL

Espirando directa y completamente en cuatro tiempos, baja los brazos a los lados mientras te incorporas sobre los dedos de los pies, tratando de juntar los talones.

Podrías necesitar ayudarte con las manos, empujándote desde atrás.

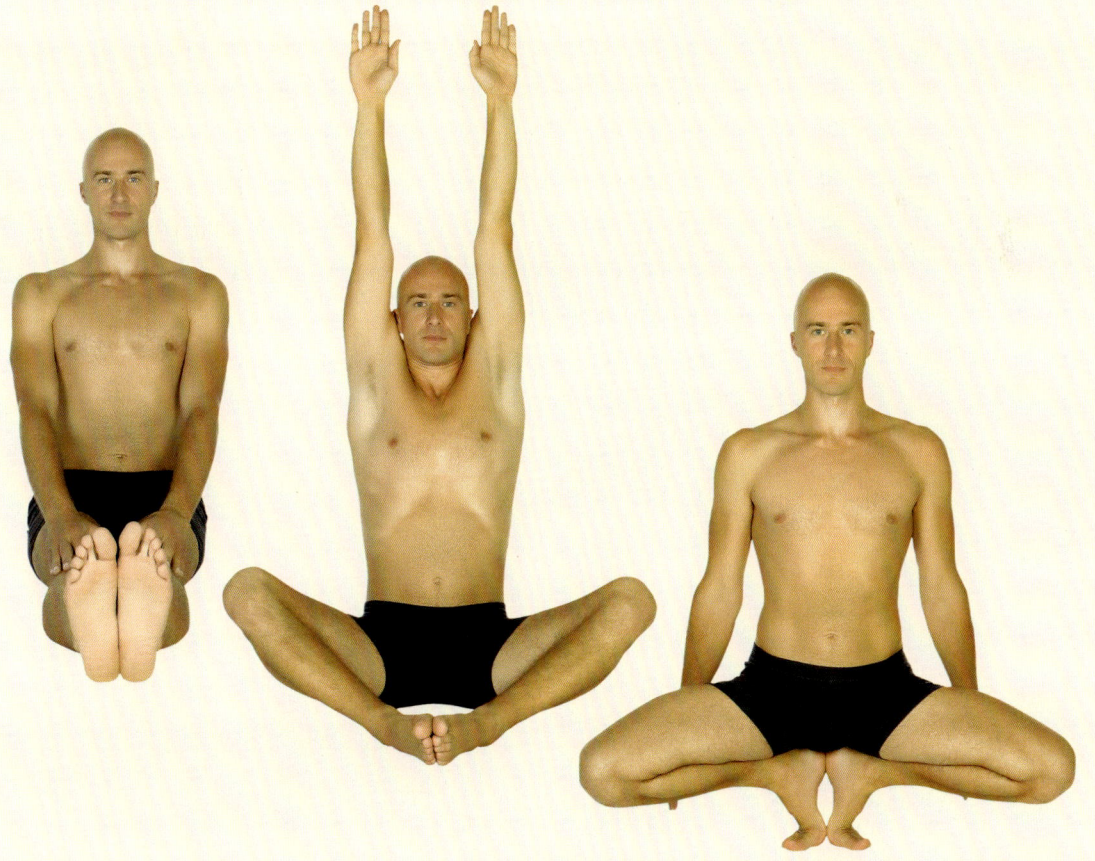

INSPIRACIÓN CENTRAL

Inspirando en cuatro tiempos directa y completamente empezando desde abajo, levanta los brazos y abre los hombros y codos para juntar bien las palmas de las manos por encima de la cabeza, alineadas con la coronilla. Al mismo tiempo, todavía sobre los dedos de los pies, elévate un poco más, manteniendo los talones juntos y las rodillas y los codos bien separados.

Evita levantarte demasiado, porque de otro modo el yantra pierde su función característica de producir una retención cerrada correcta. Como alternativa, puedes inspirar plenamente en cuatro tiempos y quedarte sobre los dedos de los pies sin subir mientras unes las palmas de las manos por encima de la cabeza.

RETENCIÓN CERRADA

Reteniendo durante cuatro tiempos, levántate un poquito más. Empuja la pelvis ligeramente hacia delante y estira y alinea bien la columna mientras aplicas, sucesivamente, una retención abierta seguida por una retención dirigida, bloqueándola finalmente en una retención cerrada, mientras permaneces en esta posición que recuerda a una daga.

ESPIRACIÓN CENTRAL

Espira velozmente en dos tiempos mientras te sientas con suavidad sobre el suelo dejando las manos en el suelo a los lados, y permaneciendo en vacío y relajado dos tiempos más, con la espalda derecha.

INSPIRACIÓN FINAL
En cuatro tiempos, inspira directa y tranquilamente mientras elevas los brazos por encima de la cabeza, abriendo los hombros y el pecho, y extendiendo las piernas hacia delante.

ESPIRACIÓN FINAL
En cuatro tiempos, espira tranquilamente mientras llevas la frente a las rodillas y los dedos de las manos a los de los pies.

Ten presente estirar y alinear correctamente la columna.

REPETICIÓN
Para disfrutar del pleno potencial de los beneficios de este yantra, repite la secuencia completa dos veces más, ya sea volviendo a la posición inicial mientras continúas inspirando y espirando tranquilamente, o enlazando la espiración final directamente con la inspiración inicial de la siguiente secuencia.

TRANSICIÓN
Para enlazar la Daga con el Perro, el siguiente yantra de la segunda serie, inspira y lleva los brazos por encima de la cabeza. Espirando, lleva los talones hacia el perineo mientras bajas los brazos y vas hacia delante para colocarte de rodillas y sentarte sobre los talones, con los empeines en el suelo y las manos sobre las rodillas.

También puedes cruzar las piernas para pasar a la posición de rodillas.

BENEFICIOS PARA LA SALUD
- *Alivia enfermedades de la parte superior e inferior del torso*
- *Contrarresta problemas de los tendones y ligamentos de la cabeza, brazos y piernas*
- *Equilibra los elementos tierra, agua, fuego y aire del cuerpo*
- *Armoniza las distintas energías ligadas con la voz y con la mente*
- *Aumenta la fortaleza física*

Calentamientos relacionados (véase Apéndice 1): Agacharse (3), Entrenamiento para la transición (22), Estiramiento perpendicular de la pierna (24), Abrir la cadera (28) Apertura de caderas con plantas de los pies juntas (35)

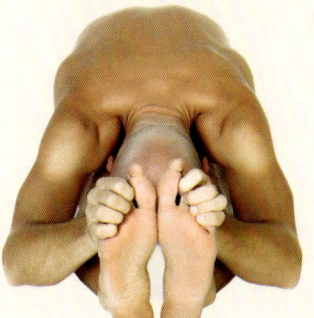

Ciclo de Respiración		Tiempos
Inspiración inicial		4
Espiración inicial		4
Inspiración central		4
Retención cerrada		**4**
Espiración central	Espiración	2
	Retención vacía	2
Inspiración final		4
Espiración final		4

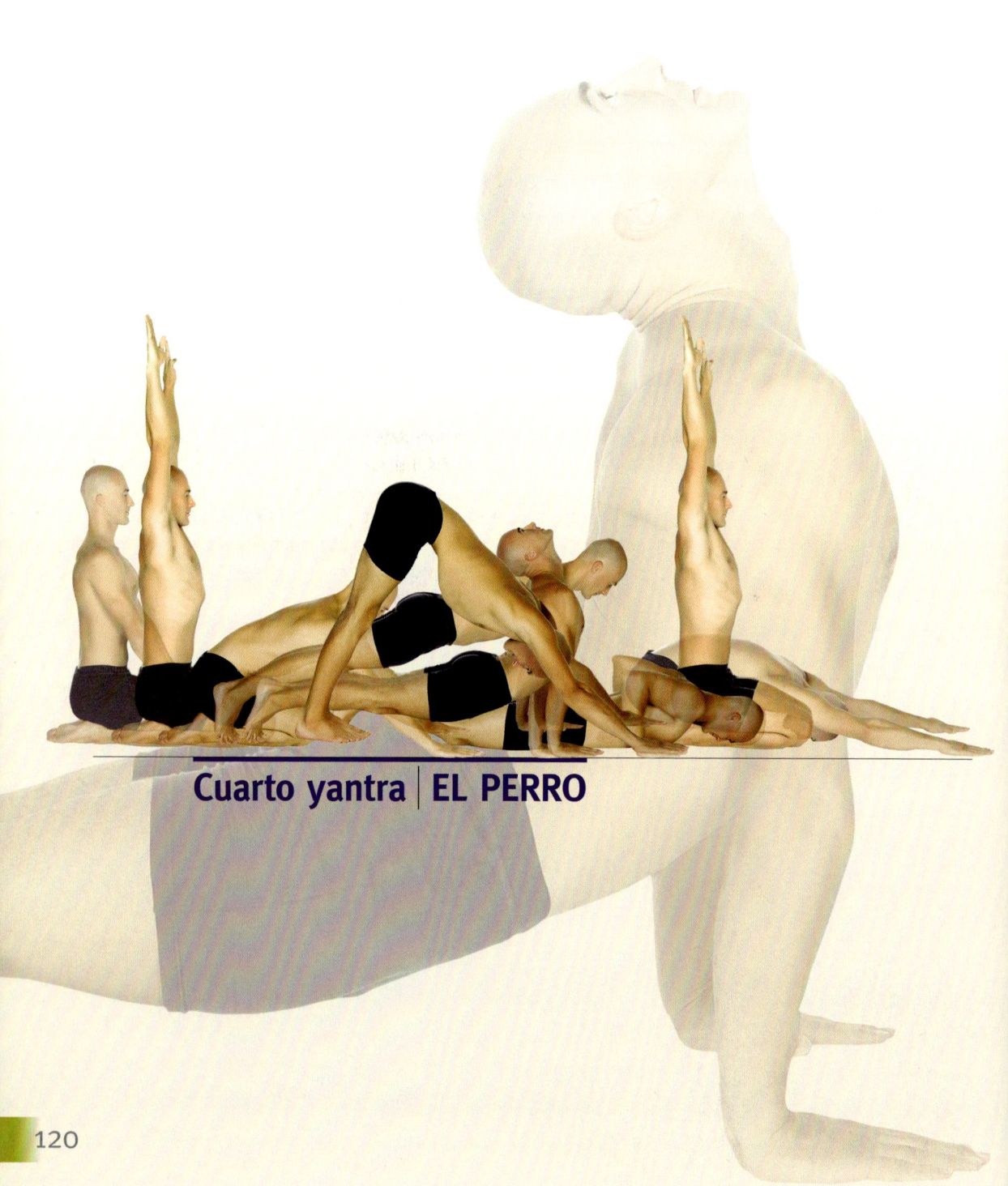

Cuarto yantra | EL PERRO

EL PERRO ES para ejercitar y aplicar la retención con contracción. Como en la Tortuga, el yantra para la retención con contracción de la primera serie, un poco de aire es bloqueado bajo el ombligo después de haber espirado parcialmente por la boca, con un sonido breve «HA». El aire superior es expulsado, al tiempo que los músculos abdominales se contraen hacia atrás, atrapando y empujando hacia atrás de este modo el aire retenido, el cual es percibido bajo el ombligo.

En el Perro inspiramos durante dos tiempos en la fase central, luego bloqueamos el aire con «HA» y aplicamos la retención con contracción durante seis tiempos. Luego, como en todos los otros yantras de la segunda serie, espiramos en dos tiempos y permanecemos en vacío otros dos tiempos. Para muchos, el Perro es una de las posiciones más fáciles para la retención con contracción, y puede sustituir a cualquier otra de las retenciones con contracción que resulte más difícil de realizar.

POSICIÓN INICIAL
Siéntate sobre los talones con las manos en las rodillas, la espalda erguida y la cabeza en línea con la columna.

INSPIRACIÓN INICIAL
Mientras inspiras directa, completa y tranquilamente en cuatro tiempos, extiende los brazos por encima de la cabeza abriendo bien los hombros y el pecho.

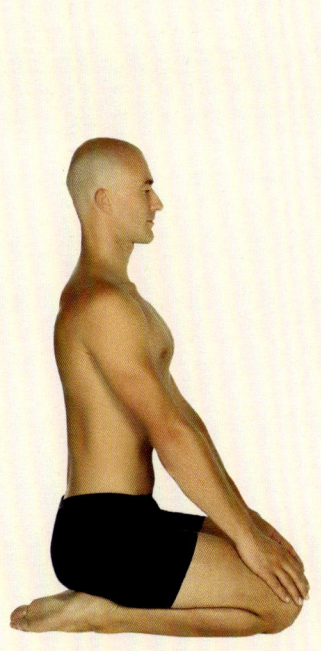
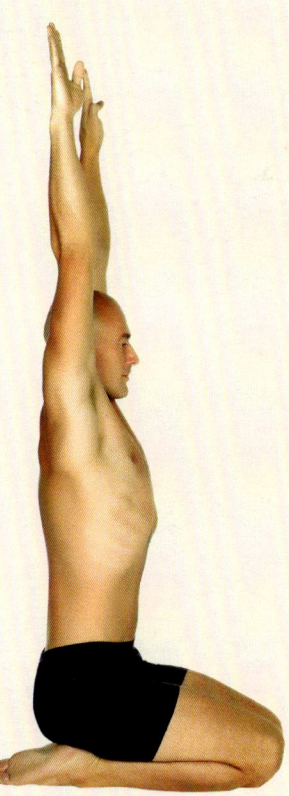

ESPIRACIÓN INICIAL

Espirando directa y completamente en cuatro tiempos, inclínate hacia delante, con la columna y los brazos estirados y controlados para poner las palmas de las manos en el suelo. Apoya los dedos de los pies y, por un momento, suspende tu cuerpo sobre los dedos de los pies y las palmas de las manos, en una linea recta, con los brazos estirados y perpendiculares al suelo.

Al estirarte hacia delante, debes poner las palmas de las manos a la altura de los hombros como en el yantra de la Serpiente.

INSPIRACIÓN CENTRAL

Sin pausar, inspira directa y vigorosamente en dos tiempos y arquea la cabeza y el torso hacia atrás mientras permaneces suspendido sobre las palmas de las manos y los dedos de los pies.

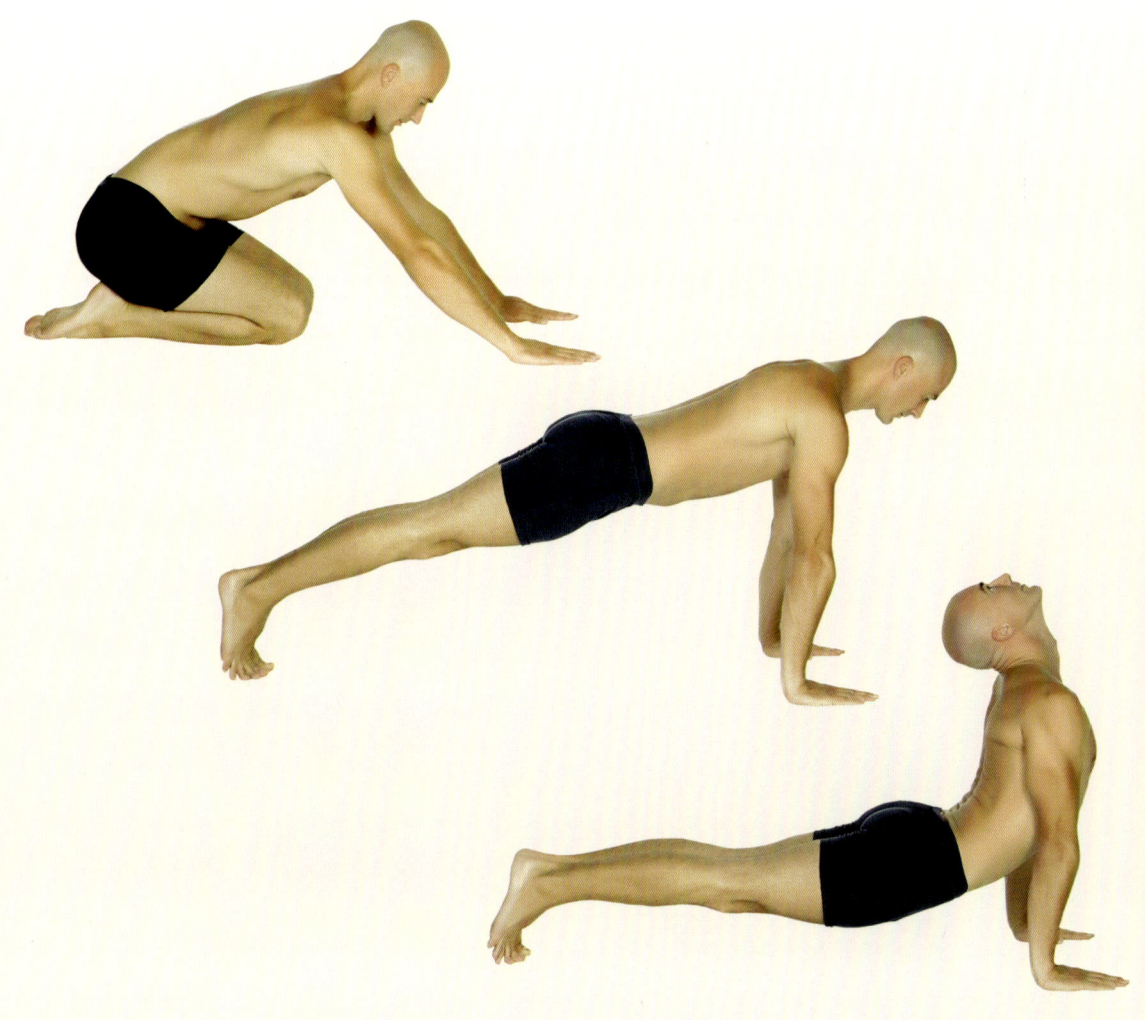

RETENCIÓN CON CONTRACCIÓN

Interrumpiendo la respiración con fuerza al emitir un «HA» aspirado, coloca velozmente la cabeza entre los brazos estirados, mientras llevas las nalgas hacia arriba y atrás para formar un ángulo con las piernas y los brazos. La cabeza, espalda y brazos están en una línea recta. Mantén los talones y las plantas de los pies firmemente sobre el suelo, y las piernas extendidas completamente.

Si no puedes mantener los pies pegados al suelo, trata de empujar suavemente los talones hacia el suelo tanto como te sea posible, sin flexionar las rodillas.

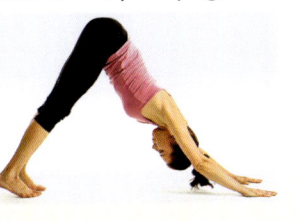

Luego, permanece en una retención con contracción durante seis tiempos, contrayendo los músculos abdominales mientras empujas hacia atrás la pelvis, permaneciendo en esta posición como un perro que se estira, con los brazos y las piernas extendidas activamente durante toda la retención.

ESPIRACIÓN CENTRAL

En dos tiempos, espira veloz pero aun así completamente, mientras bajas al suelo con los dedos de los pies curvados y las manos a los lados del pecho. Luego, permanece en vacío durante dos tiempos.

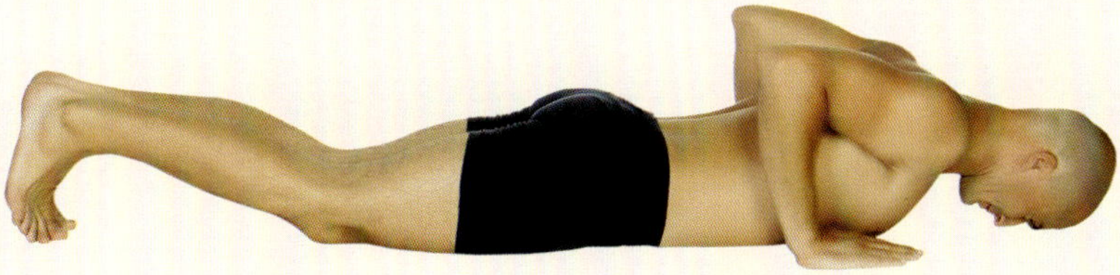

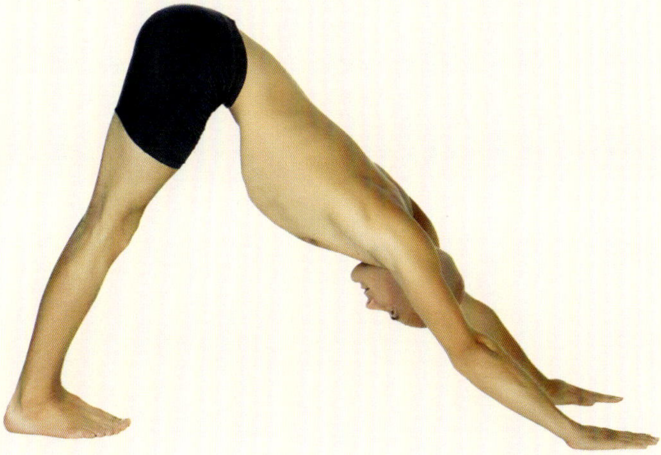

INSPIRACIÓN FINAL

Inspirando directa y completamente en cuatro tiempos, pon los empeines en el suelo e incorpórate para sentarte sobre los talones con los brazos bien estirados y paralelos a los lados de la cabeza.

ESPIRACIÓN FINAL

Espira tranquilamente en cuatro tiempos mientras te inclinas hacia delante, llevando la frente al suelo y los brazos extendidos hacia delante.

REPETICIÓN

Para disfrutar del potencial completo de los beneficios de este yantra, repite la secuencia completa dos veces más, ya sea volviendo a la posición inicial mientras continúas inspirando y espirando tranquilamente, o conectando directamente la espiración final con la inspiración inicial de la siguiente secuencia.

TRANSICIÓN

Para enlazar el Perro con la posición inicial, la Araña, el siguiente yantra, inspira sentándote sobre los talones con los dedos de los pies curvados y los brazos estirados por encima de la cabeza. Espira mientras ruedas hacia atrás para sentarte en el suelo, extiendes las piernas hacia delante y llevas las manos a las rodillas.

BENEFICIOS PARA LA SALUD

- *Alivia desórdenes relacionados con la columna y la médula espinal*
- *Mejora la condición de ligamentos y tendones*
- *Mitiga desórdenes de los riñones*
- *Alivia dolencias del intestino grueso y delgado*
- *Mitiga la acidez estomacal, la hinchazón abdominal y la mala digestión*
- *Contrarresta problemas causados por el funcionamiento dañado o desordenado del prana penetrante*

Calentamientos relacionados (véase Apéndice 1): Entrenamiento para la Serpiente (33), Entrenamiento para la Serpiente II (34), Entrenamiento para el Perro (36)

Ciclo de Respiración		Tiempos
Inspiración inicial		4
Espiración inicial		4
Inspiración central		2
Retención con contracción		**6**
Espiración central	Espiración	2
	Retención vacía	2
Inspiración final		4
Espiración final		4

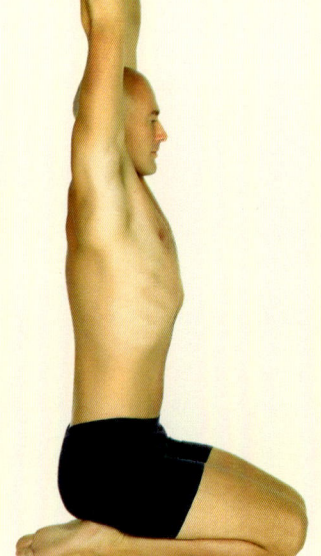
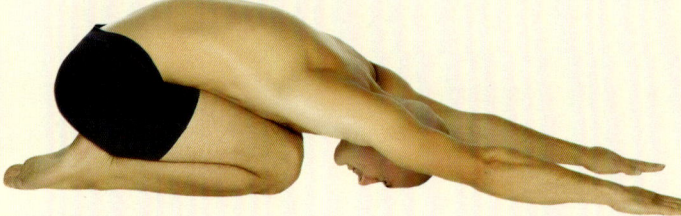

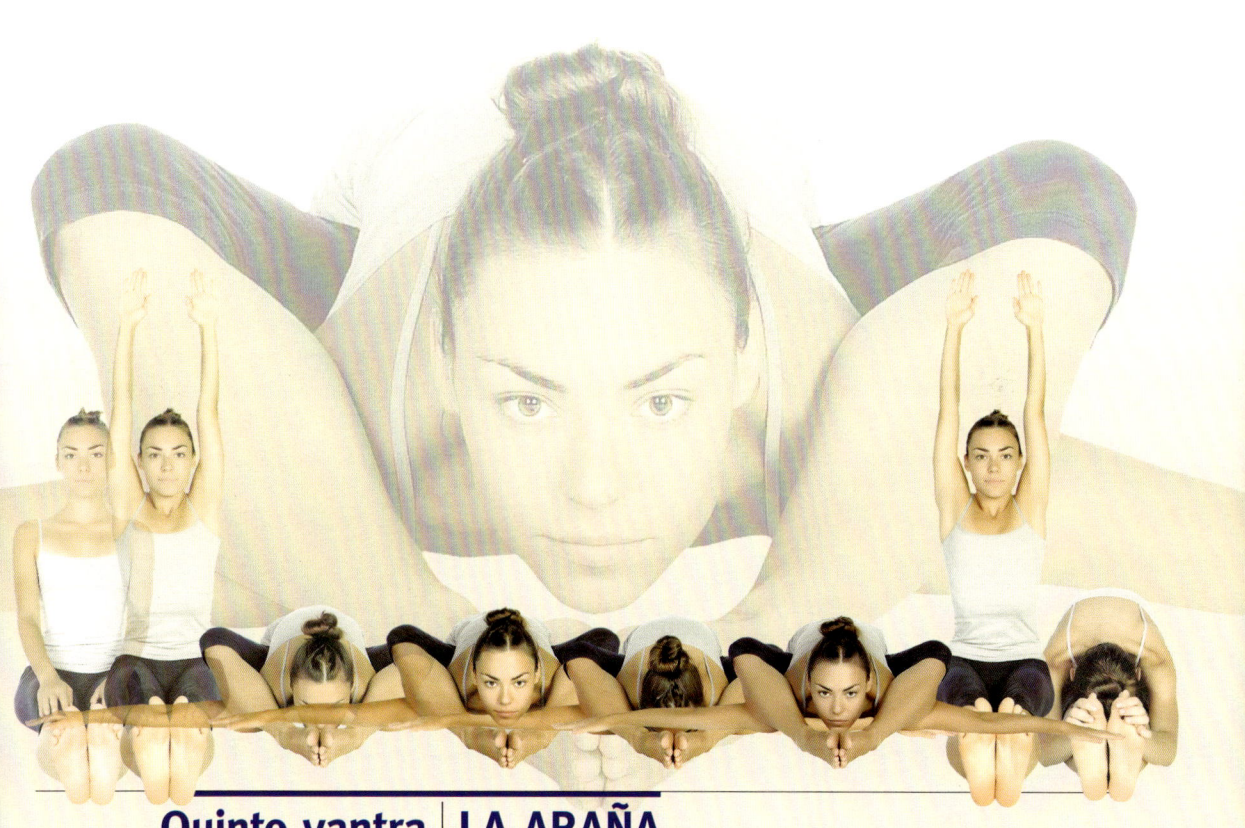

Quinto yantra | **LA ARAÑA**

LA ARAÑA ES para experimentar y entrenar la retención vacía. En la fase central, espiramos vigorosamente en dos tiempos y luego permanecemos en vacío durante seis tiempos. Los demás ciclos son de cuatro tiempos.

POSICIÓN INICIAL

Siéntate con las piernas hacia delante y las manos en las rodillas, presente y alerta, con la espalda recta y alineada. La respiración relajada y tranquila.

Un soporte, como un cojín delgado bajo las nalgas, puede facilitarte la realización de la Araña.

INSPIRACIÓN INICIAL

Inspira en cuatro tiempos mientras estiras los brazos por encima de la cabeza y abres y expandes el pecho y los hombros, manteniendo los brazos rectos a los lados de la cabeza.

ESPIRACIÓN INICIAL

Espirando directa y tranquilamente en cuatro tiempos, flexiona las piernas, separa bien las rodillas y une las plantas de los pies. Al mismo tiempo, lentamente baja los brazos y pásalos por debajo de las rodillas con las palmas de las manos hacia el suelo, separando bien los brazos hacia los lados, mientras inclinas el torso recto hacia delante.

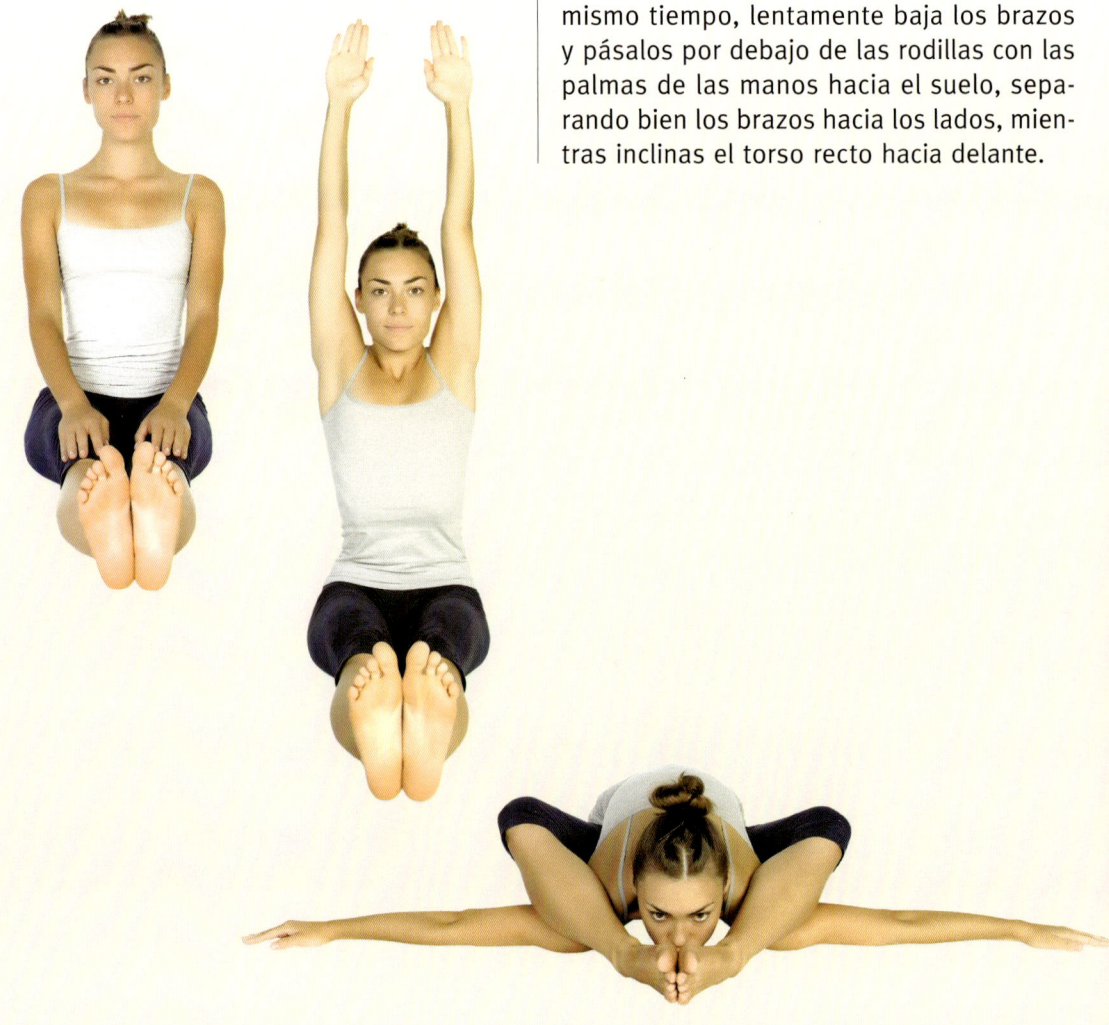

INSPIRACIÓN CENTRAL
Inspira directa y tranquilamente en cuatro tiempos mientras arqueas hacia arriba el pecho y la cabeza y estiras el abdomen, empujando hacia abajo los brazos con las rodillas.

ESPIRACIÓN CENTRAL
Espira veloz y fuertemente en dos tiempos, bajando el pecho y la cabeza al suelo mientras deslizas las nalgas hacia atrás.

Un modo de deslizarte hacia atrás más fácilmente en esta fase es hacer este yantra sobre una superficie suave, como un suelo de madera, en lugar de en una colchoneta. Aun así, deslizarse no será fácil para todos, pero no hacerlo no obstaculizará la efectividad de este yantra.

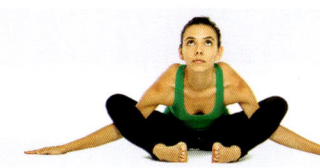

También es posible mantener los pies ligeramente separados si esto hace que la posición resulte más fácil.

RETENCIÓN VACÍA
Retén en vacío durante seis tiempos arqueando la cabeza hacia arriba y hacia atrás, y permanece en esta postura, que recuerda a una araña.

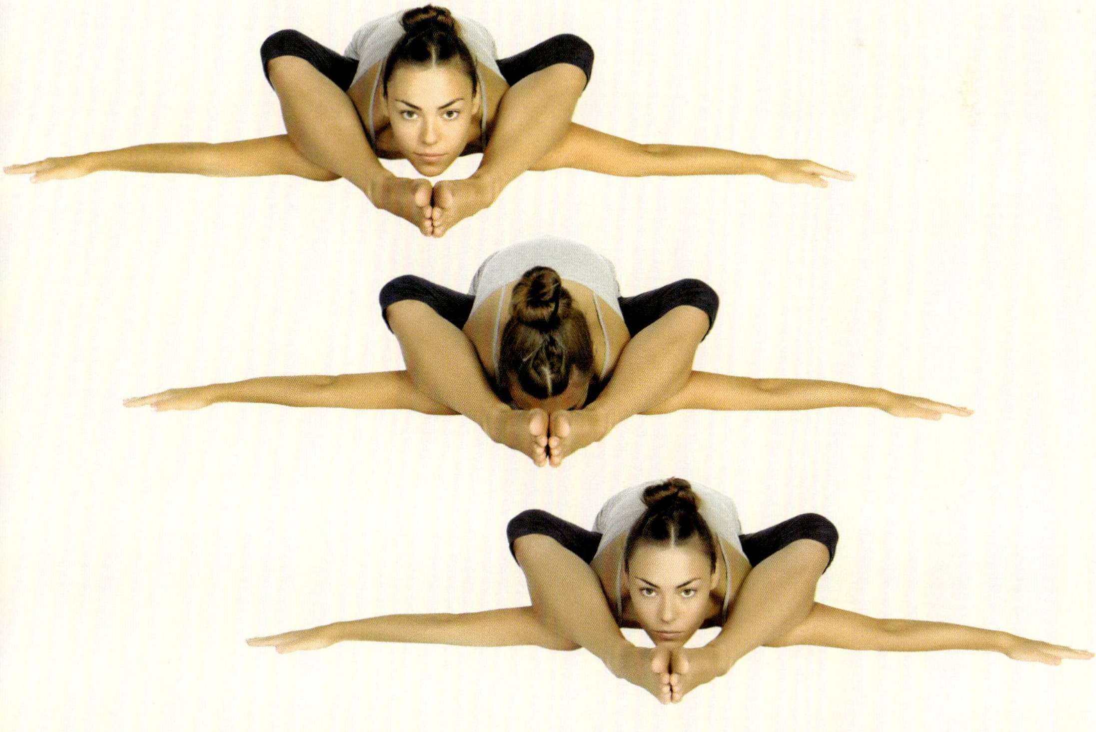

INSPIRACIÓN FINAL

Inspirando completo en cuatro tiempos, expande bien el pecho mientras extiendes los brazos por encima de la cabeza y estiras las piernas hacia delante.

ESPIRACIÓN FINAL

Espirando en cuatro tiempos, inclínate hacia delante desde la base de la columna, llevando la frente a las rodillas y los dedos de las manos a los de los pies.

Tal como ha sido explicado previamente, trabaja con tu condición y capacidad. No fuerces nada. Si no puedes llevar la frente a las rodillas y los dedos de las manos a los de los pies, recuerda liberar de presión la columna moviéndote suavemente desde la base, y deteniéndote donde te sientas cómodo.

REPETICIÓN

Para disfrutar del potencial pleno de los beneficios de este yantra, repite la secuencia completa dos veces más, ya sea volviendo a la posición inicial mientras continúas inspirando y espirando tranquilamente, o enlazando directamente la espiración final con la inspiración inicial de la próxima secuencia.

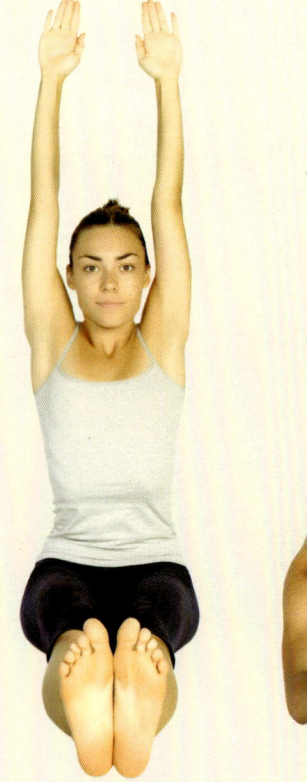
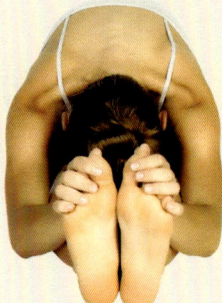

TRANSICIÓN

Si estás haciendo la segunda y tercera series en una sesión única, puedes enlazar la Araña con el Arco, el primer yantra de la tercera serie, inspirando mientras elevas los brazos por encima de la cabeza; y luego espirando mientras llevas los talones hacia el perineo, bajas los brazos y vas hacia delante colocándote de rodillas, y te sientas sobre los talones con los empeines en el suelo y las manos sobre las rodillas.

BENEFICIOS PARA LA SALUD

- *Beneficia en general los cinco órganos sólidos*
- *Alivia dolencias del corazón y de los riñones*
- *Mitiga el dolor en la región lumbar*
- *Alivia desórdenes de naturaleza fría*
- *Mejora la digestión*
- *Mitiga el dolor en la parte superior del torso acompañado de una sensación de hinchazón producto de una presión sanguínea alta*
- *Disuelve cálculos*
- *Restaura el equilibrio de los cinco* pranas *cuando su funcionamiento está dañado o desordenado*

Calentamientos relacionados (véase Apéndice 1): Rotar las piernas (6), Mariposa (8), Flexión hacia delante con ambas rodillas a los lados (13), Girar y estirar (15)

Ciclo de Respiración	Tiempos
Inspiración inicial	4
Espiración inicial	4
Inspiración central	4
Espiración central	2
Retención vacía	**6**
Inspiración final	4
Espiración final	4

Tercera serie de yantras

LOS CINCO YANTRAS en la tercera serie son: el Arco para la retención abierta, la Media Luna para la retención dirigida, el León para la retención cerrada, el Buitre para la retención con contracción, y el Triángulo para la retención vacía. Esta serie incluye el único yantra de los veinticinco que se realiza de pie, la Media Luna. La tercera serie en su conjunto ayuda a ejercitar y profundizar en particular la función de la retención cerrada.

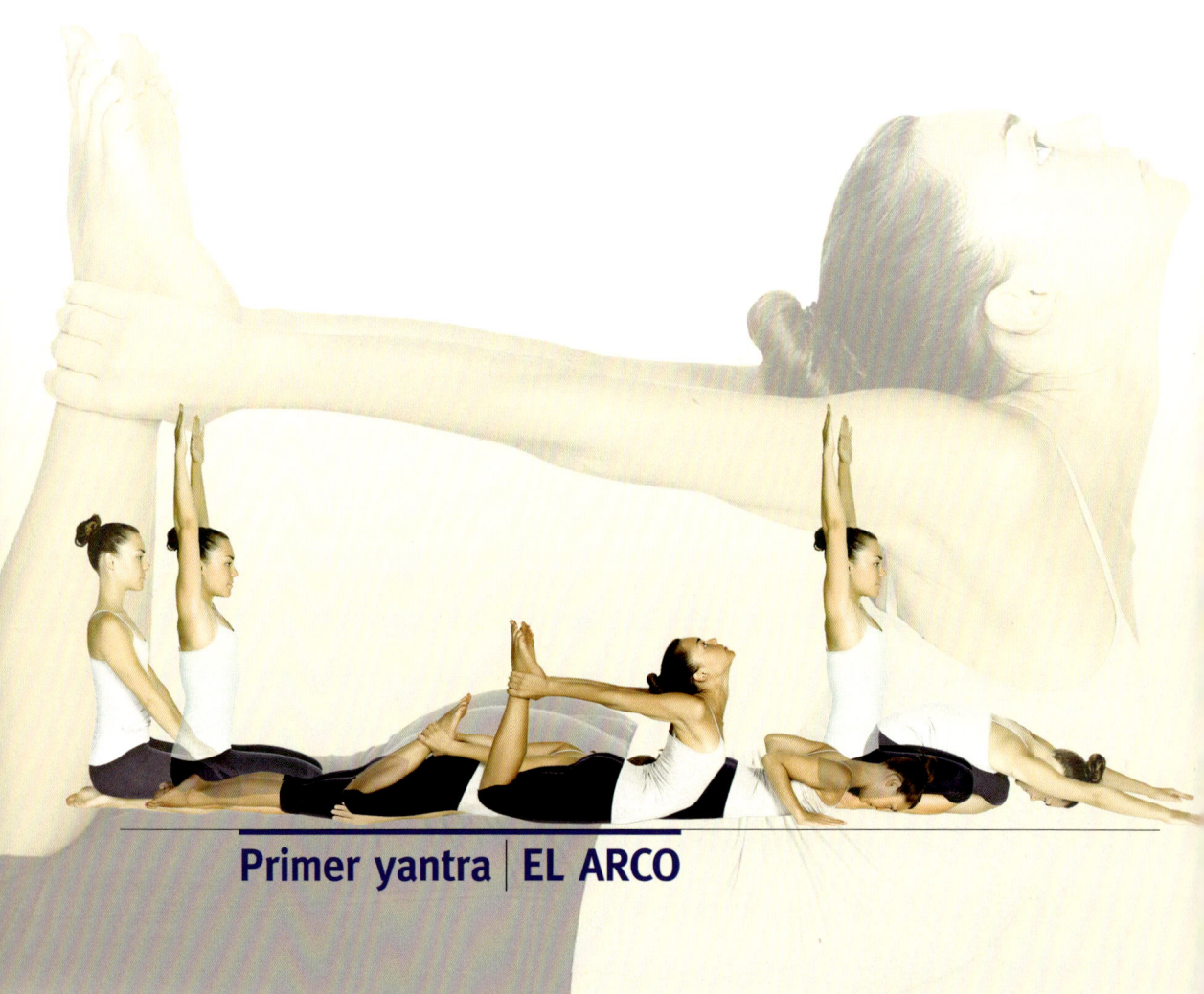

Primer yantra | EL ARCO

EL ARCO ES para aplicar, experimentar y entrenar la retención abierta. Los siete ciclos respiratorios se hacen contando hasta cuatro, coordinando de manera consciente el movimiento y la respiración mientras se respira de manera directa, completa y con calma. Esfuérzate por estar siempre presente, alerta pero relajado, haciendo todos los movimientos con un ánimo calmado.

POSICIÓN INICIAL

Siéntate sobre los talones con la espalda derecha y las manos en las rodillas. La respiración, relajada y natural.

INSPIRACIÓN INICIAL

Inspirando directa, completa y tranquilamente en cuatro tiempos, extiende los brazos rectos por encima de la cabeza y abre bien los hombros y el pecho para facilitar una expansión plena de la respiración.

ESPIRACIÓN INICIAL

Espirando tranquilamente durante cuatro tiempos, lleva los brazos hacia delante y coloca las palmas de las manos en el suelo para acostarte boca abajo con los brazos a los lados y la frente en el suelo.

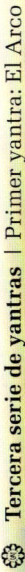

INSPIRACIÓN CENTRAL

Inspirando completo, lento y directo durante cuatro tiempos, lleva las manos hacia atrás para agarrar los tobillos, colocando los pulgares hacia dentro.

RETENCIÓN ABIERTA

Reteniendo abierto durante cuatro tiempos, estira los brazos y las piernas vigorosamente, mientras tiras hacia arriba y hacia fuera del cuerpo con los pies sin levantar las rodillas, al mismo tiempo que arqueas la cabeza hacia atrás, levantas el torso y empujas el pecho hacia fuera, adoptando la forma de un arco.

Agarra fuerte los tobillos y empuja las rodillas hacia el suelo mientras abres el pecho y permites que el aire retenido continúe expandiéndose. Esfuérzate por mantener las rodillas juntas o paralelas y sobre el suelo.

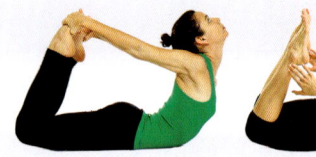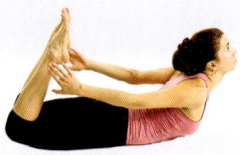

Para facilitar la posición, puedes mantener las rodillas ligeramente levantadas del suelo o separarlas un poquito. También podrías sujetar los pies en lugar de los tobillos, o simplemente llegar tan cerca de los pies como puedas.

ESPIRACIÓN CENTRAL

Espirando directa y tranquilamente en cuatro tiempos, baja las piernas y el pecho y coloca la frente en el suelo y las palmas de las manos a la altura del pecho.

También puedes poner las manos un poquito más atrás para hacer el siguiente movimiento más suave y fácil.

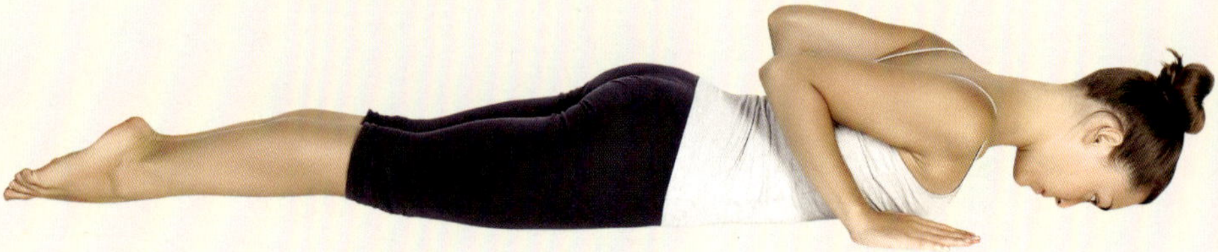

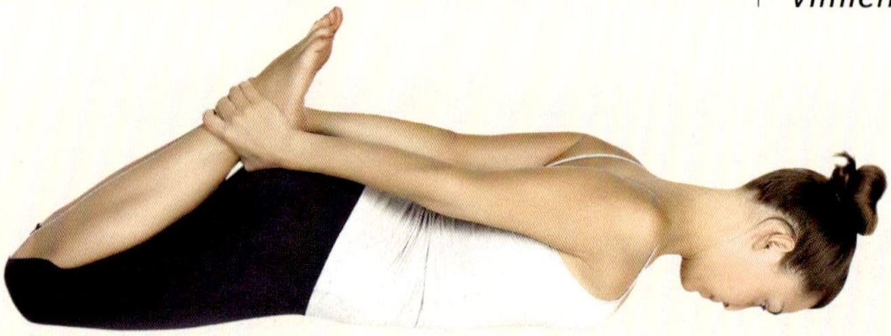

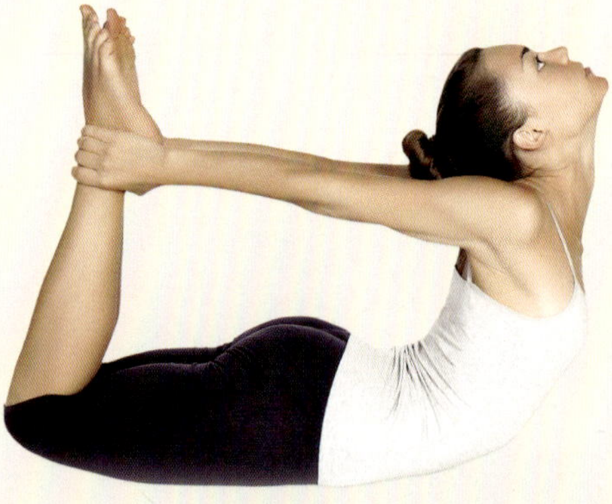

INSPIRACIÓN FINAL

Inspirando profundamente en cuatro tiempos incorpórate, quedando sentado sobre los talones mientras estiras los brazos por encima de la cabeza y abres el pecho.

ESPIRACIÓN FINAL

Espirando en cuatro tiempos, baja la frente al suelo delante de las rodillas y estira los brazos hacia delante, poniendo las palmas de las manos en el suelo sin separar las nalgas de los talones.

REPETICIÓN

Para disfrutar del potencial pleno de los beneficios de este yantra, repite la secuencia completa dos veces más, ya sea volviendo a la posición inicial mientras continúas inspirando y espirando tranquilamente, o enlazando directamente la espiración final con la inspiración inicial de la secuencia siguiente.

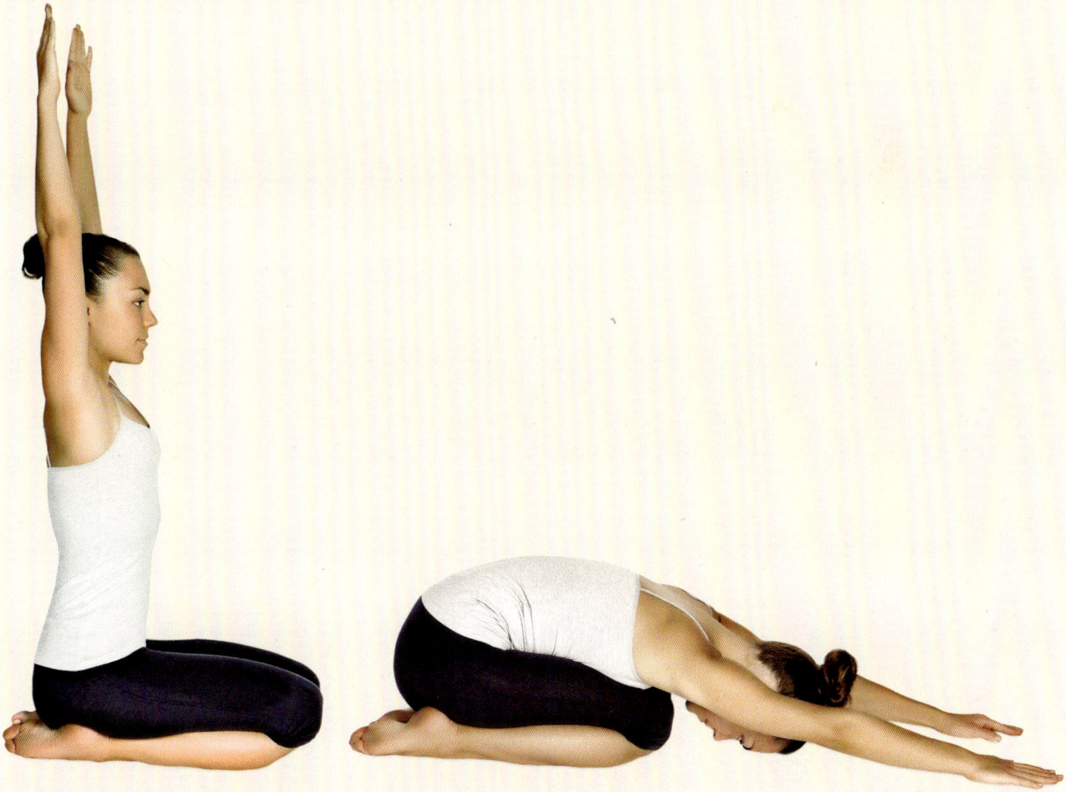

TRANSICIÓN

Para enlazar el Arco en una secuencia con la posición inicial del siguiente yantra, la Media Luna, inspira completo y directo mientras curvas los dedos de los pies y vas a la posición de pie con los brazos levantados por encima de la cabeza. Luego, espira mientras bajas los brazos a los lados, manteniendo las piernas rectas y paralelas, con las rodillas relajadas y la espalda derecha.

BENEFICIOS PARA LA SALUD

- *Alivia dolencias de la columna y de la médula espinal*
- *Mitiga desórdenes de los riñones*
- *Mejora dolores en las articulaciones y huesos de la región lumbar*
- *Alivia problemas de los ligamentos y tendones del torso y las extremidades*
- *Mejora el apetito y la digestión*
- *Alivia dolencias de los cinco órganos sólidos y de los seis órganos huecos*
- *Contrarresta problemas causados por el daño, deterioro o desorden en el funcionamiento de los cinco pranas*

Calentamientos relacionados (véase Apéndice 1): Puente (29), Gato (31), Entrenamiento para la Langosta (32), Entrenamiento para la Serpiente (33) Entrenamiento para la Serpiente II (34), Rotación del cuello (37), Abrir los hombros y el pecho (39)

Ciclo de Respiración	Tiempos
Inspiración inicial	4
Espiración inicial	4
Inspiración central	4
Retención abierta	**4**
Espiración central	4
Inspiración final	4
Espiración final	4

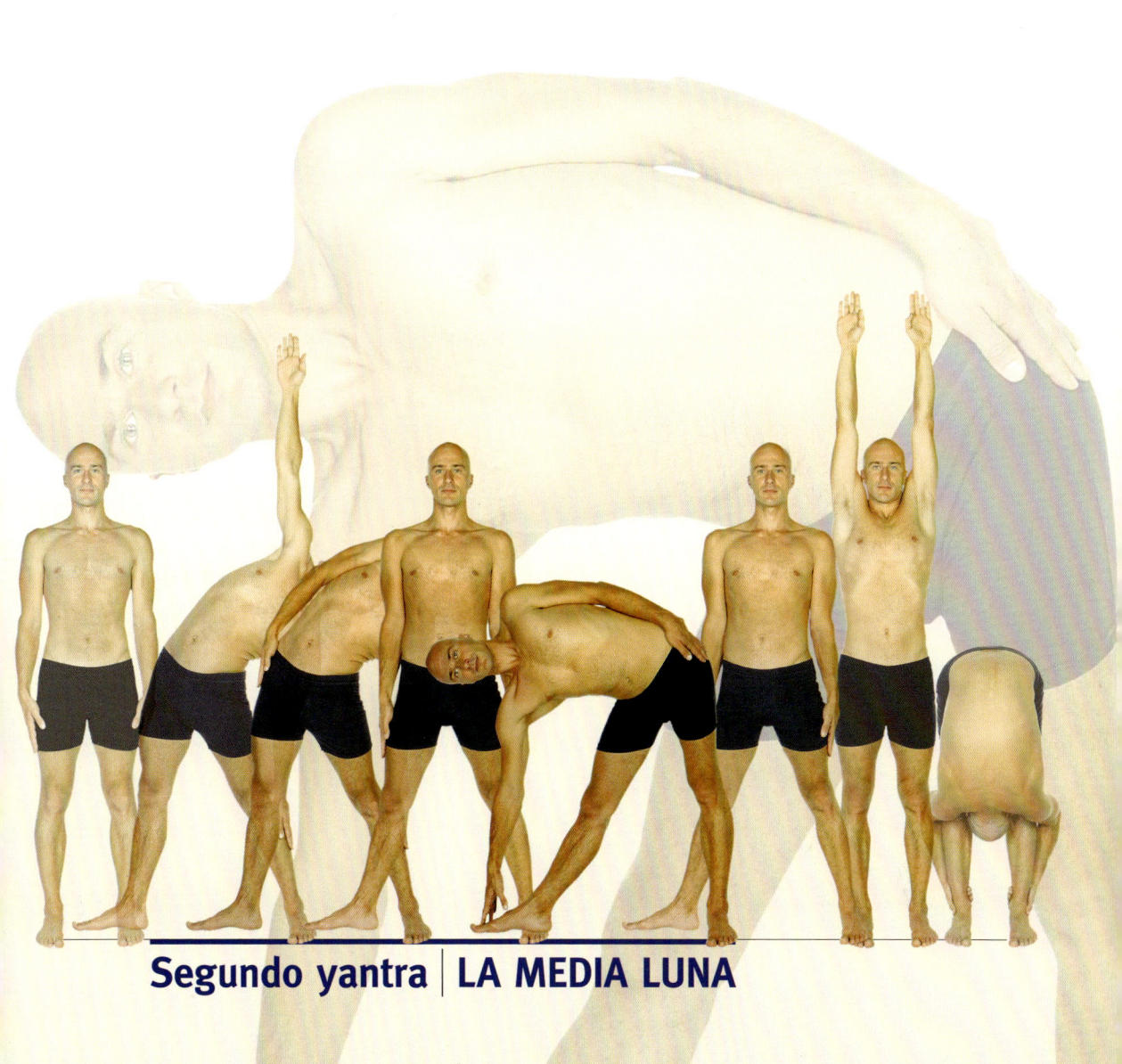

Segundo yantra | **LA MEDIA LUNA**

LA MEDIA LUNA ES para aplicar, experimentar y entrenar la retención dirigida. Los siete ciclos de respiración se hacen en cuatro tiempos, respirando directa, completa y tranquilamente. Como es una secuencia asimétrica, los hombres y las mujeres comienzan por lados opuestos.

POSICIÓN INICIAL
De pie, con los brazos a los lados, las piernas y los pies paralelos, relajado pero alerta, con la columna correctamente alineada.

INSPIRACIÓN INICIAL
Inspirando en cuatro tiempos, da un paso al lado a dos palmos de distancia girando un pie, mientras tensas el cuerpo entero y llevas el brazo del mismo lado lado en alto, manteniendo la mirada fija en los dedos de la mano elevada. Simultáneamente, inclina el torso hacia el lado contrario y presiona con firmeza la mano hacia abajo a lo largo del muslo hasta pasar la rodilla, para un efecto de masaje.

En la primera ronda, las mujeres giran el pie izquierdo mientras dan el paso al lado con la pierna izquierda, levantan el brazo izquierdo, y presionan la mano derecha hacia abajo por la pierna derecha. Los hombres giran el pie derecho hacia fuera mientras

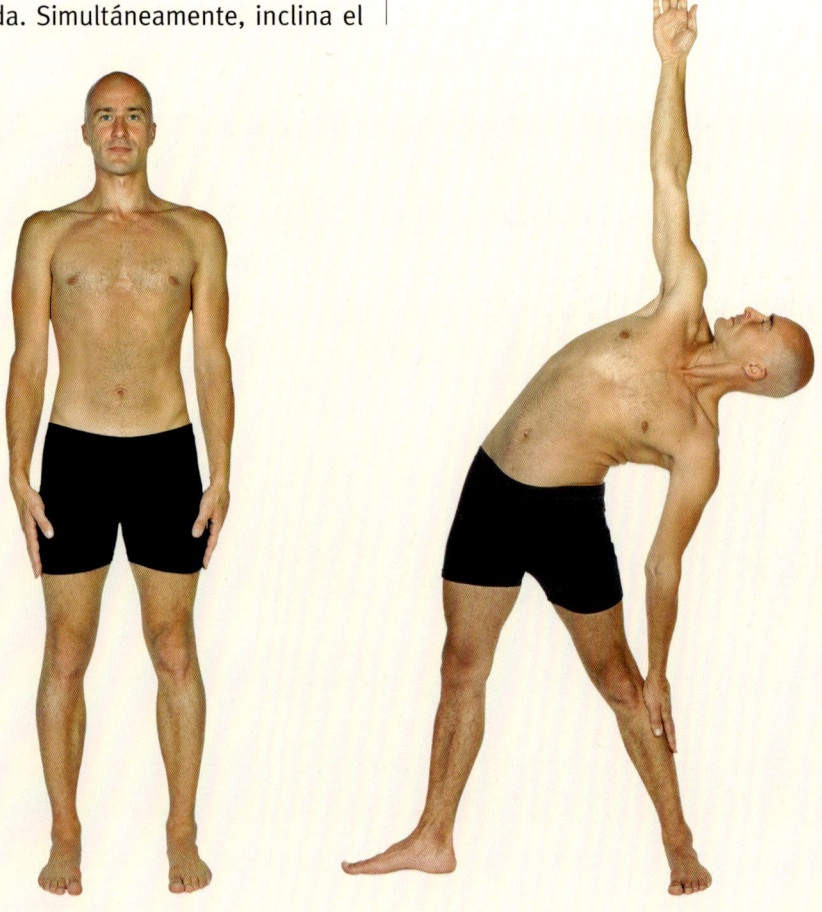

dan un paso al lado con la pierna derecha, elevando el brazo derecho y presionando la mano izquierda hacia abajo por la pierna izquierda.

Abre la pierna al lado a dos palmos de distancia (o más, para que la posición resulte más fácil), colocando el pie extendido perpendicular al otro pie, que permanece firme hacia delante. Es importante que no gires la pelvis mientras te inclinas hacia el lado.

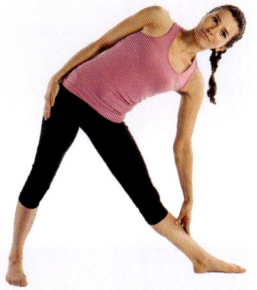

ESPIRACIÓN INICIAL
Espirando directa y tranquilamente en cuatro tiempos, baja poco a poco hacia el lado el brazo elevado, sin aflojar la posición de la otra mano.

INSPIRACIÓN CENTRAL
Inspirando directa y tranquilamente, en cuatro tiempos, endereza lentamente el torso, tensando el cuerpo entero mientras masajeas los muslos, presionando con una palma hacia arriba y con la otra hacia abajo.

RETENCIÓN DIRIGIDA
Aplicando una retención dirigida durante cuatro tiempos, inclina el torso hacia el pie estirado sin girar las caderas y desliza los dedos de la mano hasta los dedos del pie, formando con tu cuerpo la silueta de una medialuna.

En la primera ronda, las mujeres inclinan el torso a la izquierda, llevando los dedos de la mano izquierda a los del pie izquierdo; los hombres se inclinan a la derecha y llevan los dedos de esa mano a los del pie derecho.

Para permitir la experiencia plena de la retención dirigida, llevar los dedos de la mano hacia los del pie no muy lentamente. Debe quedar el tiempo suficiente como para permanecer en la posición de la Media Luna. Si no llegas a los dedos del pie, ve tan lejos como puedas.

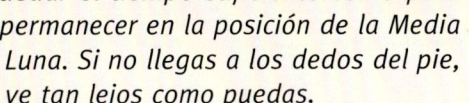

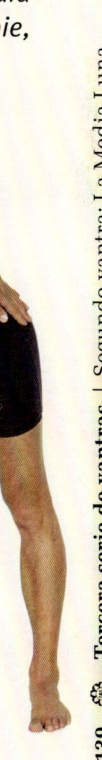

ESPIRACIÓN CENTRAL

Espirando directa y tranquilamente en cuatro tiempos, poco a poco vuelve a la posición vertical dejando los brazos a los lados y manteniendo las piernas separadas.

INSPIRACIÓN FINAL

Inspira directa y tranquilamente durante cuatro tiempos estirando los brazos por encima de la cabeza, expandiendo el pecho y poniendo los pies paralelos y ligeramente separados para mantener un equilibrio firme.

ESPIRACIÓN FINAL

Espirando directa y tranquilamente en cuatro tiempos, flexiónate hacia delante desde la base de la columna de una forma controlada pero relajada, sujeta los tobillos y lleva la frente hacia las rodillas.

Al sujetar los tobillos deja los pulgares hacia delante.

REPETICIÓN

Repite la secuencia completa por el lado opuesto, ya sea volviendo a la posición inicial mientras continúas inspirando y espirando tranquilamente, o enlazando la espiración final directamente con la inspiración inicial de la segunda ronda. Luego continúa como antes, pero invirtiendo la posición de brazos y piernas.

En la segunda ronda, las mujeres giran el pie derecho hacia fuera mientras dan el paso al lado con la pierna derecha, levantan el brazo derecho y presionan la mano izquierda a lo largo de la pierna izquierda. Los hombres giran hacia fuera el pie izquierdo mientras dan el paso al lado con la pierna izquierda, levantando el brazo izquierdo y presionando la mano derecha hacia abajo contra la pierna derecha.

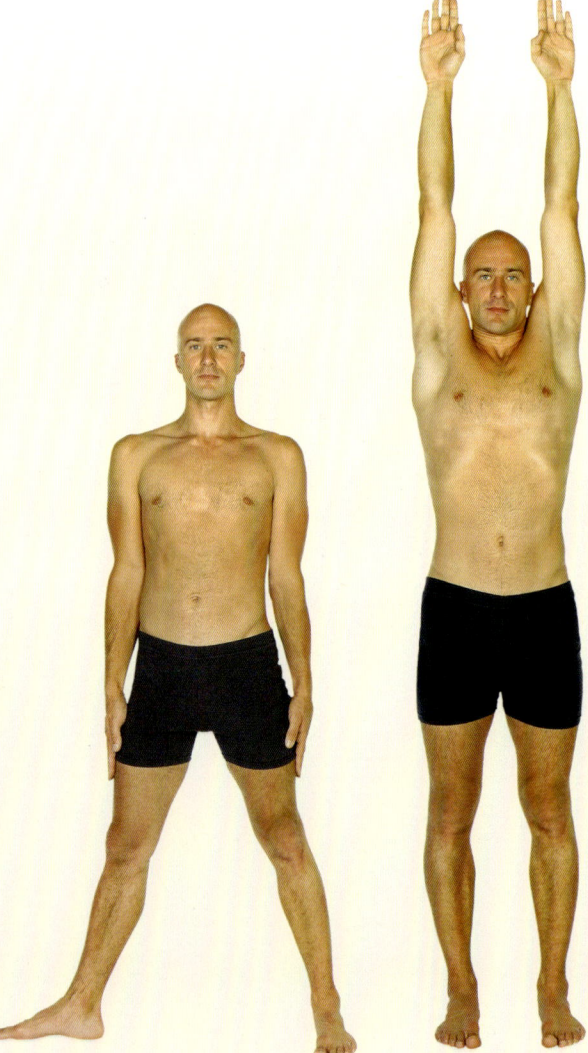
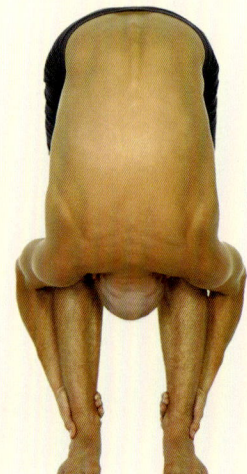

TRANSICIÓN

Para enlazar la Media Luna en una secuencia con la posición del siguiente yantra en la tercera serie, el León, inspira completo y directo mientras te sientas en el suelo estirando los brazos por encima de la cabeza, y uniendo las plantas de los pies no muy cerca del cuerpo. Luego, espira directa y tranquilamente llevando las manos a las rodillas, y manteniendo derecha la espalda.

Para sentarte en el suelo más fácilmente, puedes ayudarte apoyando primero las manos.

BENEFICIOS PARA LA SALUD

- *Alivia el dolor en los costados de las costillas*
- *Fortifica el hígado*
- *Mitiga los dolores punzantes en la región lumbar*
- *Contrarresta la depresión*
- *Fortifica los cinco órganos sólidos y los seis órganos huecos si su funcionamiento se ha debilitado*
- *Contrarresta problemas causados por el funcionamiento dañado o deteriorado de los cinco pranas*

Calentamientos relacionados (véase Apéndice 1): Agacharse(3), Estirarse hacia los lados (19), Flexión abierta hacia delante (20), Torsión suave de columna (21), Barrer con la pierna (25)

Ciclo de Respiración	Tiempos
Inspiración inicial	4
Espiración inicial	4
Inspiración central	4
Retención dirigida	**4**
Espiración central	4
Inspiración final	4
Espiración final	4

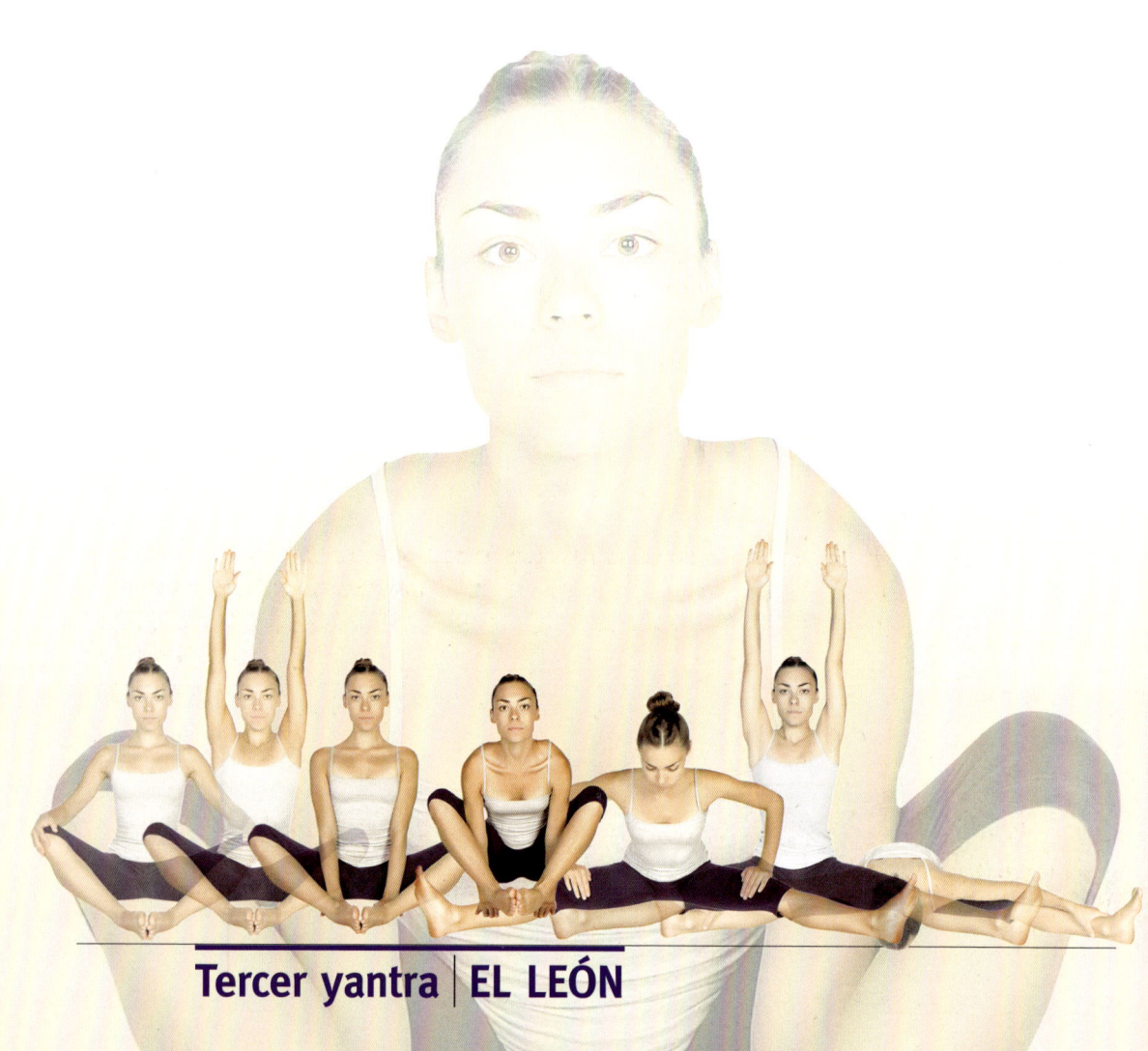

Tercer yantra | **EL LEÓN**

EL LEÓN ES para aplicar, experimentar y entrenar la retención cerrada. En la fase central, una inspiración de dos tiempos es seguida por una retención cerrada de seis tiempos. Todos los otros ciclos se hacen en cuatro tiempos, respirando directa, completa y tranquilamente.

POSICIÓN INICIAL

Siéntate con las plantas de los pies juntas, no muy cerca del perineo, con las manos sobre las rodillas abiertas y la espalda derecha.

Para este yantra puede ser útil poner un cojín delgado o un acolchado grueso bajo las nalgas.

INSPIRACIÓN INICIAL

Inspirando directo en cuatro tiempos, estira hacia arriba los brazos y abre el pecho para facilitar una inspiración plena.

ESPIRACIÓN INICIAL

Espirando en cuatro tiempos, lleva las manos delante del perineo, ya sea con los dedos hacia delante y las palmas en el suelo, o en puños *vajra*.

Sincroniza el movimiento de las manos hacia abajo de modo que llegues a colocarlas en el suelo justo al final de la espiración. Esto también te dará el impulso para levantarte más fácilmente en la fase siguiente.

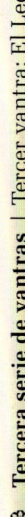

INSPIRACIÓN CENTRAL

Inspirando veloz y directo en dos tiempos, endereza los brazos y espalda y abre los hombros mientras levantas del suelo las nalgas y los pies, sosteniéndote sobre las manos.

Si no puedes separar los pies del suelo, levanta solamente las nalgas. Si tampoco esto es posible, permanece en el suelo asegurándote de abrir el pecho y de estirar bien los brazos y el torso.

RETENCIÓN CERRADA

Durante seis tiempos retén cerrado en esta posición que recuerda a un león, manteniendo la espalda derecha y el pecho abierto, y tensando todo el cuerpo. Todavía reteniendo el aire, empieza a bajar al suelo en el quinto tiempo. La dinámica de la posición brinda una clara experiencia de la retención cerrada, con los costados bien apretados y el aire firmemente bloqueado bajo el ombligo.

ESPIRACIÓN CENTRAL

Espirando plena y tranquilamente en cuatro tiempos, extiende las piernas separándolas, coloca las manos sobre las rodillas con los pulgares hacia fuera, e inclínate hacia delante un poco para terminar de expulsar el aire.

Inclínate hacia delante solo hasta donde te resulte cómodo.

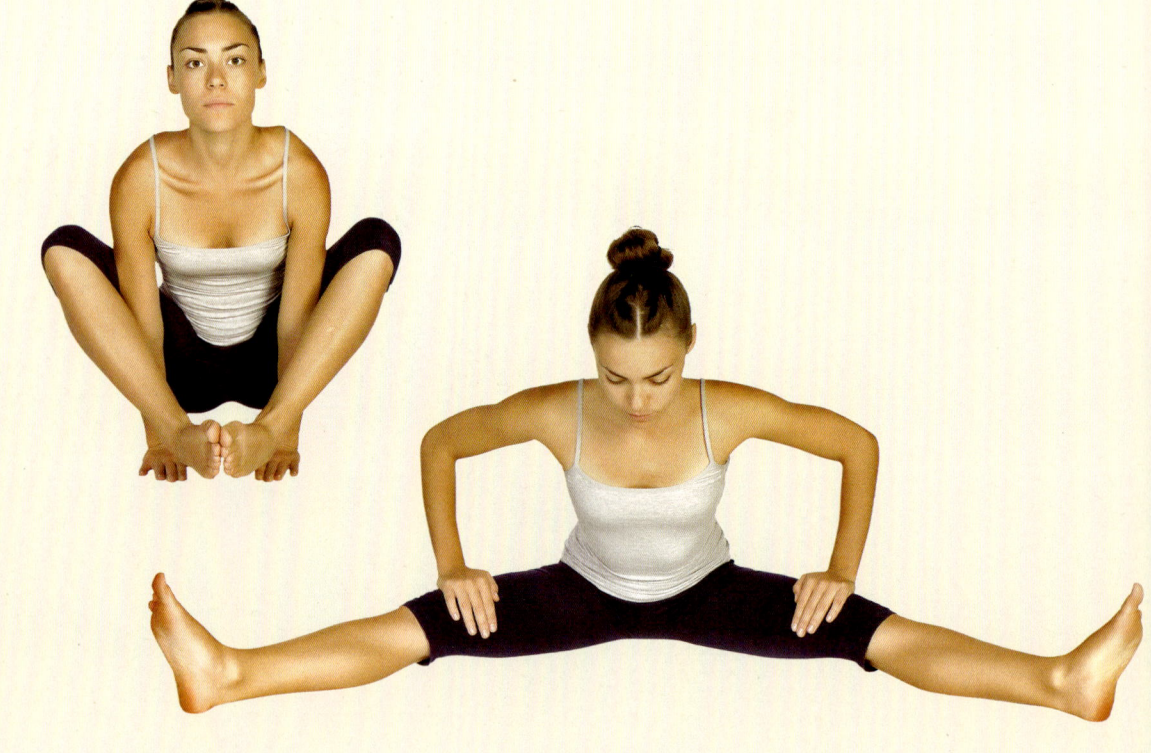

INSPIRACIÓN FINAL

Inspirando tranquilamente en cuatro tiempos, estira hacia arriba los brazos, expandiendo el pecho.

ESPIRACIÓN FINAL

Espirando tranquilamente en cuatro tiempos, inclínate hacia delante para poner los antebrazos sobre las piernas estiradas. Lleva la frente a o hacia el suelo, manteniendo derecha la espalda.

Una vez más, inclínate hacia delante solo tanto como te resulte cómodo.

REPETICIÓN

Para disfrutar del pleno potencial de los beneficios de este yantra, repite la secuencia completa dos veces más, ya sea volviendo a la posición inicial mientras continúas inspirando y espirando tranquilamente, o enlazando la espiración final directamente a la inspiración inicial de la siguiente secuencia.

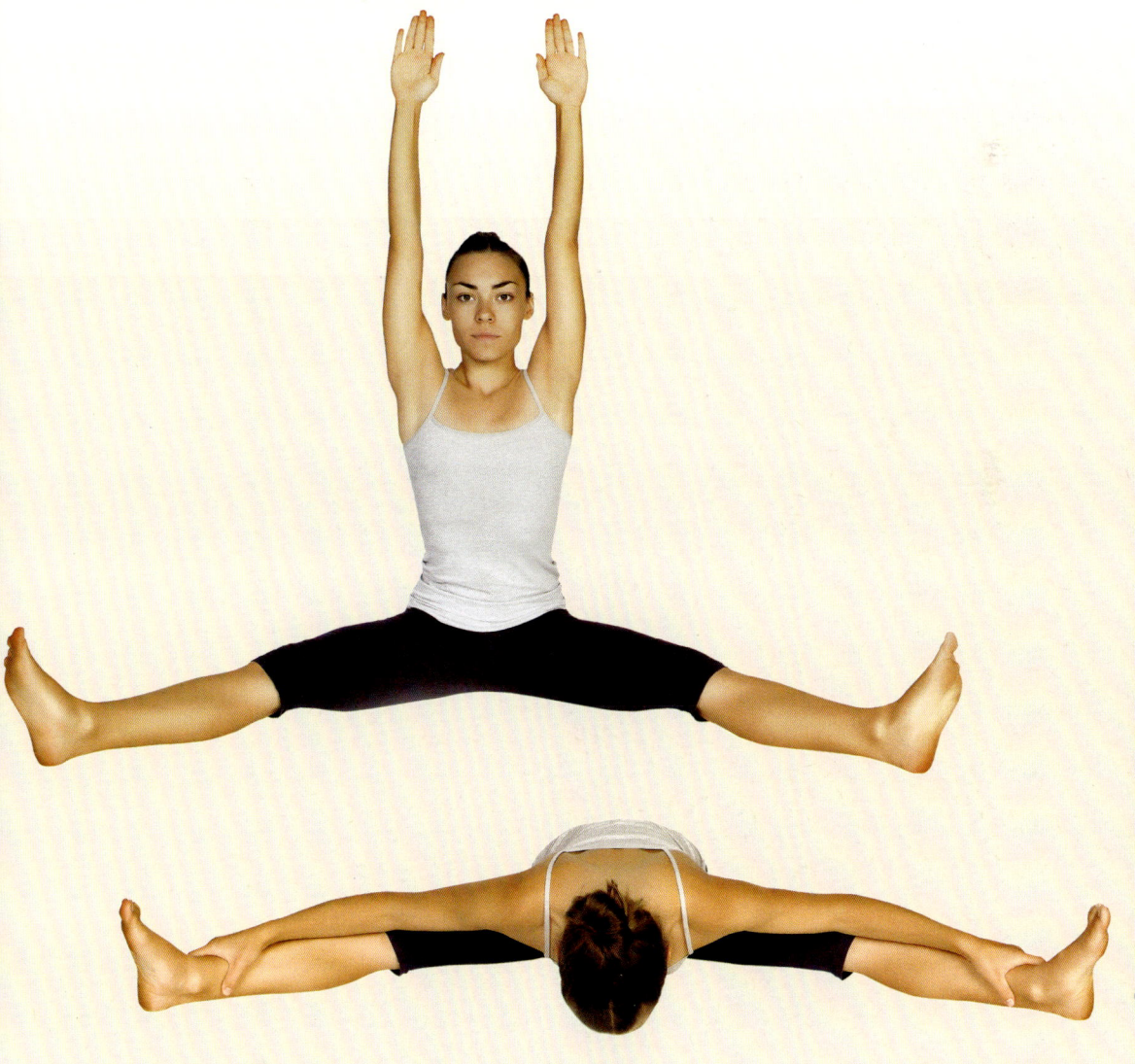

TRANSICIÓN

Para conectar el León en una secuencia con el siguiente yantra en la tercera serie, el Buitre, inspira levantando los brazos paralelos por encima de la cabeza, luego espira llevando las plantas de los pies juntas al perineo con las manos en las rodillas en la posición *tsokyil*.

BENEFICIOS PARA LA SALUD

- *Restablece el correcto funcionamiento de los cinco elementos del cuerpo*
- *Armoniza y equilibra los cinco pranas si su funcionamiento ha sido dañado o deteriorado*
- *Alivia problemas causados por los cinco órganos sólidos y los seis órganos huecos u otra parte del cuerpo relacionada con los cinco elementos y los cinco pranas; por ejemplo, dolor difuso en articulaciones o músculos en cualquier parte del cuerpo, pérdida de las funciones neuromusculares relacionadas.*
- *Agudiza las facultades intelectuales y da lucidez a la mente*

Calentamientos relacionados (véase Apéndice 1): Mariposa (8), Flexión hacia delante con ambas rodillas a los lados (13), Flexión abierta hacia delante (20)

Ciclo de Respiración	Tiempos
Inspiración inicial	4
Espiración inicial	4
Inspiración central	2
Retención cerrada	**6**
Espiración central	4
Inspiración final	4
Espiración final	4

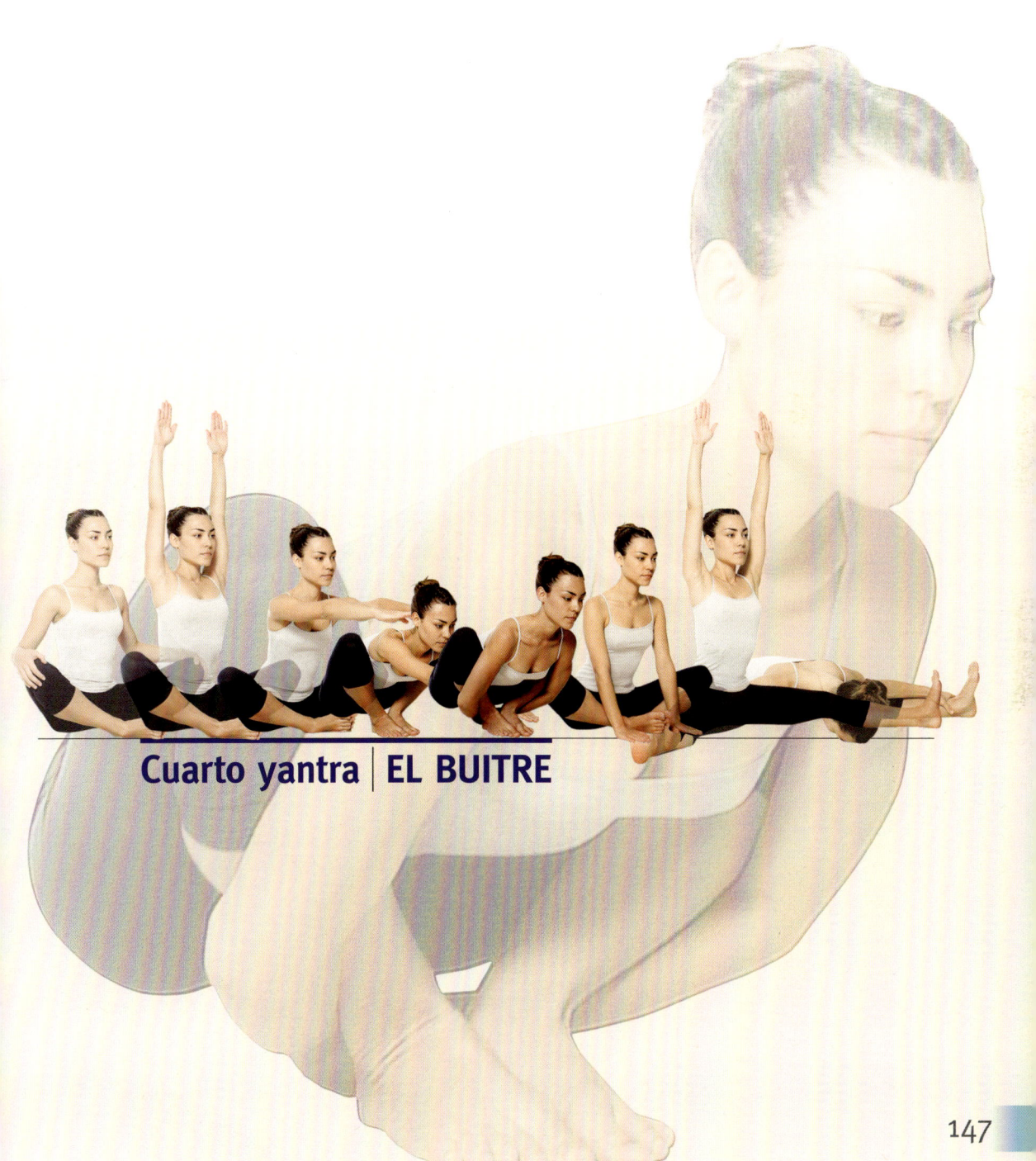

Cuarto yantra | EL BUITRE

EL BUITRE ES para aplicar, experimentar y entrenar la retención con contracción. Los siete ciclos de respiración se hacen con cuatro tiempos. Aunque es una posición simétrica, en la fase central las mujeres y los hombres sujetan por detrás la mano opuesta.

POSICIÓN INICIAL

Siéntate con las plantas de los pies juntas, rodillas bien separadas, las manos sobre las rodillas, relajado pero atento.

Poner un cojín delgado o un acolchado firme bajo las nalgas puede hacer esta posición y el movimiento siguiente más fáciles y precisos.

INSPIRACIÓN INICIAL

Inspirando tranquilamente en cuatro tiempos, eleva los brazos y expande bien el pecho.

ESPIRACIÓN INICIAL

Espirando tranquilamente en cuatro tiempos, baja los brazos y estíralos hacia delante hasta que los hombros estén sobre las rodillas. Luego continúa el movimiento hacia delante mientras bajas un poco más los brazos y acercas las manos entre sí.

Este movimiento debe ser lento y sincronizado con la respiración a fin de crear el impulso hacia delante para el siguiente paso en la secuencia. Puedes encontrar útil agregar un pequeño balanceo al movimiento para levantarte. Si no, usa las manos para empujarte y levantarte. En ese caso, empuja al final de la espiración para evitar bloquear y tensar la respiración.

INSPIRACIÓN CENTRAL

Inspirando tranquilamente en cuatro tiempos, empuja los brazos y el torso hacia delante y usa el impulso para ir sobre tus pies, apoyando las plantas en el suelo; luego, levanta las nalgas yendo hacia atrás con los brazos por debajo de las rodillas abiertas, haciendo un puño *vajra* con una mano y sujetando la muñeca con la otra mano justo por encima de los talones, entrando así en lo que se llama la posición del yogui.

Las mujeres hacen el puño *vajra con la mano izquierda y sujetan la muñeca izquierda con la mano derecha; los hombres hacen el puño* vajra *con la mano derecha y sujetan el puño derecho con la mano izquierda.* La posición de las manos no se altera en las rondas siguientes.

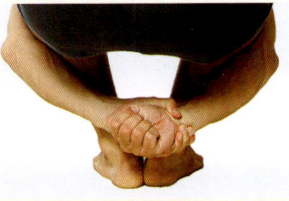

Si no puedes sujetar la muñeca, engancha los dedos. Como alternativa, acerca las manos entre sí por atrás tanto como te sea posible, o llévalas hacia atrás por los lados. Otra opción puede ser agarrar los tobillos por delante.

RETENCIÓN CON CONTRACCIÓN

Apoyando los pies firmemente en el suelo, aplica una retención con contracción durante cuatro tiempos mientras arqueas hacia atrás la cabeza y el torso enérgicamente, permaneciendo suspendido en esta posición agachada que se asemeja a un buitre.

Para experimentar plenamente la retención con contracción, contrae el abdomen hacia la columna. Si no puedes mantener los talones pegados al suelo, puedes adoptar la posición con los talones parcialmente levantados.

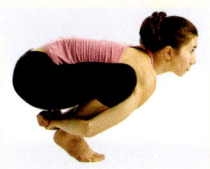

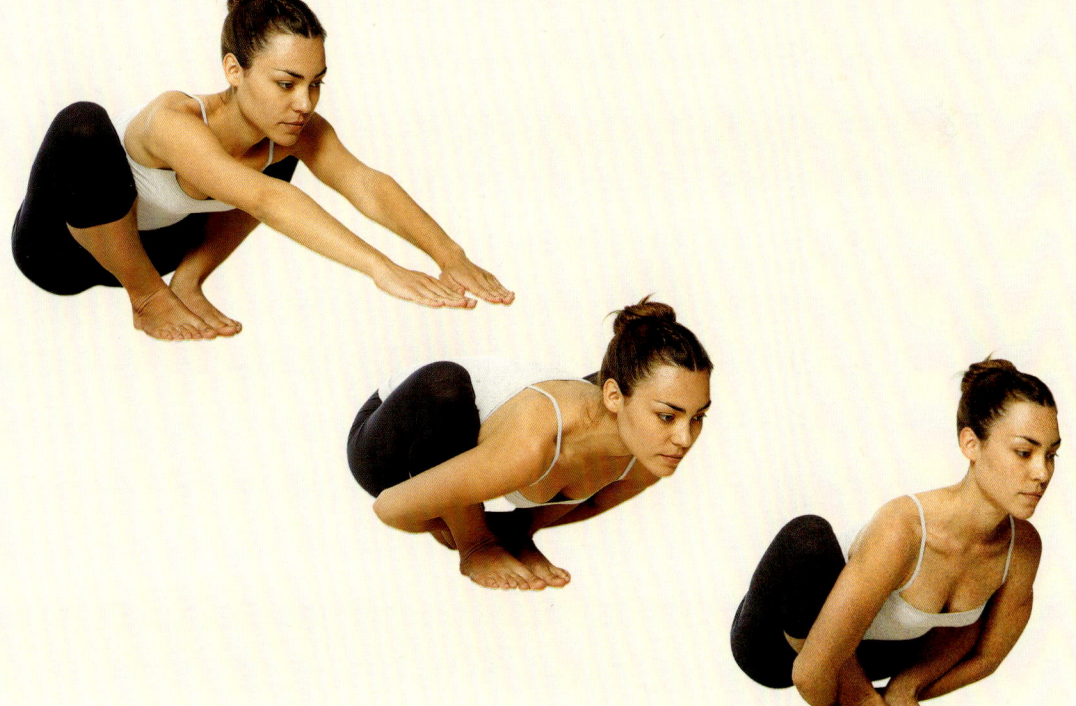

ESPIRACIÓN CENTRAL

Espira en cuatro tiempos completa y tranquilamente, sentándote en el suelo con las plantas de los pies juntas y los hombros abiertos, llevando las manos a los lados de los pies y manteniendo los brazos y la espalda derechos.

INSPIRACIÓN FINAL

Inspira con calma en cuatro tiempos extendiendo las piernas bien separadas y levantando los brazos.

ESPIRACIÓN FINAL

Espira tranquila y completamente, en cuatro tiempos, llevando la frente a o hacia el suelo mientras mantienes la espalda derecha y pones los antebrazos sobre las piernas extendidas.

Inclínate hacia delante solo tanto como te resulte cómodo.

REPETICIÓN

Para disfrutar del pleno potencial de los beneficios de este yantra, repite la secuencia completa dos veces más, ya sea volviendo a la posición inicial mientras continúas inspirando y espirando tranquilamente, o enlazando la espiración final directamente con la inspiración inicial de la siguiente secuencia.

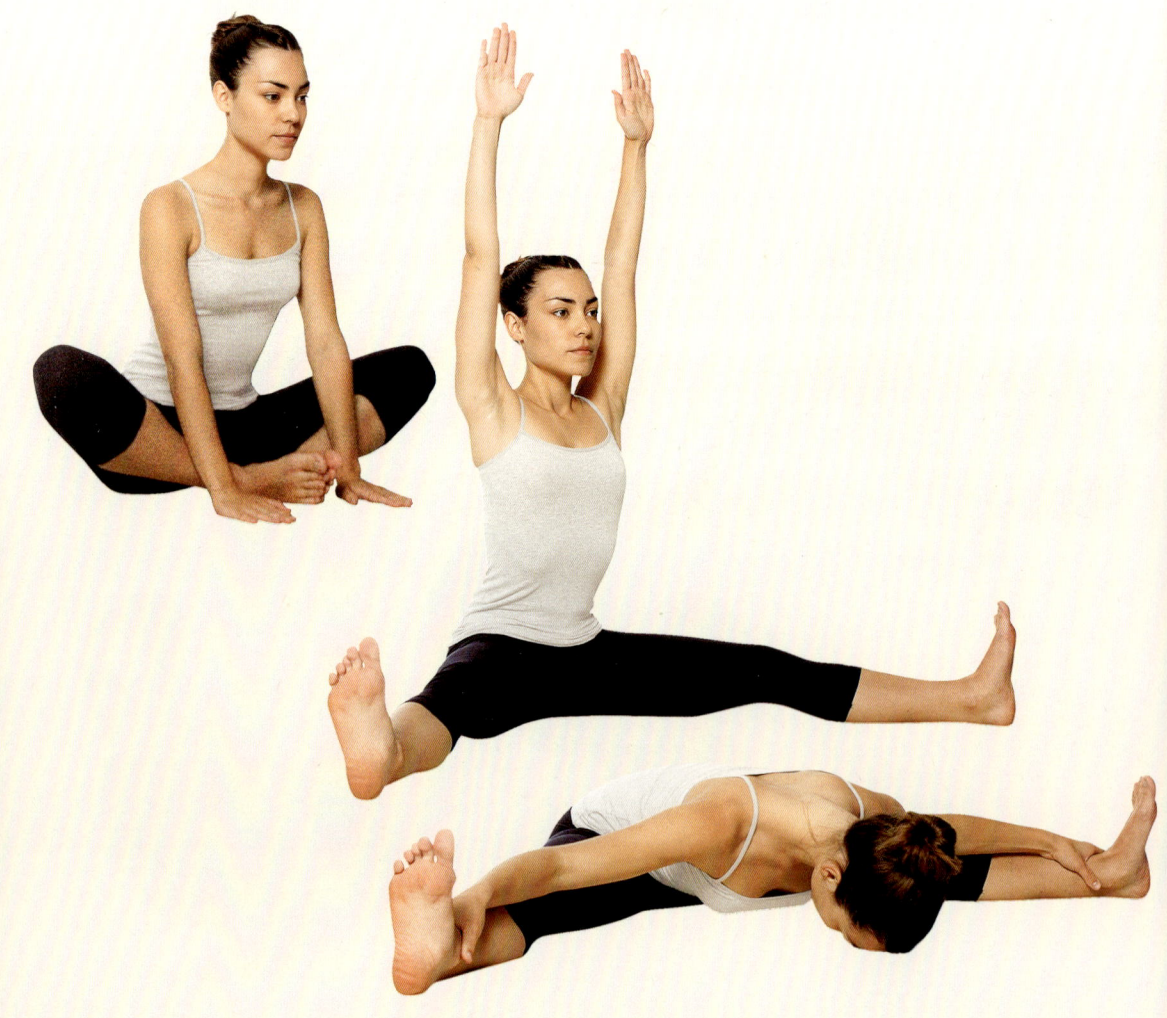

TRANSICIÓN

Para enlazar el Buitre en una secuencia con el siguiente yantra en la tercera serie, el Triángulo, inspira enderezando la espalda y alzando los brazos por encima de la cabeza, y espira juntando las plantas de los pies frente al perineo y llevando las manos a las rodillas.

BENEFICIOS PARA LA SALUD

- *Equilibra el funcionamiento de los cinco* pranas *y de los cinco elementos*
- *Contrarresta problemas causados por el funcionamiento dañado o anormal del* prana *ascendente*
- *Restaura y tonifica los nervios conectados con los cinco órganos sólidos y con los cinco órganos de los sentidos*

Calentamientos relacionados (véase Apéndice 1): Agacharse (3) Mariposa (8), Entrenamiento para la transición (22), Apertura de cadera con plantas de los pies juntas (35)

Ciclo de Respiración	Tiempos
Inspiración inicial	4
Espiración inicial	4
Inspiración central	4
Retención con contracción	**4**
Espiración central	4
Inspiración final	4
Espiración final	4

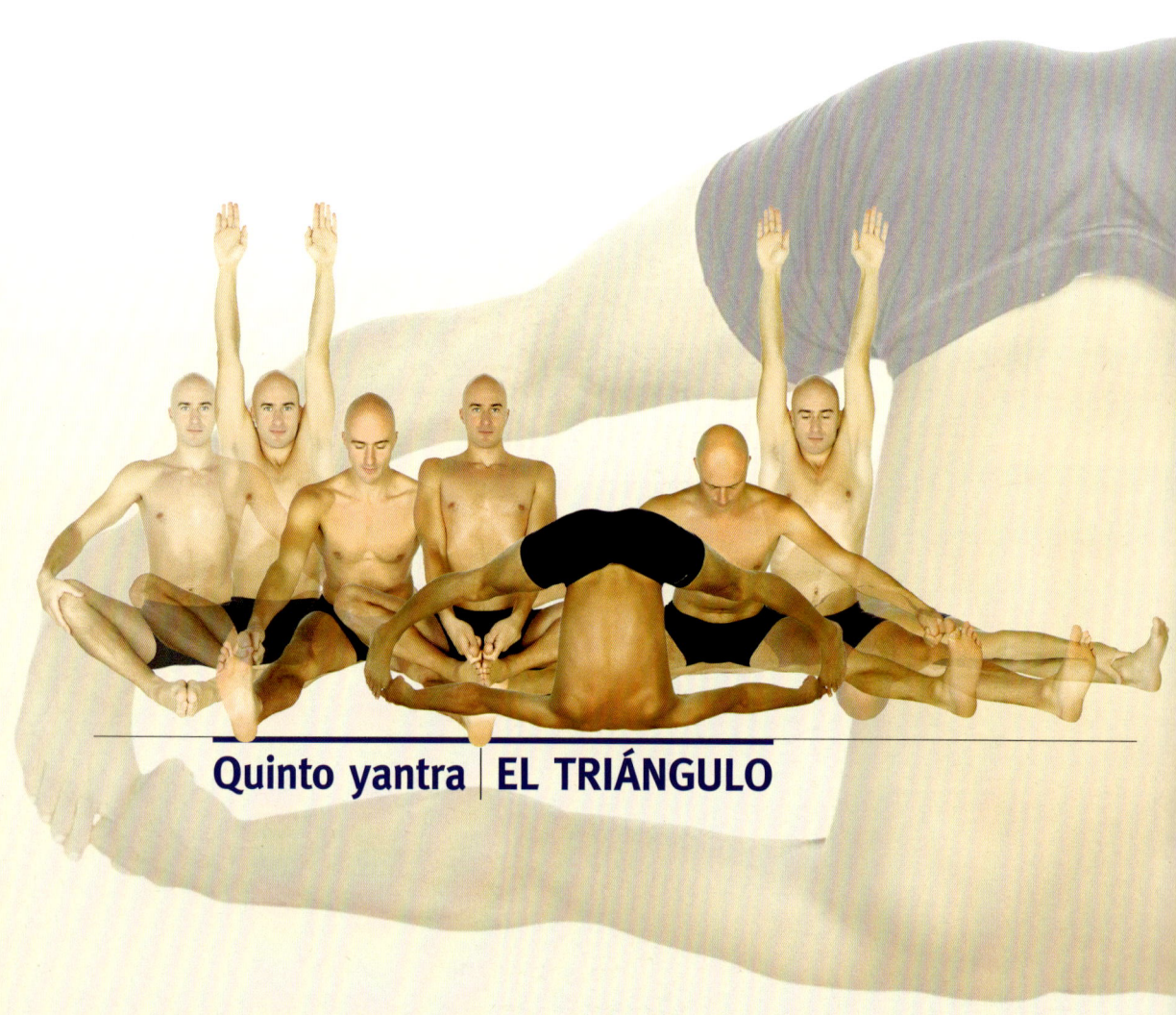

Quinto yantra | EL TRIÁNGULO

EL TRIÁNGULO ES para aplicar, experimentar y entrenar la retención vacía. La retención vacía dura seis tiempos y sigue a una espiración de dos tiempos. Los otros ciclos se hacen en cuatro tiempos respirando directa, completa y tranquilamente.

POSICIÓN INICIAL
Siéntate con las plantas de los pies juntas, rodillas bien separadas y manos sobre las rodillas, relajado y presente.

INSPIRACIÓN INICIAL
Inspira tranquila y completamente en cuatro tiempos, estirando los brazos rectos hacia arriba para expandir bien el pecho.

ESPIRACIÓN INICIAL
Espirando tranquila y completamente en cuatro tiempos, extiende hacia delante las piernas, abriéndolas en un ángulo estrecho. Al mismo tiempo, baja los brazos y cierra las manos en puños *vajra* dejando libres los dedos índices, y engancha con ellos los dedos gordos de los pies.

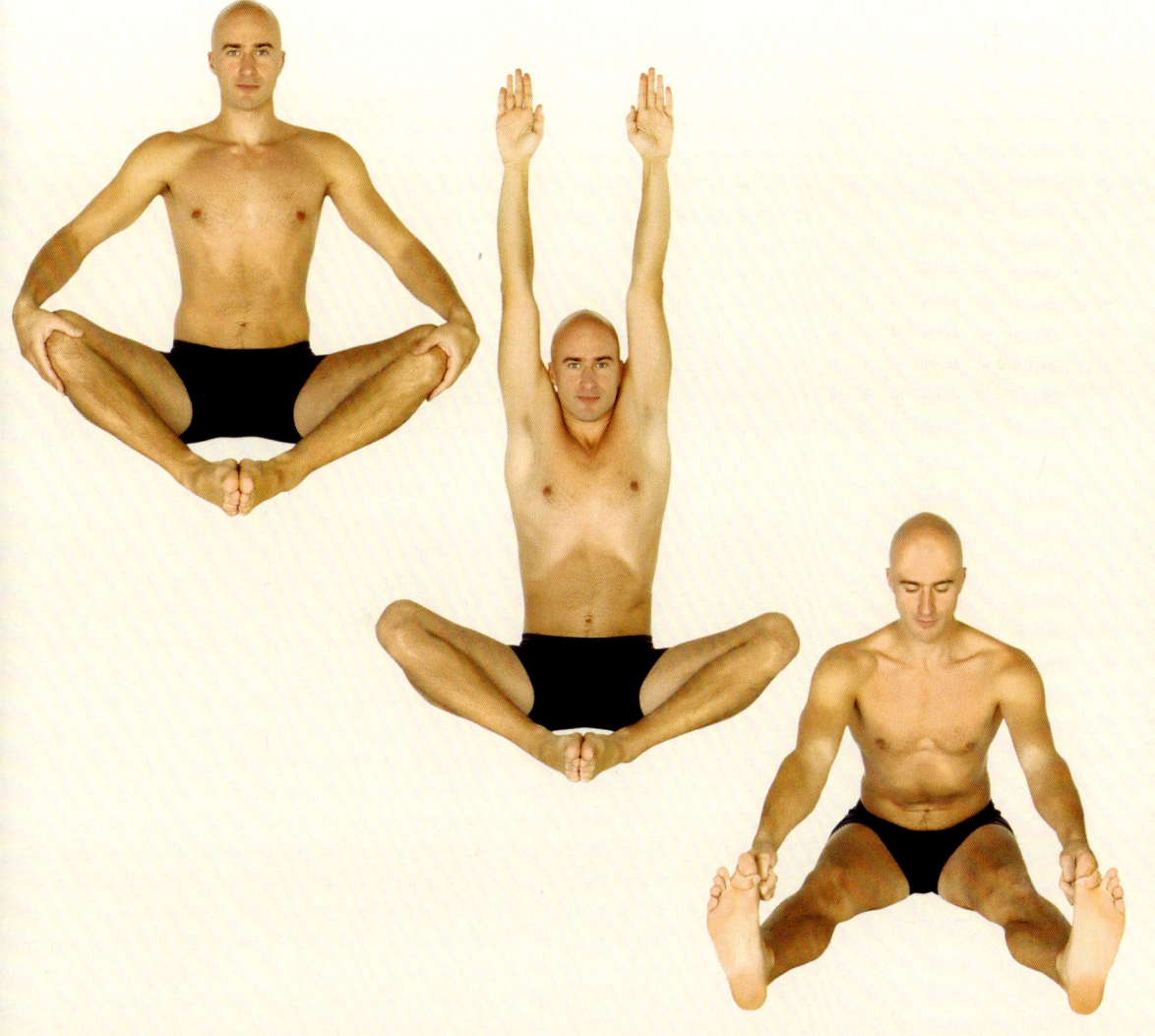

INSPIRACIÓN CENTRAL

Inspirando tranquila y completamente en cuatro tiempos, lleva poco a poco los talones al perineo, mientras enderezas la espalda y expandes el pecho.

ESPIRACIÓN CENTRAL

Espirando veloz y completamente en dos tiempos, rueda hacia atrás mientras estiras las piernas y los brazos, con los índices todavía enganchados en los dedos gordos del pie, y lleva los pies al suelo con las piernas bien separadas.

Para hacer más fácil y suave el llegar a esta posición, puedes poner un pequeño acolchado o una manta gruesa en la región cervical media. Debes poner la cabeza sobre el suelo, fuera de la manta. No te fuerces en esta posición si no te resulta cómoda.

RETENCIÓN VACÍA

Retén vacío durante seis tiempos, manteniendo la parte de atrás de la cabeza, los hombros y los dedos de los pies en el suelo, y adoptando la silueta de un triángulo. Al final del quinto tiempo rueda vigorosamente hacia delante, llevando las piernas estiradas al suelo y manteniéndolas abiertas.

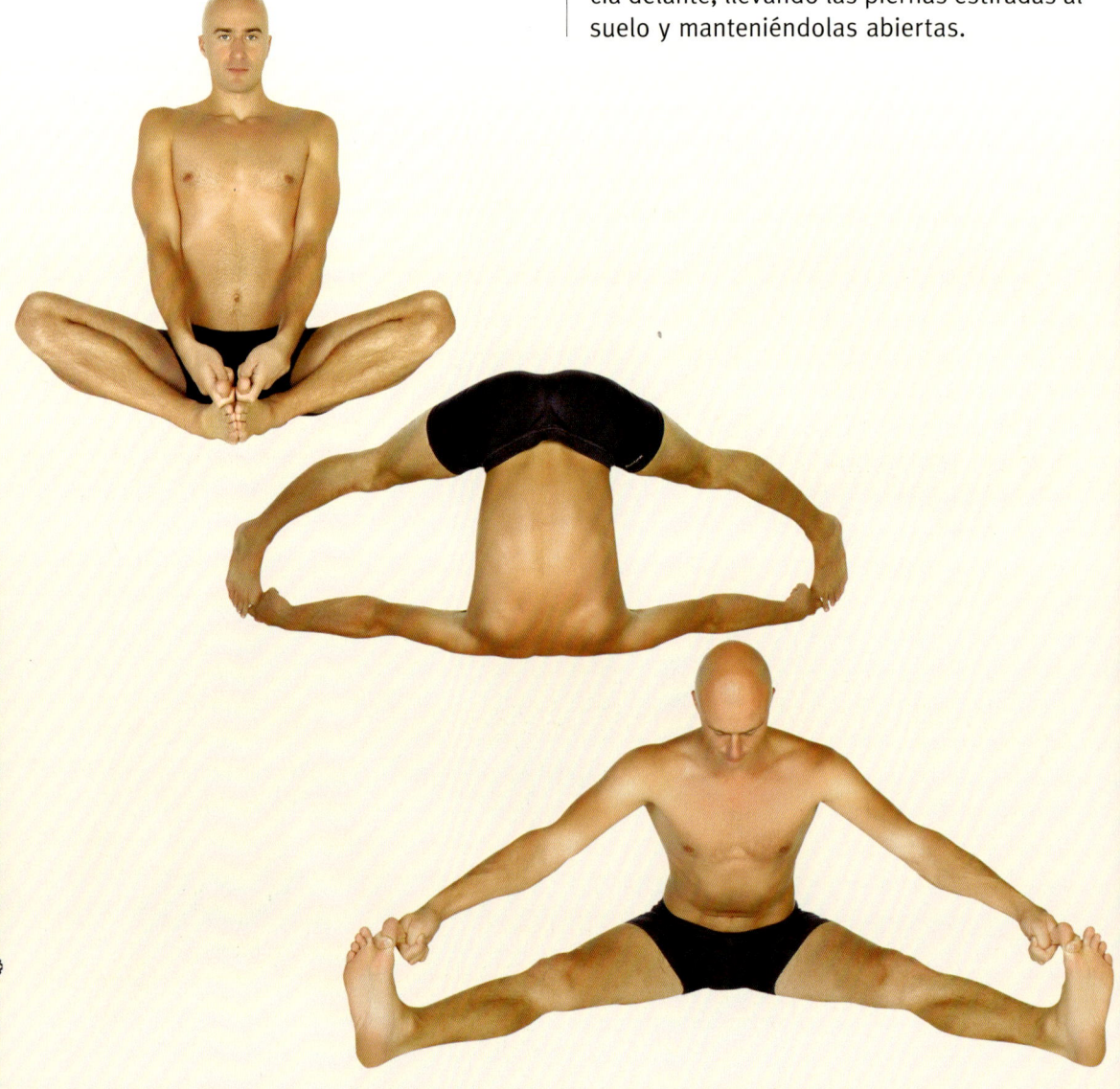

Mantén tus piernas completamente tensas para evitar golpear los talones contra el suelo. Para hacerlo más fácil, puedes unir al principio los pies a fin de ayudarte a rodar hacia delante, y abrir y separar las piernas al final del movimiento hacia delante.

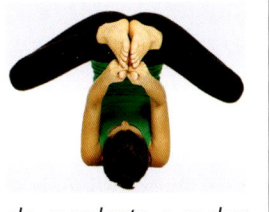

INSPIRACIÓN FINAL

Inspirando tranquila y completamente en cuatro tiempos, estira los brazos por encima de la cabeza y abre el pecho.

ESPIRACIÓN FINAL

Espirando con calma y completamente en cuatro tiempos, inclínate hacia delante y baja la frente al suelo mientras colocas los antebrazos sobre las piernas extendidas.

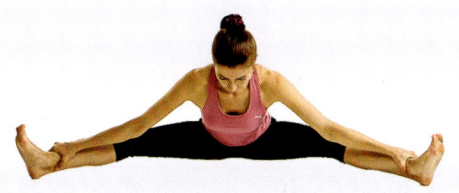

Si no puedes llevar la frente al suelo, simplemente inclínate hacia delante todo lo que puedas, sin forzar, manteniendo la espalda recta. Como en los yantras previos, mantén la conciencia sobre la alineación de la columna mientras te inclinas hacia delante, llegando solamente hasta donde te resulte cómodo, aun si esto significara permanecer simplemente sentado y poner las manos en las rodillas al final de la espiración.

REPETICIÓN

Para disfrutar del pleno potencial de los beneficios de este yantra, repite la secuencia completa dos veces más, ya sea volviendo a la posición inicial mientras continúas inspirando y espirando tranquilamente, o enlazando la espiración final directamente a la inspiración inicial de la secuencia siguiente.

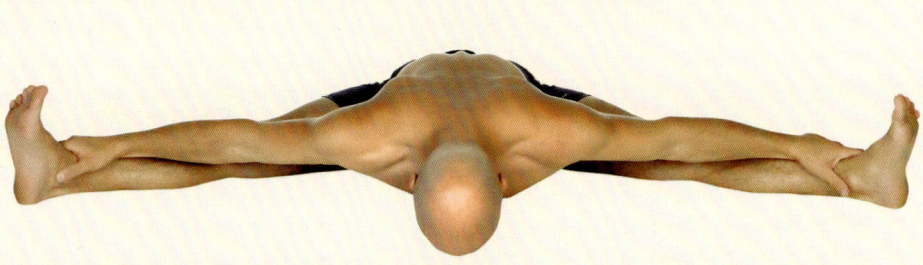

TRANSICIÓN

Si estás haciendo la tercera y cuarta series en una única sesión, puedes enlazar el Triángulo a la Langosta, primer yantra de la cuarta serie. Inspira directa y lentamente mientras llevas las manos por encima de la cabeza al tiempo que unes las piernas rectas al frente. Espira lenta y directamente llevando los talones hacia el perineo mientras bajas los brazos y ruedas hacia delante yendo de rodillas para sentarte sobre los talones con los empeines en el suelo y las manos en las rodillas.

BENEFICIOS PARA LA SALUD

- *Alivia desórdenes de la columna y de la médula espinal*
- *Mitiga dolencias de los cinco órganos sólidos y de los seis órganos huecos*
- *Mejora las condiciones relacionadas con los músculos, ligamentos y tendones de la cabeza y las extremidades*
- *Contrarresta problemas causados por el funcionamiento dañado o deteriorado de los cinco* pranas*, armonizándolos y fortaleciéndolos*

Calentamientos relacionados (véase Apéndice 1): Girar y estirar (15) Estirarse hacia los lados (19) Flexión abierta hacia delante (20), Rodar sobre la espalda (30)

Ciclo de Respiración	Tiempos
Inspiración inicial	4
Espiración inicial	4
Inspiración central	4
Espiración central	2
Retención vacía	**6**
Inspiración final	4
Espiración final	4

Cuarta serie de yantras

LOS CINCO YANTRAS de la cuarta serie son: la Langosta para la retención abierta, la Paloma para la retención dirigida, el Tridente para la retención cerrada, el Tigre para la retención con contracción, y la Joya para la retención vacía. En esta serie, cuando terminamos la secuencia de los últimos tres yantras con una espiración en la que flexionamos el torso hacia delante, sujetamos los lados de los pies en lugar de unir los dedos de las manos con los de los pies. La cuarta serie en su conjunto ayuda a ejercitar y profundizar en particular la función de la retención con contracción.

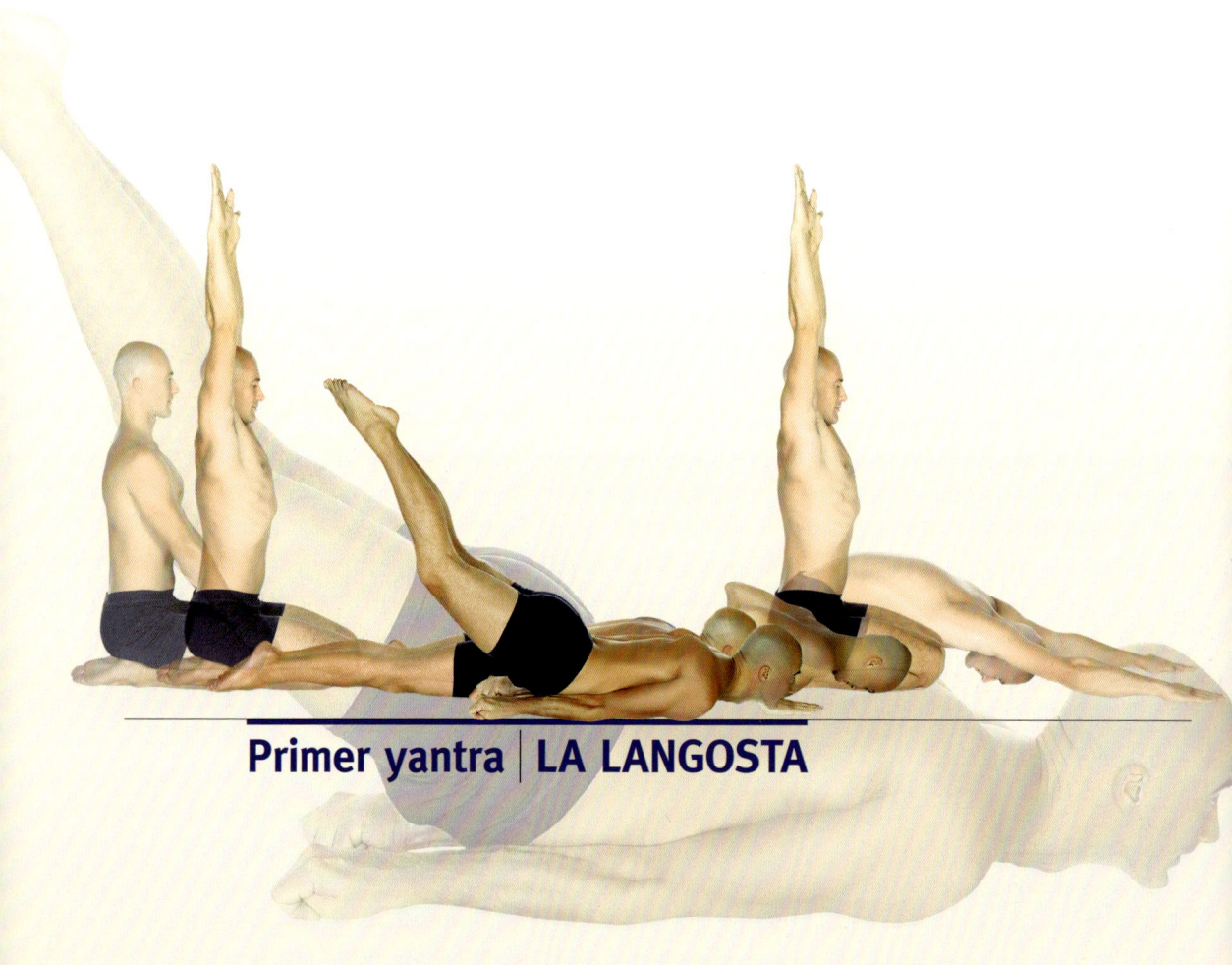

Primer yantra | LA LANGOSTA

LA LANGOSTA ES para aplicar, experimentar y entrenar la retención abierta. Los siete ciclos de respiración se hacen en cuatro tiempos respirando directa, completa y tranquilamente por la nariz.

POSICIÓN INICIAL

Siéntate sobre los talones con las manos en las rodillas y la espalda derecha, relajado pero a la vez atento y presente.

INSPIRACIÓN INICIAL

Inspirando tranquila y completamente en cuatro tiempos, estira hacia arriba los brazos rectos, expandiendo bien el pecho.

ESPIRACIÓN INICIAL

Espirando tranquila y completamente en cuatro tiempos, ve boca abajo con la frente en el suelo, los brazos a los lados del cuerpo y las manos en puños *vajra*.

Para facilitar el movimiento, puedes colocar los puños vajra o incluso las palmas de las manos ligeramente por debajo de los muslos hacia el final de la espiración.

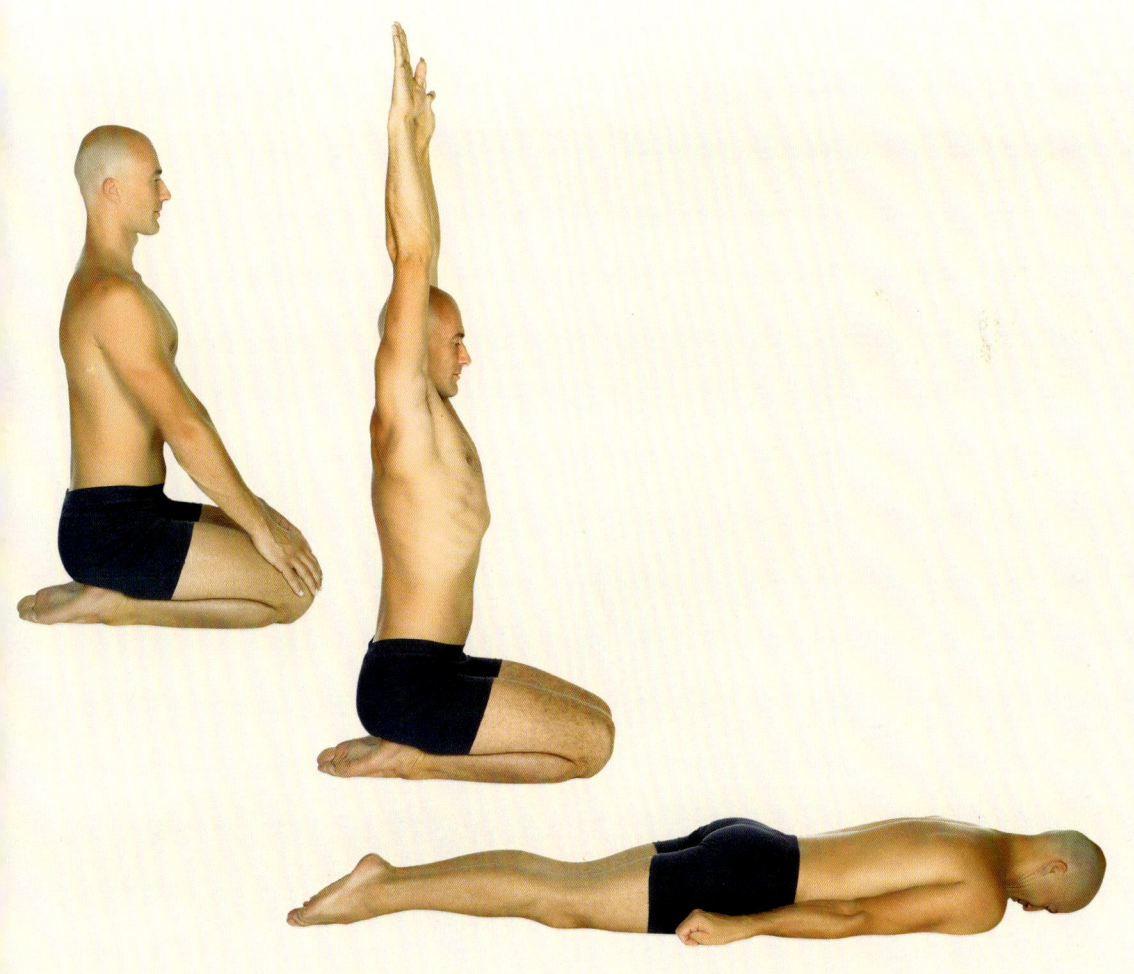

INSPIRACIÓN CENTRAL

Inspirando tranquila y completamente desde abajo hacia arriba en cuatro tiempos, lleva la cabeza hacia atrás para poner la barbilla y la garganta en el suelo. Al mismo tiempo, estira vigorosamente las piernas mientras tensas todo el cuerpo.

RETENCIÓN ABIERTA

Reteniendo abierto durante cuatro tiempos, separa del suelo, tan alto como puedas, las piernas estiradas y la pelvis. Soporta el peso del cuerpo sobre los hombros y los brazos, con los puños o las manos firmemente contra el suelo. Sostén la parte inferior del cuerpo arqueado hacia arriba como una langosta el resto del tiempo.

Mantén las piernas juntas y controladas. No es importante cuán alto puedes levantar tu cuerpo del suelo. Ve hasta donde te lo permita tu capacidad, asegurándote de que el aire retenido no sea bloqueado. Para los principiantes puede ser más fácil flexionar las piernas un poquito mientras intentan mantener las rodillas y los pies tan juntos como sea posible.

ESPIRACIÓN CENTRAL

Espirando completa y tranquilamente en cuatro tiempos, baja las piernas y pon la frente en el suelo y las palmas de las manos a la altura del pecho, o más abajo.

Si colocas las manos más abajo que la altura del pecho, será más fácil realizar el movimiento que sigue.

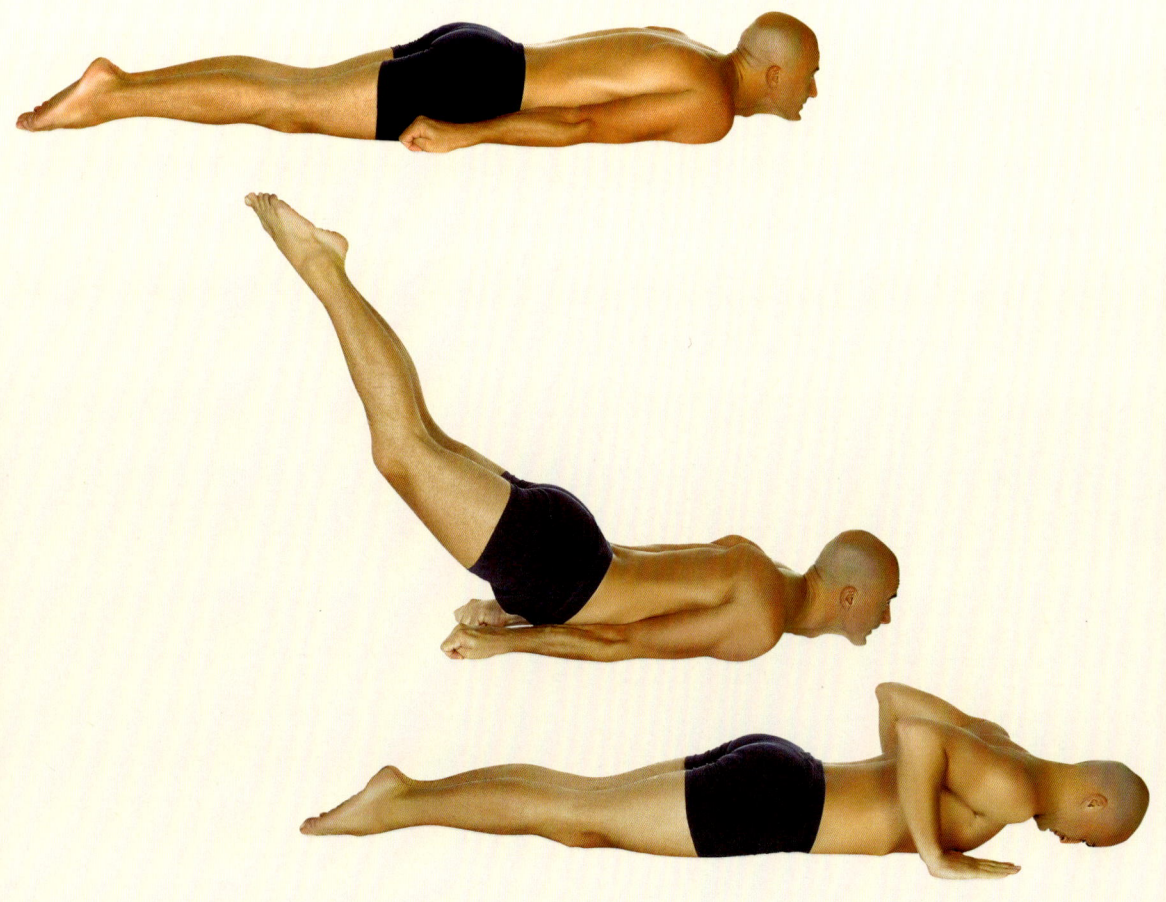

INSPIRACIÓN FINAL

Inspirando tranquila y completamente en cuatro tiempos, siéntate sobre los talones y estira hacia arriba los brazos para expandir bien el pecho y enderezar la columna.

ESPIRACIÓN FINAL

Espirando en cuatro tiempos, lleva la frente y palmas de las manos al suelo mientras expeles el aire completa y tranquilamente.

REPETICIÓN

Para disfrutar del potencial pleno de los beneficios de este yantra, repite la secuencia completa dos veces más, ya sea volviendo a la posición inicial mientras sigues inspirando y espirando tranquilamente, o enlazando directamente la espiración final con la inspiración inicial de la siguiente secuencia.

TRANSICIÓN

Para enlazar la Langosta con la Paloma, el siguiente yantra de la cuarta serie, inspira levantándote de la espiración final y estirando los brazos por encima de la cabeza. Luego espira y pon las manos sobre las rodillas.

BENEFICIOS PARA LA SALUD
- Alivia dolores en la región lumbar
- Reduce dolores del ciático
- Alivia la pérdida de sensaciones en los miembros inferiores
- Mitiga dolencias frías y calientes que afectan a los intestinos delgado y grueso
- Mejora problemas digestivos
- Restablece el correcto funcionamiento del prana que acompaña al fuego y del prana penetrante cuando se ha deteriorado o es anómalo

Calentamientos relacionados (véase Apéndice 1): Entrenamiento para la Langosta (32)

Ciclo de Respiración	Tiempos
Inspiración inicial	4
Espiración inicial	4
Inspiración central	4
Retención abierta	**4**
Espiración central	4
Inspiración final	4
Espiración final	4

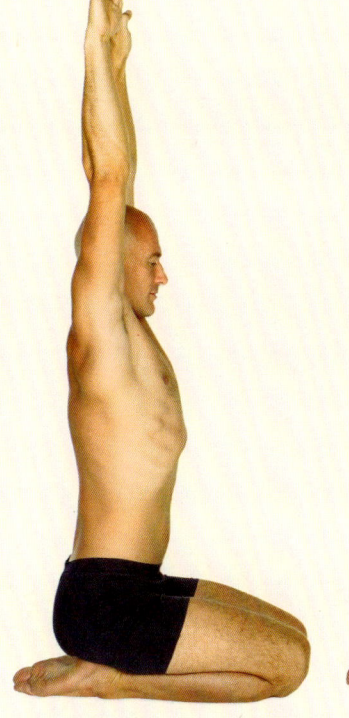
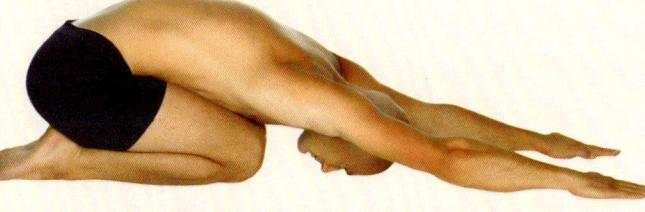

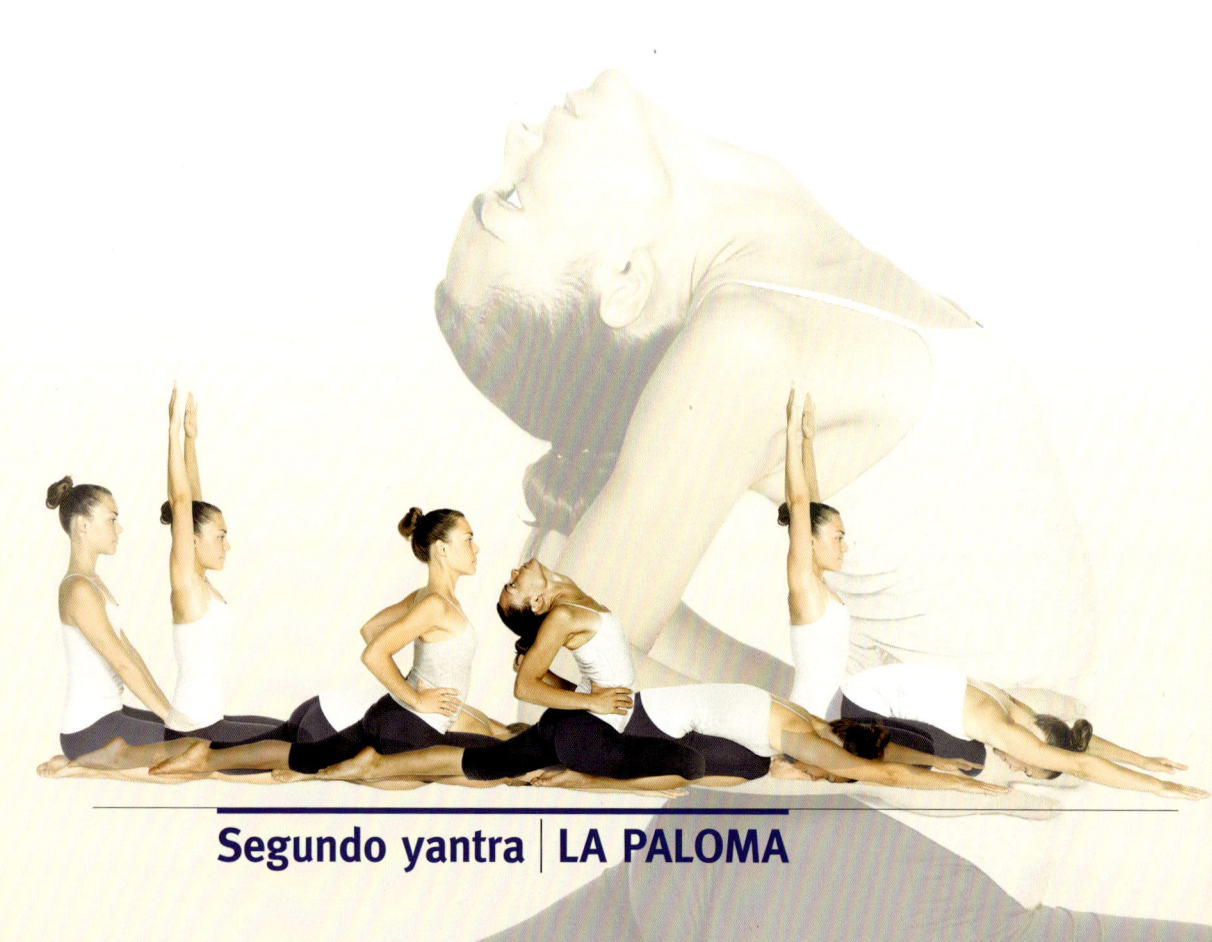

Segundo yantra | LA PALOMA

LA PALOMA ES para aplicar, experimentar y entrenar la retención dirigida. Los siete ciclos de respiración se hacen en cuatro tiempos, respirando directa, completa y tranquilamente por la nariz.

POSICIÓN INICIAL
Siéntate sobre los talones con las manos en las rodillas, los brazos rectos; estás relajado y presente.

INSPIRACIÓN INICIAL
Inspirando completa y tranquilamente en cuatro tiempos, estira los brazos por encima de la cabeza enderezando y alineando la espalda, y abriendo y expandiendo el pecho.

ESPIRACIÓN INICIAL
Espirando completa y tranquilamente en cuatro tiempos, extiende los brazos y el torso hacia delante y lleva las palmas de las manos y la frente al suelo mientras extiendes una pierna recta hacia atrás, dejando la otra pierna flexionada con el talón presionando el perineo.

En la primera ronda, las mujeres extienden la pierna izquierda hacia atrás, y los hombres extienden hacia atrás la derecha.

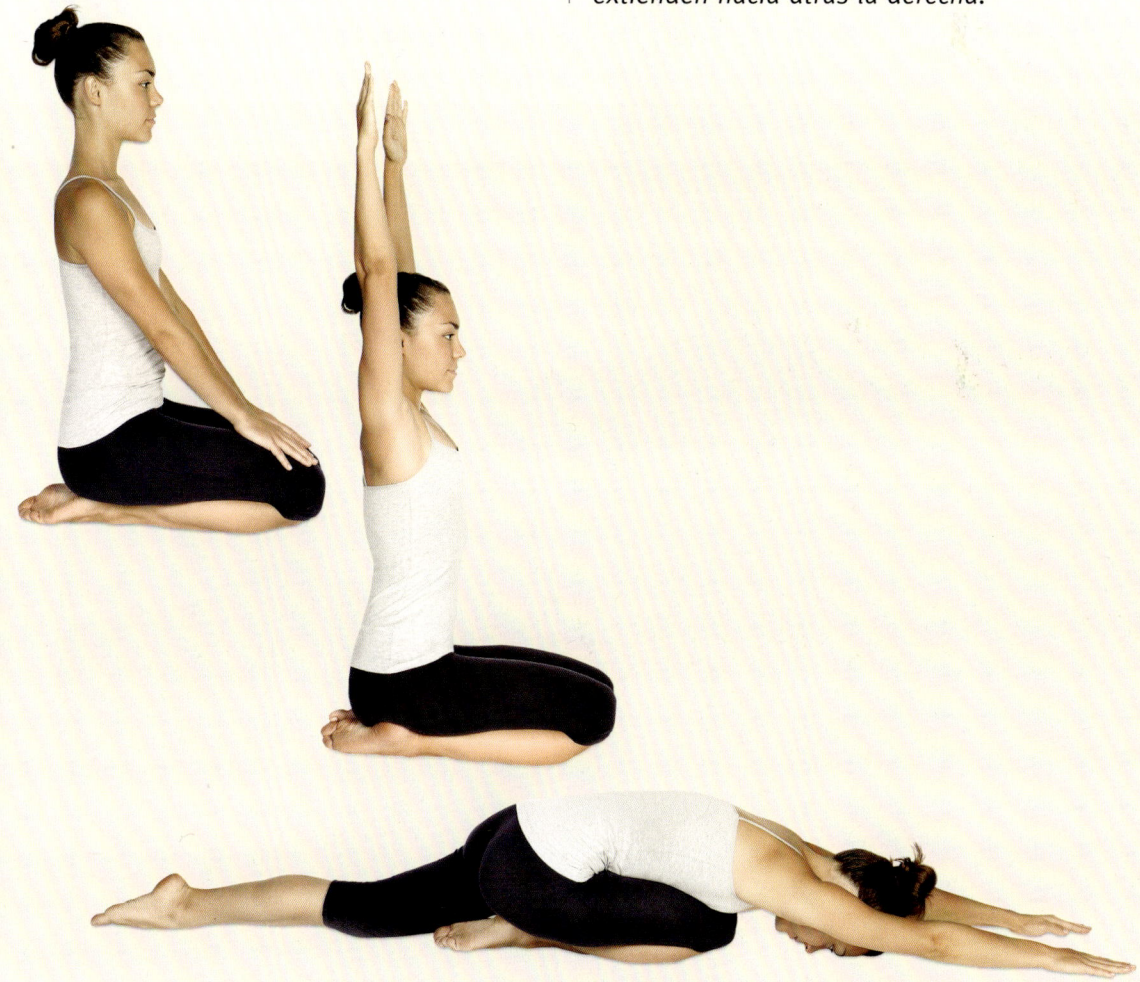

INSPIRACIÓN CENTRAL

Inspirando completa y tranquilamente en cuatro tiempos, levanta el torso y lleva las manos a la cintura bajo las costillas con los dedos hacia delante y los pulgares hacia atrás, llevando hacia atrás los hombros y arqueando la columna para abrir bien el pecho y los hombros.

Puedes también deslizar las manos hacia atrás por los costados del muslo de la pierna flexionada para ayudarte a llegar más fácilmente a la posición arqueada.

RETENCIÓN DIRIGIDA

Aplica una retención dirigida durante cuatro tiempos mientras arqueas aún más la cabeza hacia atrás, empujas más el pecho hacia delante, sigues acercando los codos entre sí y presionas firmemente el perineo con el talón, permaneciendo en esta posición que se parece a la silueta de una paloma.

La dinámica de la posición permite que el aire retenido sea dirigido hacia la parte inferior del abdomen. Presionar el talón contra el perineo te ayudará a experimentar plenamente la función de este yantra.

ESPIRACIÓN CENTRAL

Espirando completa y tranquilamente en cuatro tiempos, lleva los brazos hacia delante y estíralos colocando la frente y las palmas de las manos en el suelo.

INSPIRACIÓN FINAL

Inspirando completa y tranquilamente en cuatro tiempos, eleva el torso mientras pliegas la pierna extendida y te sientas sobre los talones, levantando los brazos para alinear la columna.

Como en el ciclo de inspiración central, puedes deslizar primero las manos por los lados del muslo de la pierna flexionada, para que te resulte más fácil sentarte sobre los talones.

ESPIRACIÓN FINAL

Espirando completa y tranquilamente durante cuatro tiempos, estira los brazos rectos mientras te inclinas hacia delante y llevas la frente y las palmas de las manos al suelo.

REPETICIÓN

Repite la secuencia completa del lado opuesto, ya sea volviendo a la posición inicial mientras continúas inspirando y espirando tranquilamente, o enlazando directamente la espiración final con la inspiración inicial de la segunda secuencia. Luego continúa como antes, pero invirtiendo la posición de las piernas.

En la segunda ronda, las mujeres extienden la pierna derecha hacia atrás, y los hombres extienden la pierna izquierda.

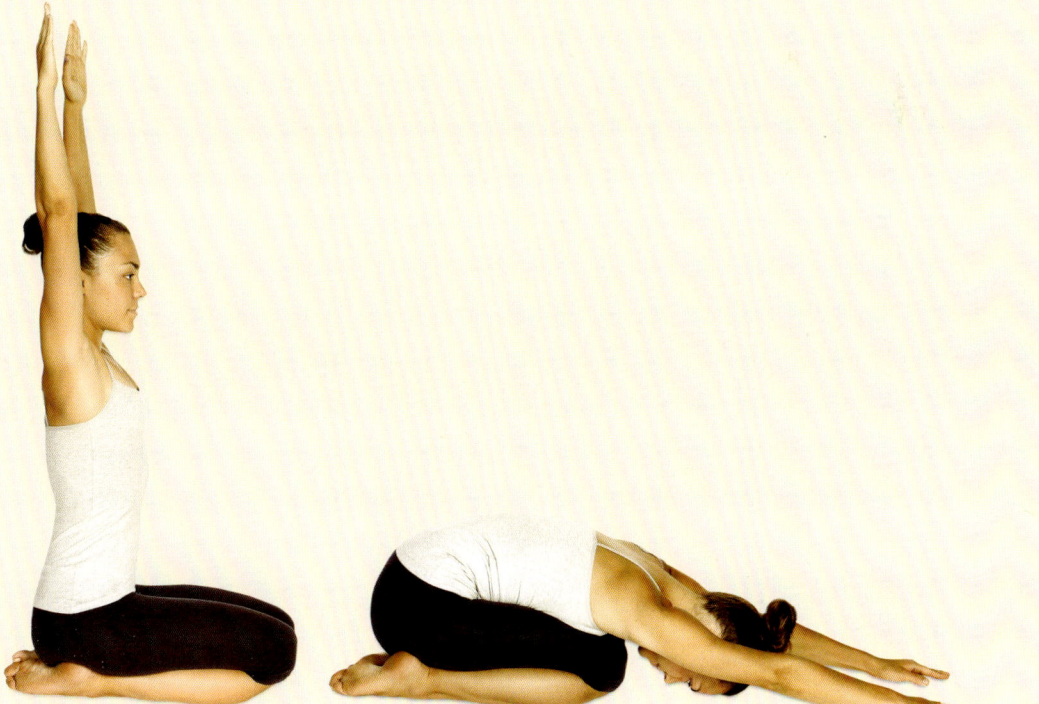

TRANSICIÓN

Para enlazar en una secuencia la Paloma con la posición inicial del siguiente yantra, el Tridente, inspira sentándote sobre los talones con los dedos de los pies curvados y los brazos levantados por encima de la cabeza, y espira rodando hacia atrás para sentarte en el suelo mientras extiendes las piernas hacia delante y pones las manos sobre las rodillas.

BENEFICIOS PARA LA SALUD

- *Alivia dolencias de la parte superior del torso*
- *Mitiga el dolor de hombros*
- *Mejora las condiciones relacionadas con el desequilibrio de la energía flema en general*
- *Mitiga la gastritis y la acidez estomacal*
- *Contrarresta problemas causados por el funcionamiento desordenado o deteriorado del* prana *ascendente y del* prana *penetrante*

Calentamientos relacionados (véase Apéndice 1): Rodillas al pecho (9), Girar y estirar (15), Flexión de rodilla (16), Torsión suave de columna (21) Entrenamiento para la Serpiente (33) Entrenamiento para la Serpiente II (34), Rotación del cuello (37)

Ciclo de Respiración	Tiempos
Inspiración inicial	4
Espiración inicial	4
Inspiración central	4
Retención dirigida	**4**
Espiración central	4
Inspiración final	4
Espiración final	4

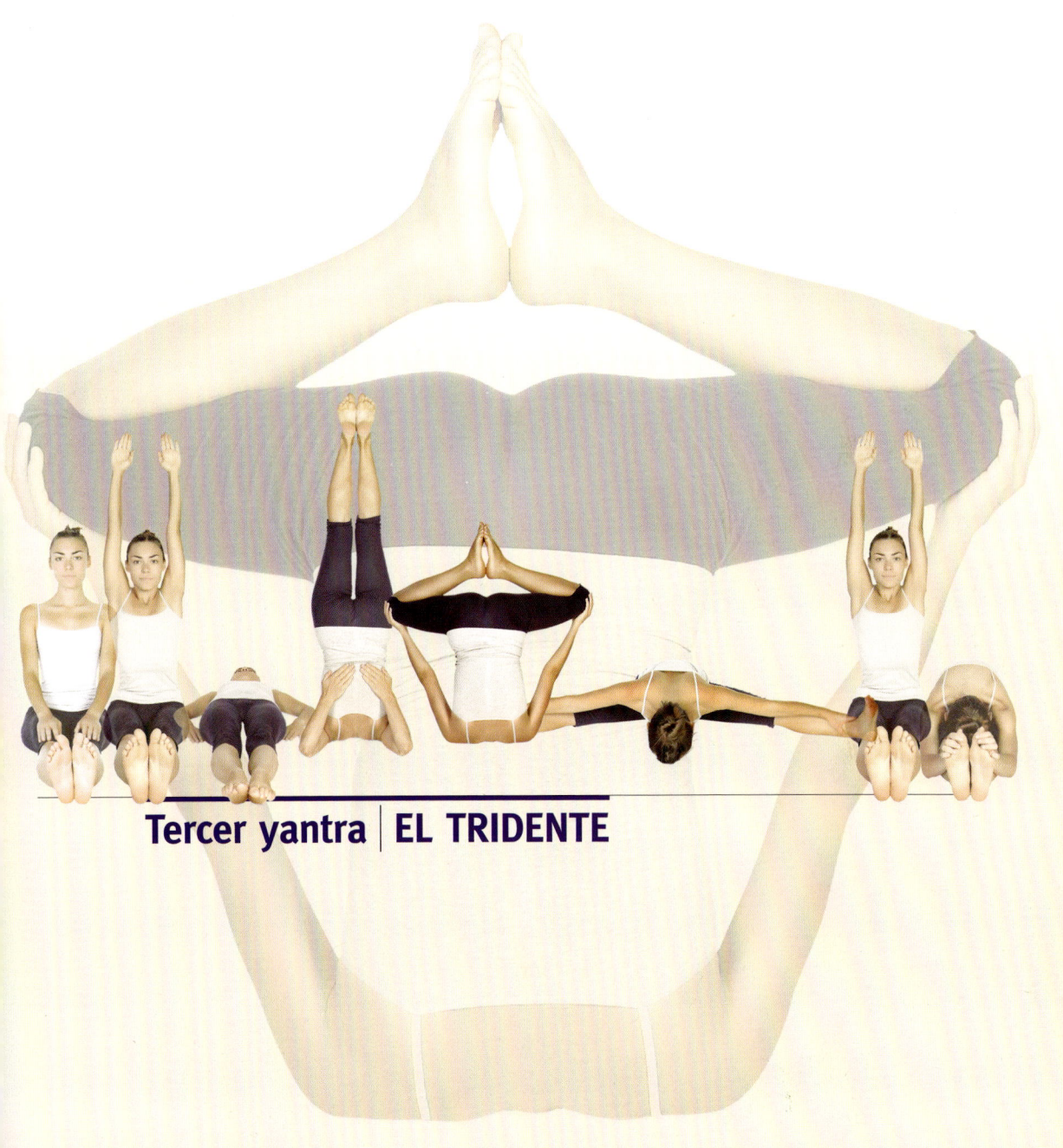

Tercer yantra | EL TRIDENTE

EL TRIDENTE ES para aplicar, experimentar y ejercitar la retención cerrada. Los siete ciclos de respiración son coordinados en cuatro tiempos respirando directa, completa y tranquilamente por la nariz.

POSICIÓN INICIAL
Siéntate con las piernas hacia delante, las manos en las rodillas y la espalda derecha.

INSPIRACIÓN INICIAL
Inspirando plena y tranquilamente en cuatro tiempos, estira los brazos hacia arriba y expande bien el pecho.

ESPIRACIÓN INICIAL
Espirando completa y tranquilamente en cuatro tiempos, acuéstate de espaldas con los brazos a los lados.

Sincroniza el movimiento con la respiración, apoyando gradualmente la columna hasta que al final de la espiración, delicada pero firmemente, estés por completo acostado.

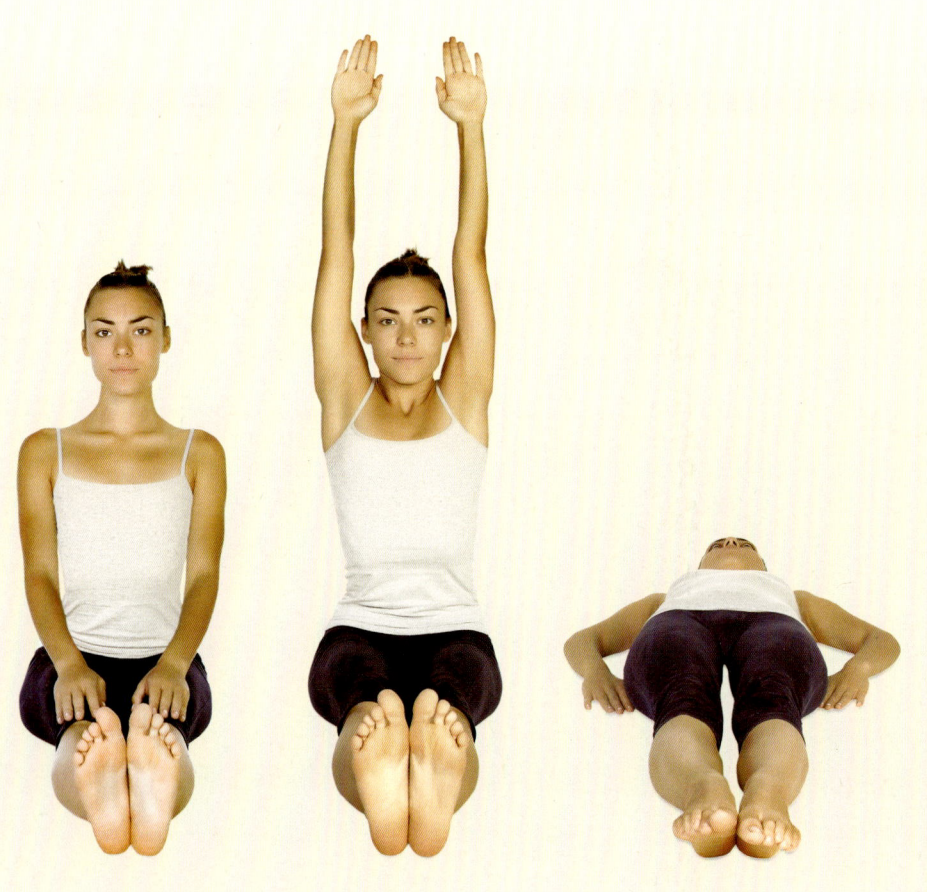

INSPIRACIÓN CENTRAL

Inspirando completa y tranquilamente en cuatro tiempos, abre los codos ligeramente a los lados dejando las palmas de las manos en el suelo, levanta las piernas y el torso sin flexionar las piernas y lleva las manos a la espalda para ayudarte a sostener la posición y alinear bien el torso.

RETENCIÓN CERRADA

Reteniendo cerrado durante cuatro tiempos, baja las rodillas y ábrelas bien para unir las plantas de los pies, con los dedos apuntando hacia arriba. Al mismo tiempo, lleva las manos a las rodillas y ábrelas tanto como puedas mientras mantienes la espalda recta, luego permanece en esta posición, que recuerda a un tridente, soportando el peso del cuerpo en los hombros y en la parte de atrás de la cabeza.

Para facilitar la correcta alineación de la columna durante la retención cerrada, tal vez debas sostener la espalda con las manos en lugar de ponerlas en las rodillas.

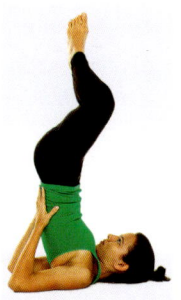

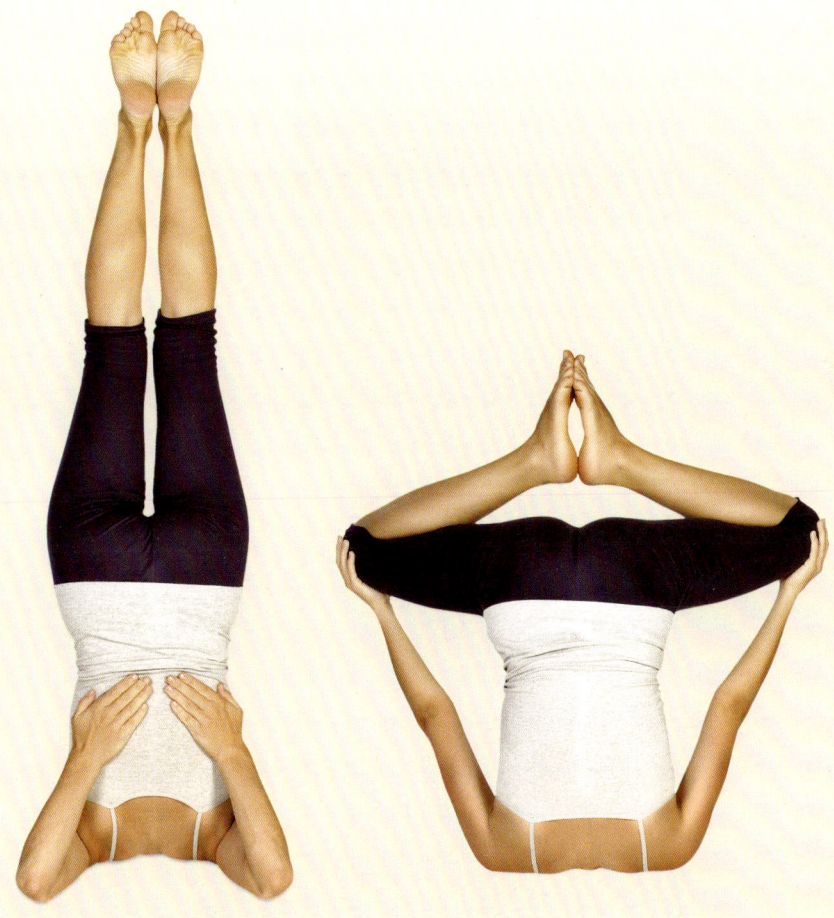

ESPIRACIÓN CENTRAL

Al final de la retención, rueda hacia delante y hacia abajo abriendo bien las piernas mientras espiras completa y tranquilamente en cuatro tiempos. Flexiona el torso hacia delante para llevar las manos más arriba de los tobillos y la frente al suelo.

INSPIRACIÓN FINAL

Inspirando completa y tranquilamente en cuatro tiempos, junta las piernas y estira hacia arriba los brazos, estirando la espalda y expandiendo el pecho.

ESPIRACIÓN FINAL

Espirando completa y tranquilamente en cuatro tiempos, lleva la frente a las rodillas estirando la espalda desde la raíz de la columna, y sujeta los costados de los pies.

REPETICIÓN

Para disfrutar del pleno potencial de los beneficios de este yantra, repite la secuencia completa dos veces más, ya sea volviendo a la posición inicial mientras continúas inspirando y espirando tranquilamente, o conectando la espiración final con la inspiración inicial de la secuencia siguiente.

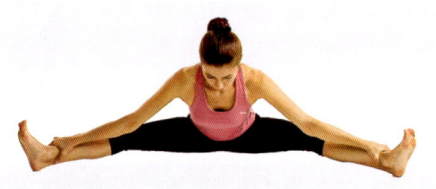

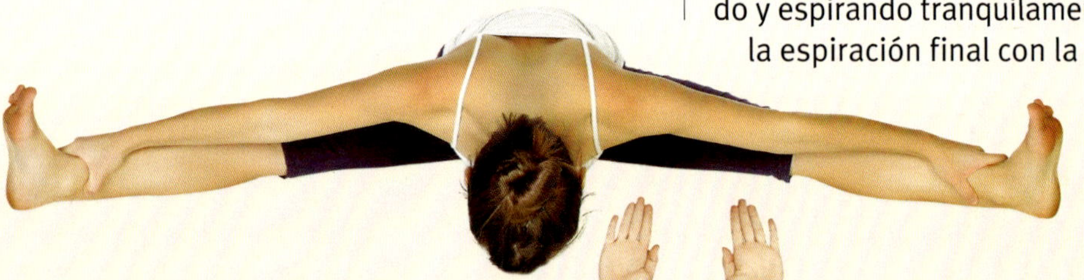

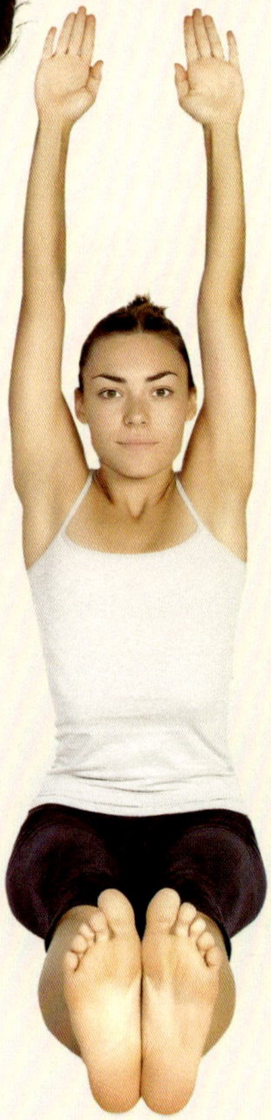

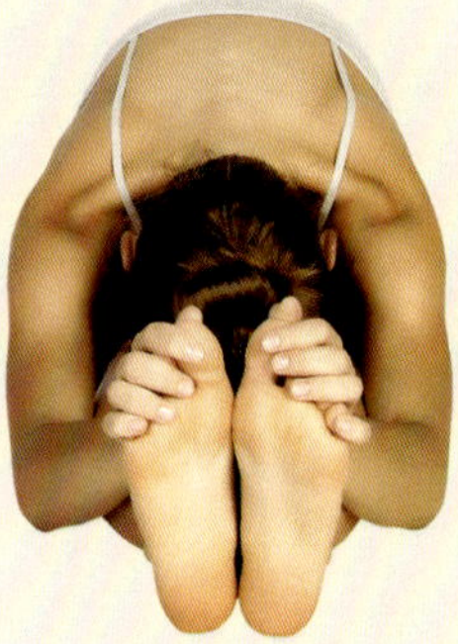

Si no puedes llevar la frente al suelo, inclínate hacia delante tanto como puedas, sin forzar, manteniendo la espalda recta.

TRANSICIÓN

Para conectar el Tridente al siguiente yantra de la cuarta serie, el Tigre, inspira incorporándote de la espiración final y estirando los brazos por encima de la cabeza, luego espira y coloca las manos sobre las rodillas.

BENEFICIOS PARA LA SALUD

- *Armoniza la función de los cinco elementos del cuerpo físico*
- *Equilibra la fuerza de los cinco* pranas
- *Restaura el calor digestivo, una función del* prana *que acompaña al fuego*
- *Contrarresta problemas causados por el funcionamiento dañado o desordenado del* prana *ascendente*

Calentamientos relacionados (véase Apéndice 1): Mariposa (8), Flexión hacia delante y plantas de los pies juntas (14), Flexión abierta hacia delante (20), Rodar sobre la espalda (30)

Ciclo de Respiración	Tiempos
Inspiración inicial	4
Espiración inicial	4
Inspiración central	4
Retención cerrada	**4**
Espiración central	4
Inspiración final	4
Espiración final	4

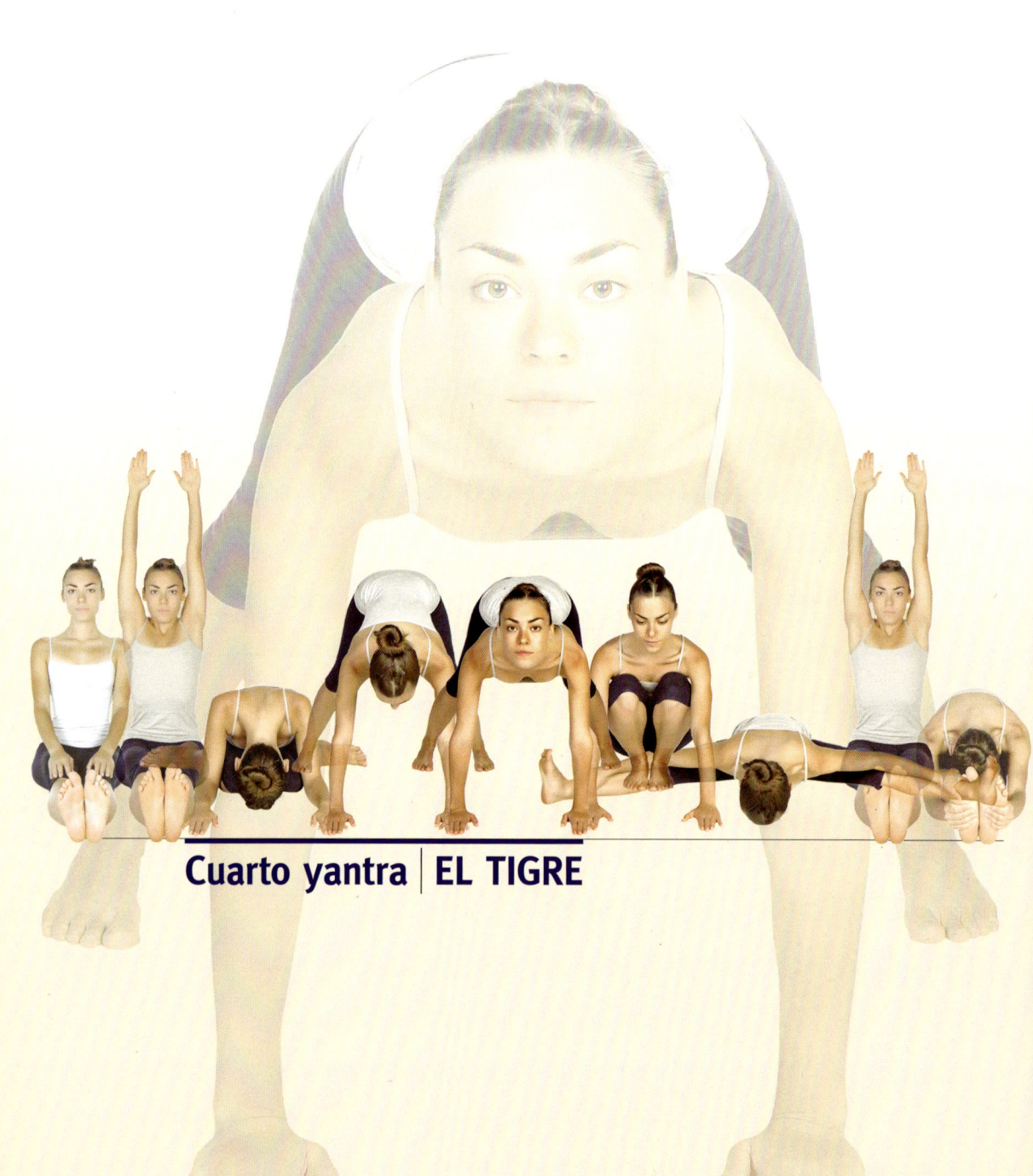

Cuarto yantra | EL TIGRE

EL TIGRE ES para experimentar y ejercitar la retención con contracción. La inspiración central se hace en dos tiempos, y es seguida por seis tiempos de retención con contracción. Los demás ciclos se hacen en cuatro tiempos respirando directa, completa y tranquilamente por la nariz.

POSICIÓN INICIAL

Siéntate con las piernas hacia delante, las manos sobre las rodillas y la espalda derecha.

Colocar un cojín delgado o un acolchado firme bajo las nalgas puede hacer que la posición y los movimientos siguientes sean más fáciles y precisos.

INSPIRACIÓN INICIAL

Inspirando completa y tranquilamente en cuatro tiempos, estira los brazos por encima de la cabeza y abre bien el pecho.

ESPIRACIÓN INICIAL

Espirando completa y tranquilamente en cuatro tiempos, mantén las rodillas unidas mientras llevas los pies a los lados de las caderas con los dedos apuntando hacia los lados. Coloca los codos junto a los lados de las rodillas con los antebrazos y palmas de las manos en el suelo, paralelos hacia delante. Mantén la columna derecha y lleva la frente al suelo, delante.

Si encuentras difícil llegar de este modo a la posición, puedes llevar los talones hacia el perineo y pasar a la posición de rodillas como en la Tortuga, separando la parte inferior de las piernas un poco para sentarte entre ellas con las nalgas en el suelo y los dedos de los pies a ser posible apuntando hacia fuera. Luego ubica los codos a cada lado de las rodillas con las palmas de las manos, los antebrazos y la frente apoyados en el suelo, delante.

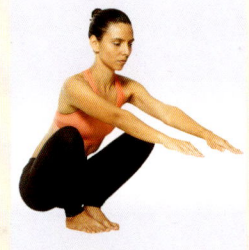
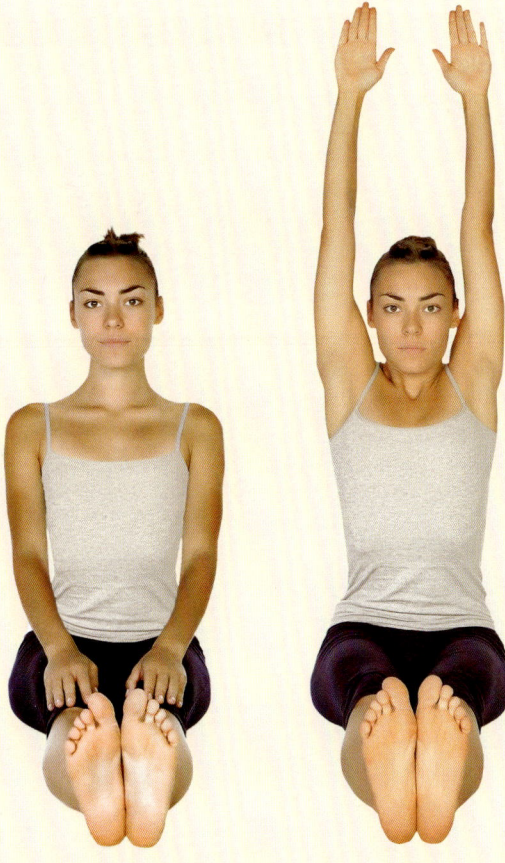
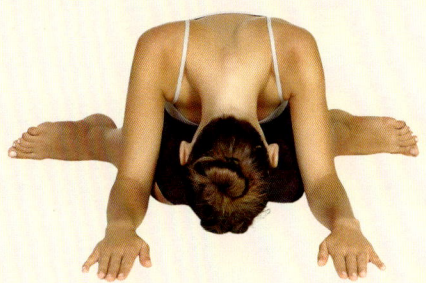

Esta posición puede ser bastante dura para las rodillas. Otra forma de hacerla más suave es dejando los pies apuntando hacia atrás siguiendo la línea de los muslos, pero recuerda abrirlos hacia fuera un poco cuando hagas el movimiento siguiente, para poder llegar a la posición correcta. Si aun así no te sientes cómodo con el Tigre, no lo hagas. Puedes hacer el Perro para la retención con contracción. Otra alternativa es comenzar como en la segunda ronda de la Tortuga, incluso usando algo acolchado para hacerlo más cómodo y seguro.

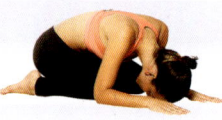

INSPIRACIÓN CENTRAL
Inspira velozmente y de manera directa en dos tiempos, a la vez que levantas el torso manteniendo las plantas de los pies y las palmas de las manos firmemente apoyadas en el suelo.

RETENCIÓN CON CONTRACCIÓN
Aplicando una retención con contracción durante seis tiempos, arquea hacia atrás la cabeza y contrae firmemente el abdomen llevándolo hacia la columna mientras enderezas la espalda y permaneces en esta posición que recuerda a un tigre.

La dinámica del movimiento hace que la experiencia de la retención con contracción sea particularmente pronunciada. El texto original en tibetano usa la metáfora de empujar el «océano» (el abdomen) contra la «montaña» (la columna).

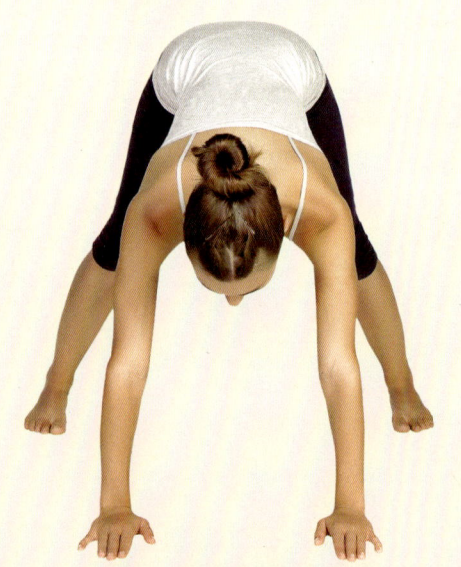
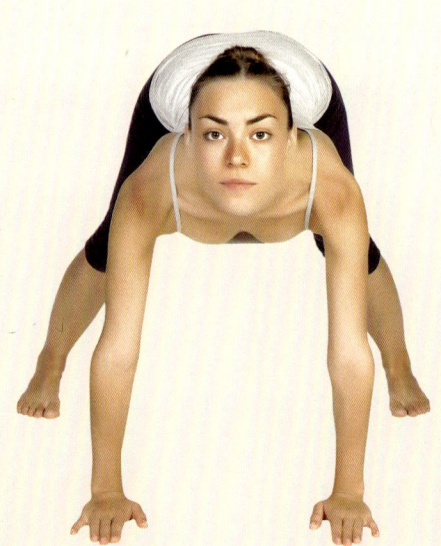

ESPIRACIÓN CENTRAL

Espirando completa y tranquilamente en cuatro tiempos, junta los pies con un salto suave y siéntate otra vez en el suelo, extendiendo las piernas abiertas y apoyando sobre ellas los antebrazos y las manos en los tobillos, mientras te inclinas hacia delante para llevar la frente hacia o hasta el suelo.

INSPIRACIÓN FINAL

Inspirando completa y tranquilamente en cuatro tiempos, junta las piernas delante y levanta los brazos por encima de la cabeza, abriendo bien el pecho.

ESPIRACIÓN FINAL

Espirando completa y tranquilamente en cuatro tiempos, lleva la frente a o hacia las rodillas, estirando la espalda desde la base de la columna mientras sujetas firmemente los lados de los pies con las manos.

REPETICIÓN

Para disfrutar del potencial pleno de los beneficios de este yantra, repite la secuencia completa dos veces más, ya sea volviendo a la posición inicial mientras continúas inspirando y espirando tranquilamente, o enlazando la espiración final directamente con la inspiración inicial de la secuencia siguiente.

TRANSICIÓN

Para conectar el Tigre con el siguiente yantra en la cuarta serie, la Joya, inspira elevando los brazos paralelos por encima de la cabeza y manteniendo la espalda derecha y el pecho abierto, y espira juntando las plantas de los pies y llevando las manos a las rodillas.

BENEFICIOS PARA LA SALUD

- *Alivia dolencias de la columna y de la médula espinal*
- *Mejora la condición de las articulaciones mayores y menores*
- *Alivia desórdenes de los nervios y ligamentos de la cabeza y las extremidades*
- *Mitiga el dolor del ciático*
- *Reduce la rigidez*
- *Alivia condiciones relacionadas con el intestino grueso, el intestino delgado y el estómago*
- *Contrarresta problemas derivados del deterioro del calor digestivo causado por desequilibrios en el* prana *que acompaña al fuego*

Calentamientos relacionados (véase Apéndice 1): Rotar las pantorrillas (7), Relajar caderas y rodillas (11), Girar y estirar (15), Flexión de rodilla (16), Flexión abierta hacia delante (20), Aflojar la cadera (26), Entrenamiento para el Perro (36)

Ciclo de Respiración	Tiempos
Inspiración inicial	4
Espiración inicial	4
Inspiración central	2
Retención con contracción	**6**
Espiración central	4
Inspiración final	4
Espiración final	4

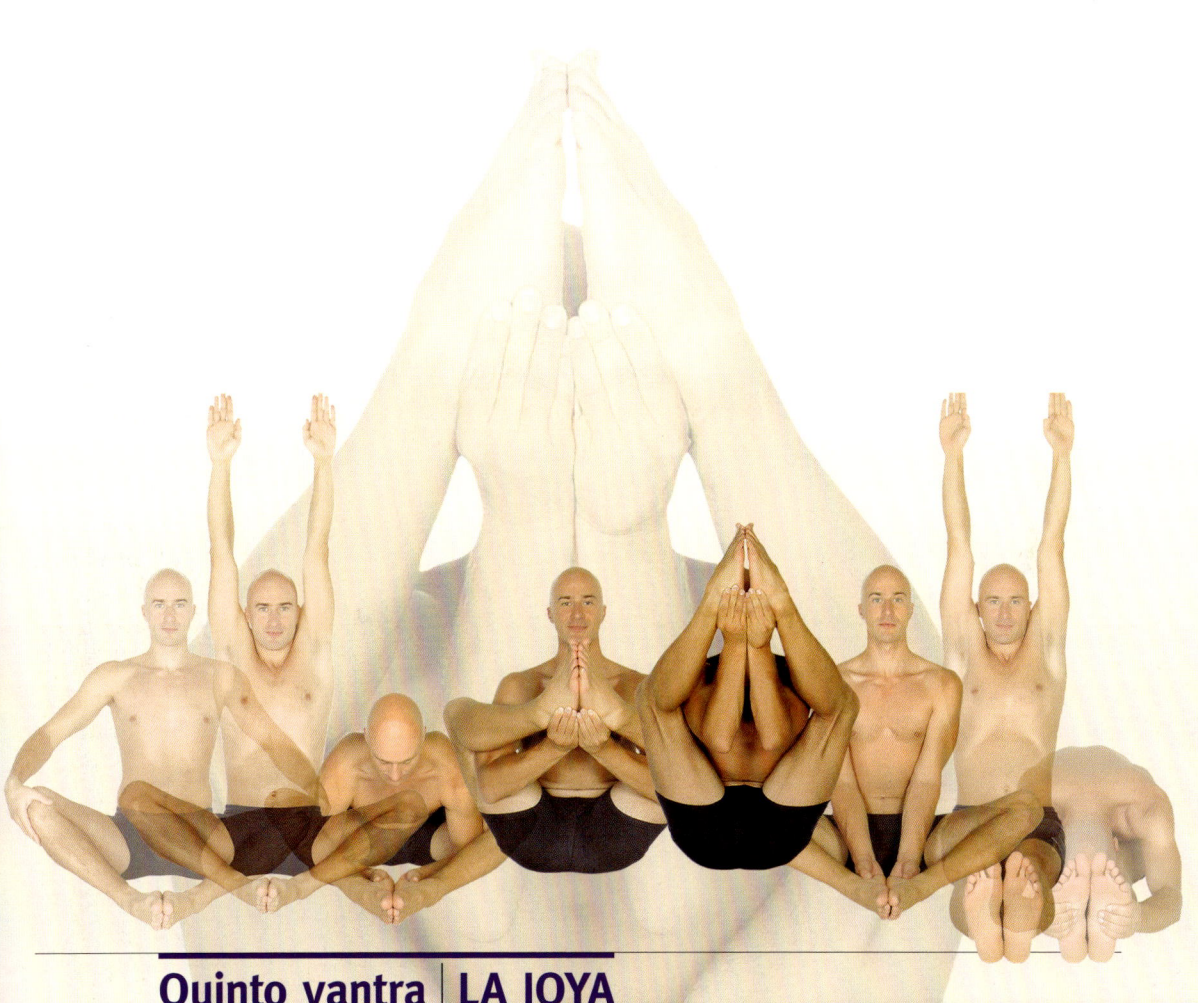

Quinto yantra | **LA JOYA**

LA JOYA ES para experimentar y entrenar la retención vacía. La espiración central se hace en dos tiempos, seguida por una retención en vacío durante seis tiempos. Los otros ciclos se hacen en cuatro tiempos respirando directa, completa y tranquilamente por la nariz.

POSICIÓN INICIAL
Siéntate con las plantas de los pies juntas y las manos en las rodillas. Los brazos y la espalda están derechos y estás relajado, presente y alerta.

INSPIRACIÓN INICIAL
Inspirando completa y tranquilamente durante cuatro tiempos, estira los brazos por encima de la cabeza expandiendo bien el pecho y manteniendo la espalda derecha.

ESPIRACIÓN INICIAL
Espirando completa y tranquilamente en cuatro tiempos, inclínate hacia delante para llevar los codos por debajo de las rodillas y sujetar los talones unidos, dejando los pulgares por arriba.

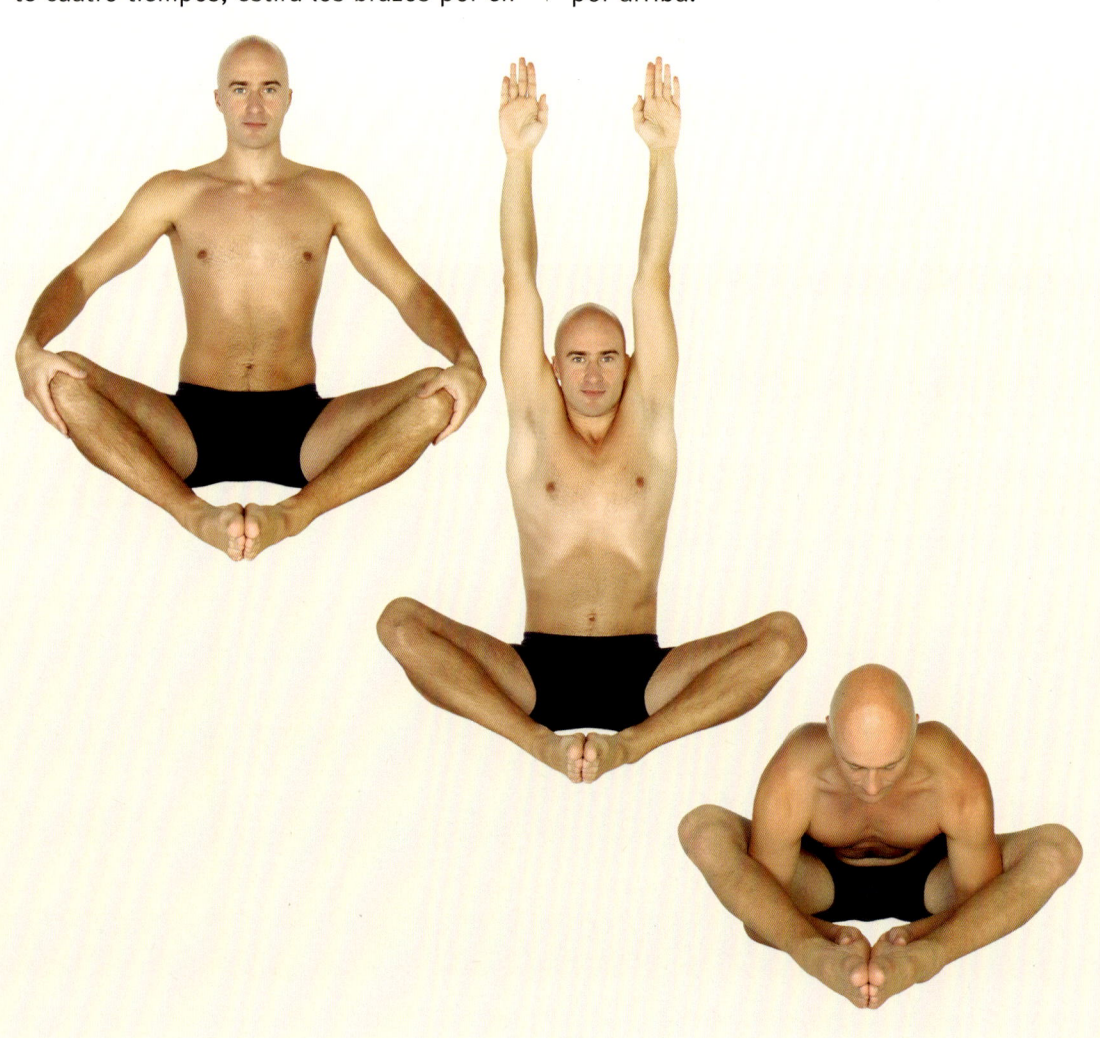

INSPIRACIÓN CENTRAL

Inspirando completa y tranquilamente en cuatro tiempos, abre el pecho mientras levantas los talones unidos hasta la altura del pecho, equilibrándote sobre las nalgas.

ESPIRACIÓN CENTRAL

Espirando con fuerza en dos tiempos, empuja lentamente los pies hacia la parte superior de tu cabeza.

RETENCIÓN VACÍA

Permaneciendo en vacío durante seis tiempos, tensa el cuerpo entero y continúa estirando la espalda en esta posición, que recuerda a una joya. Hacia el final de la cuenta, todavía reteniendo en vacío, baja las manos y los pies al suelo sin separarlos.

Si te resulta difícil equilibrarte sobre las nalgas, puedes entrenarte cerca de una pared o apoyándote en ella para ayudarte a sostener la espalda.

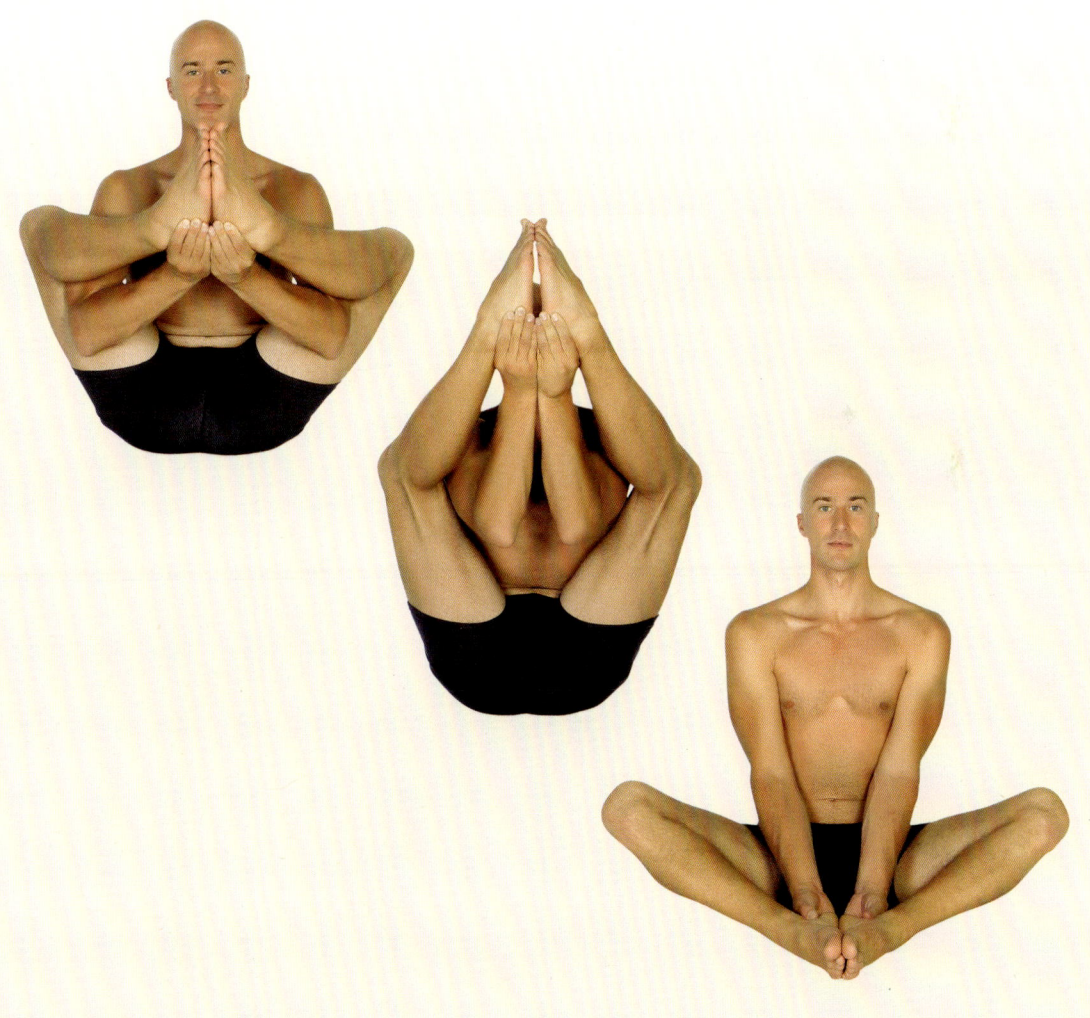

INSPIRACIÓN FINAL

Inspirando completa y tranquilamente durante cuatro tiempos, extiende hacia delante las piernas paralelas mientras levantas los brazos rectos hacia arriba, expandiendo bien el pecho.

ESPIRACIÓN FINAL

Espirando completa y tranquilamente en cuatro tiempos, lleva la frente a o hacia las rodillas, estirando la espalda desde la base de la columna, y sujeta firmemente los lados de los pies con las manos.

REPETICIÓN

Para disfrutar del pleno potencial de los beneficios de este yantra, repite la secuencia completa dos veces más, ya sea volviendo a la posición inicial mientras continúas inspirando y espirando tranquilamente, o enlazando directamente la espiración final con la inspiración inicial de la secuencia siguiente.

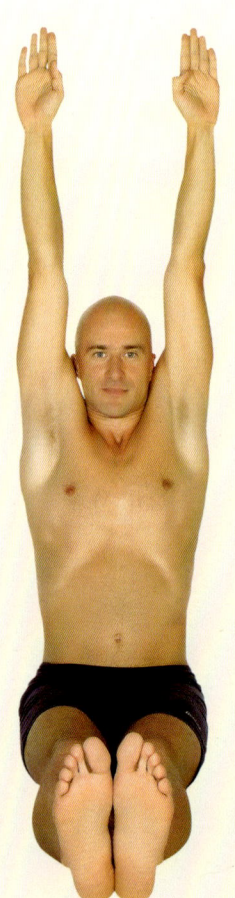
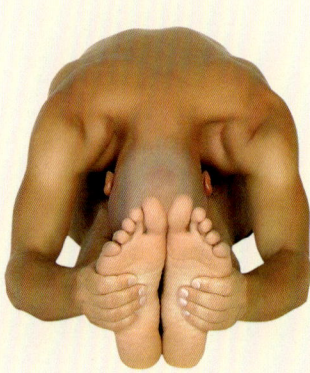

TRANSICIÓN

Si estás haciendo la cuarta y quinta serie en una sesión única, puedes enlazar la Joya con el primer yantra de la quinta serie, la Rueda, inspirando mientras levantas las manos por encima de la cabeza, espirando después, y llevando las manos a las rodillas.

BENEFICIOS PARA LA SALUD

- *Armoniza la condición de los cinco elementos y de los cinco pranas*
- *Alivia problemas causados por desequilibrios en las energías aire, flema y bilis*
- *Aumenta la fortaleza física*

Calentamientos relacionados (véase Apéndice 1): Rotar las piernas (6), Rotar las pantorrillas (7), Flexión hacia delante con ambas rodillas a los lados (13), Flexión hacia delante y plantas de los pies juntas (14)

Ciclo de Respiración	Tiempos
Inspiración inicial	4
Espiración inicial	4
Inspiración central	4
Espiración central	2
Retención vacía	**6**
Inspiración final	4
Espiración final	4

Quinta serie de yantras

LOS CINCO YANTRAS en la quinta serie son: la Rueda para la retención abierta, el Águila para la retención dirigida, la Espada para la retención cerrada, la Rana para la retención con contracción, y el Pavo real para la retención vacía. La fase central de cada yantra en la quinta serie comprende una inspiración o espiración veloz de dos tiempos, seguida por una retención de seis tiempos, mientras que el resto de ciclos de respiración se hace en cuatro tiempos respirando directa y tranquilamente. Si encuentras difícil practicar con este ritmo, particularmente la inspiración veloz en dos tiempos, puedes hacer todos los ciclos en cuatro tiempos. Al igual que en los yantras de la cuarta serie, cuya espiración final se hace inclinándose hacia delante, sujetamos los costados de los pies en lugar de unir los dedos de las manos a los de los pies. La quinta serie en su conjunto ayuda a ejercitar y profundizar, en particular, la función de la retención vacía.

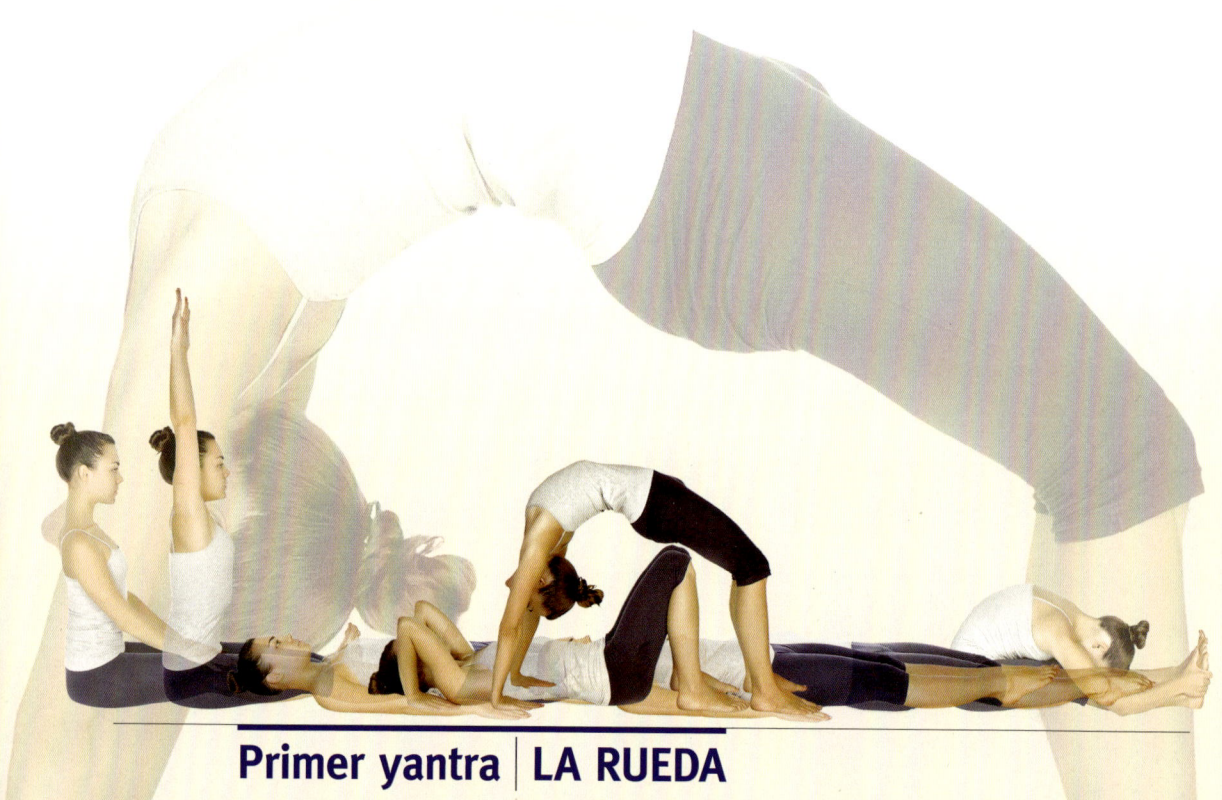

Primer yantra | **LA RUEDA**

LA RUEDA ES para experimentar y entrenar la retención abierta. Como en todos los yantras para la retención abierta, el pecho y la garganta están abiertos y estirados para no bloquear el aire retenido.

POSICIÓN INICIAL
Siéntate con las piernas hacia delante, la espalda derecha, las manos en las rodillas y los brazos rectos. Estás presente y relajado.

INSPIRACIÓN INICIAL
Inspirando tranquila y completamente en cuatro tiempos, estira los brazos por encima de la cabeza.

ESPIRACIÓN INICIAL
Espirando tranquila y completamente en cuatro tiempos, baja gradualmente la espalda al suelo con determinación y un suave control, llevando los brazos a los lados del cuerpo con las palmas de las manos en el suelo.

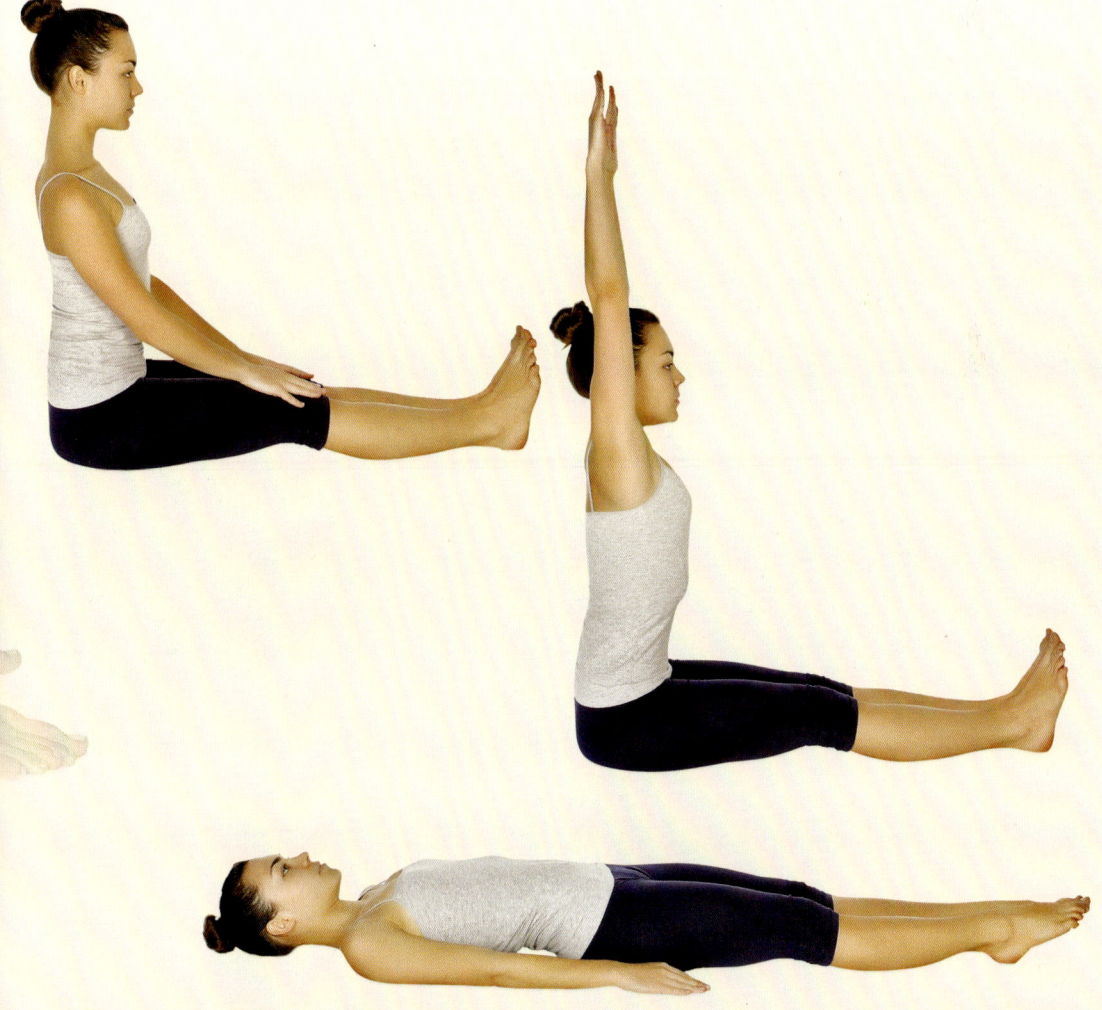

INSPIRACIÓN CENTRAL

Inspirando en dos tiempos, gira los brazos hacia la cabeza poniendo las palmas en el suelo hacia dentro a la altura de los hombros, con los dedos apuntando a los hombros. Al mismo tiempo, flexiona las piernas y coloca los talones cerca de las nalgas. Siempre dentro de los dos tiempos para la inspiración, levanta la pelvis y presiona las palmas de las manos contra el suelo extendiendo los codos y formando un arco hacia atrás, soportando el peso con las manos y los pies. Los pies deben permanecer paralelos.

No te fuerces para llegar rápidamente a esta posición si no la sientes cómoda y segura. Como alternativa, puedes ampliar la inspiración a cuatro tiempos y acortar la retención abierta siguiente a cuatro tiempos en lugar de seis. Puedes también arquear solo lo suficiente como para poner la coronilla en el suelo y permanecer en retención abierta en esa posición. En ambos casos, la mayor parte del peso debe ser soportado por las manos y los pies.

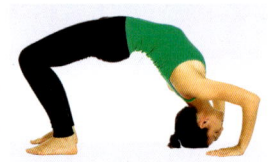

RETENCIÓN ABIERTA

Reteniendo abierto durante seis tiempos, continúa arqueando el torso, estirándote completamente en esta posición con la forma de una rueda, reteniendo el aire sin bloquearlo en ninguna forma.

Si inspiraste en cuatro tiempos en lugar de dos, retén abierto solamente durante cuatro tiempos.

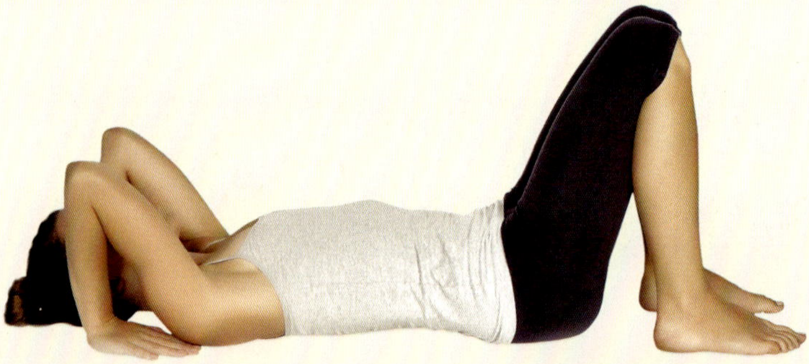

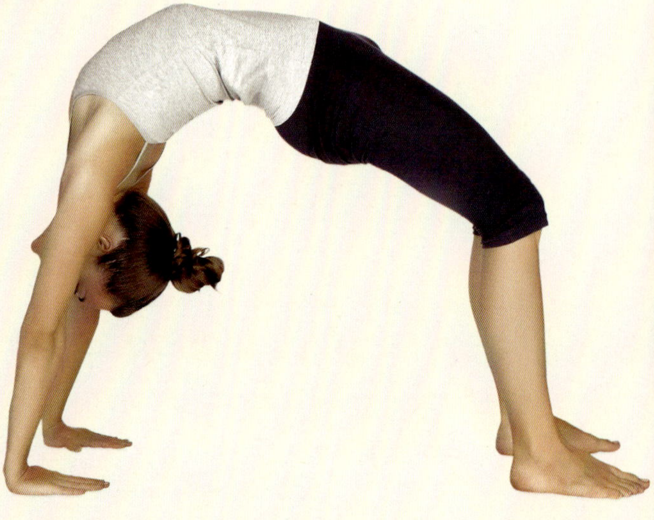

ESPIRACIÓN CENTRAL

Espirando tranquila y completamente en cuatro tiempos, flexiona los codos y las rodillas y lleva la barbilla en dirección al pecho mientras bajas primero los hombros al suelo y, luego, gradualmente la columna. Tan pronto como la parte baja de la columna toque el suelo, extiende las piernas hacia delante y coloca los brazos a los lados.

INSPIRACIÓN FINAL

Inspirando tranquila y completamente en cuatro tiempos, lleva los brazos hacia atrás y por encima de la cabeza, estirándote desde los dedos de las manos hasta los dedos de los pies y tensando todo el cuerpo.

ESPIRACIÓN FINAL

Espirando tranquila y completamente en cuatro tiempos, flexiona el torso hacia delante mientras llevas la frente a las rodillas y con las manos sujetas los lados de los pies.

REPETICIÓN

Para disfrutar del pleno potencial de los beneficios de este yantra, repite la secuencia completa dos veces más, ya sea volviendo a la posición inicial mientras continúas inspirando y espirando tranquilamente, o enlazando directamente la espiración final con la inspiración inicial de la siguiente secuencia.

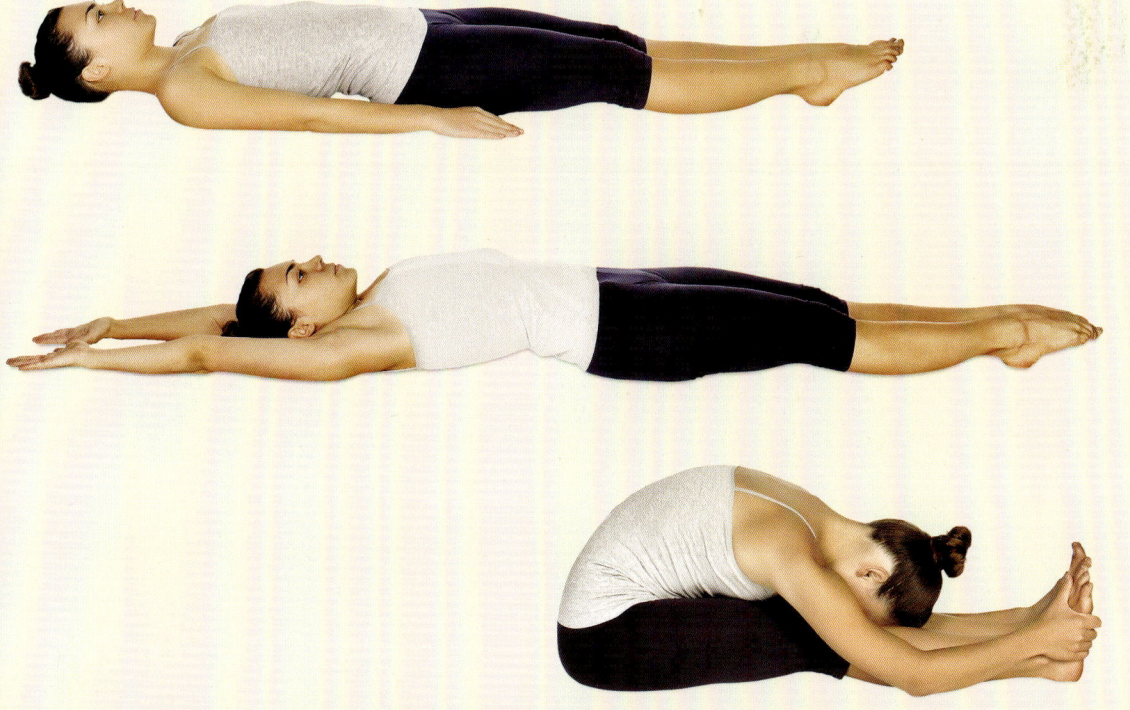

TRANSICIÓN
Para conectar la Rueda con el siguiente yantra en la quinta serie, el Águila, inspira incorporándote de la espiración final y estirando los brazos por encima de la cabeza, y espira colocando las manos sobre las rodillas.

BENEFICIOS PARA LA SALUD
- *Alivia desequilibrios en la energía viento que afectan a la espalda, incluyendo problemas con la médula espinal, las articulaciones mayores y menores de la columna, y los músculos y tendones de la cabeza y las extremidades.*
- *Mitiga el dolor lumbar, el dolor en el ciático y la rigidez*
- *Restaura el correcto funcionamiento del* prana *penetrante cuando su funcionamiento está desordenado o deteriorado*

Calentamientos relacionados (véase Apéndice 1): Puente (29), Gato (31), Entrenamiento para la Langosta (32), Entrenamiento para la Serpiente II (34), Rotación del cuello (37)

Ciclo de Respiración	Tiempos
Inspiración inicial	4
Espiración inicial	4
Inspiración central	2
Retención abierta	**6**
Espiración central	4
Inspiración final	4
Espiración final	4

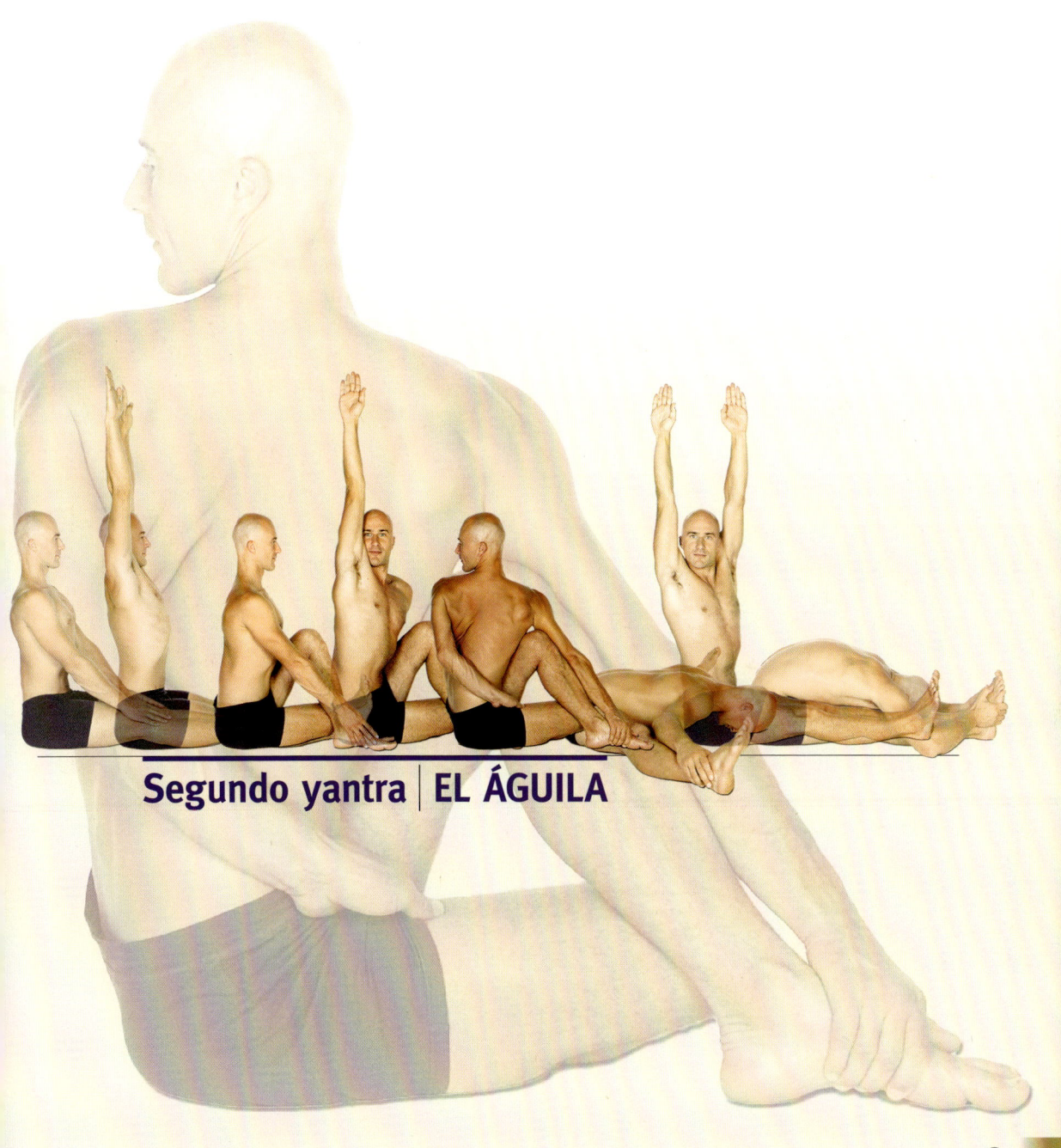

Segundo yantra | EL ÁGUILA

EL ÁGUILA ES para experimentar y entrenar la retención dirigida. Como en la primera y en la segunda series, este yantra realiza la retención dirigida en la fase central por medio de una torsión de la columna. Como es un yantra asimétrico, los hombres y las mujeres empiezan por lados opuestos.

POSICIÓN INICIAL
Siéntate con las piernas hacia delante, las manos en las rodillas y la espalda derecha.

INSPIRACIÓN INICIAL
Inspirando tranquila y completamente en cuatro tiempos, estira los brazos rectos por encima de la cabeza, expandiendo bien el pecho.

ESPIRACIÓN INICIAL
Espirando tranquila y completamente en cuatro tiempos, y usando las manos para guiar los pies a la posición, flexiona una pierna y lleva el talón a la nalga opuesta mientras cruzas la otra pierna por encima del muslo y llevas el pie al lado de la rodilla que está en el suelo.

En la primera ronda, las mujeres flexionan la pierna izquierda, llevan el talón izquierdo a la nalga derecha, y cruzan el pie derecho por encima del muslo izquierdo apoyándolo en el suelo al lado de la rodilla izquierda. Los hombres flexionan la pierna derecha, llevan el talón derecho a la nalga izquierda, y cruzan el pie izquierdo por encima del muslo derecho apoyándolo en el suelo al lado de la rodilla derecha.

INSPIRACIÓN CENTRAL

Inspirando completamente desde abajo hacia arriba en dos tiempos, levanta el brazo del lado abierto estirando enérgicamente el brazo y el torso hacia arriba y abriendo los hombros para expandir el pecho, mientras giras hacia el lado abierto con la cabeza recta.

En la primera ronda, las mujeres elevan el brazo izquierdo y giran hacia el lado abierto a la izquierda. Los hombres elevan el brazo derecho y giran hacia el lado abierto a la derecha.

Igual que en la inspiración, comienza el movimiento de giro desde abajo, estirándolo y expandiéndolo con la torsión. Deja que el movimiento sea guiado por la torsión de la columna más que por un movimiento activo de los hombros. No empujes ni fuerces la torsión.

RETENCIÓN DIRIGIDA

Dirige la retención durante seis tiempos manteniendo la columna alineada mientras giras el torso y la cabeza completamente hacia el lado cerrado, bajas la mano y sujetas el lado interno del pie que está cerca de la rodilla. Lleva el otro brazo por detrás de la espalda, sujetando firmemente la cadera, y permanece en esta posición que es como un águila majestuosamente sentada.

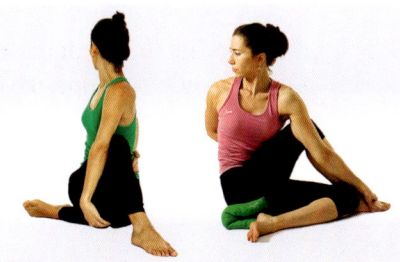

En la primera ronda, las mujeres giran hacia la derecha durante la retención y los hombres giran hacia la izquierda.

Si encuentras difícil hacer esto, hay algunas modificaciones posibles. Lo importante es mantener la espalda y los costados erguidos y la parte baja de la espalda, estable. En lugar de sujetar el borde interno del pie cerca de la rodilla, puedes simplemente sujetar el tobillo. En lugar de rodear la espalda con el brazo, puedes mantenerlo recto al lado para ayudarte a conseguir la alineación correcta de la espalda y la función correcta de la retención. Además, colocar un cojín firme bajo las nalgas puede

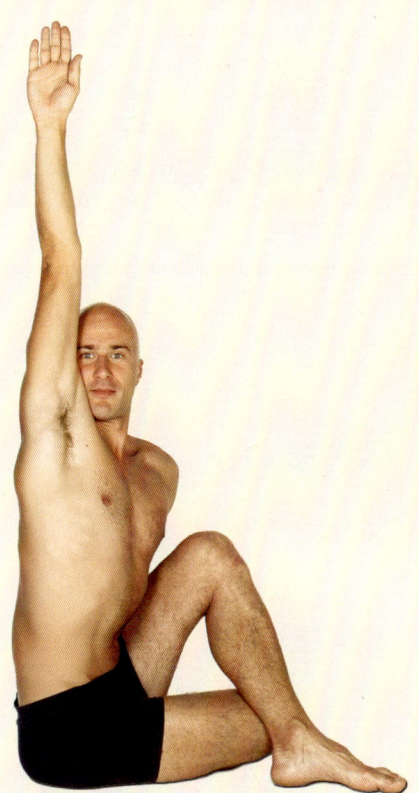
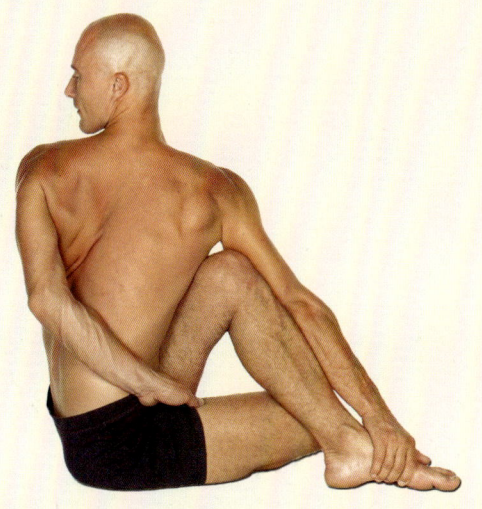

facilitar las posiciones y movimientos de este yantra.

ESPIRACIÓN CENTRAL
Espirando tranquila y completamente en cuatro tiempos, extiende y separa las piernas hacia delante, luego coloca los antebrazos sobre las piernas extendidas mientras bajas la frente a o hacia el suelo.

INSPIRACIÓN FINAL
Inspirando tranquila y completamente en cuatro tiempos, junta las piernas, levanta los brazos por encima de la cabeza y expande el pecho mientras gradualmente giras y estiras el torso hacia el lado opuesto.

En la primera ronda, las mujeres giran a la izquierda y los hombres giran a la derecha.

ESPIRACIÓN FINAL
Espirando completa y tranquilamente en cuatro tiempos, inclínate hacia delante para llevar la frente a o hacia las rodillas mientras sujetas firmemente los lados de los pies.

REPETICIÓN
Repite la secuencia completa del lado opuesto, ya sea volviendo a la posición inicial mientras continúas inspirando y espirando tranquilamente, o enlazando directamente la espiración final con la inspiración inicial de la segunda secuencia. Después continúa como antes, pero invirtiendo la posición de los brazos y las piernas.

En la segunda ronda, las mujeres llevan el talón derecho a la nalga izquierda y el pie izquierdo cerca de la rodilla derecha. Los hombres llevan el talón izquierdo a la nalga derecha y el pie derecho cerca de la rodilla izquierda.

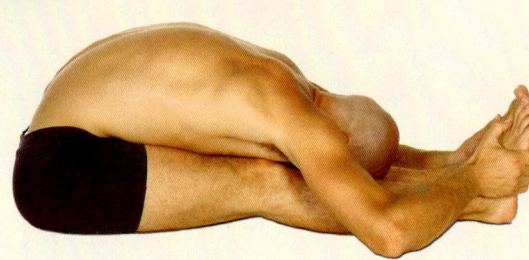

TRANSICIÓN

Para enlazar el Águila con el siguiente yantra de la quinta serie, la Espada, inspira y extiende los brazos por encima de la cabeza. Mientras espiras, lleva los talones hacia el perineo, baja los brazos y ve hacia delante para ponerte de rodillas y sentarte sobre los talones con los empeines de los pies en el suelo.

Para llegar a la posición de rodillas, también puedes cruzar las piernas.

BENEFICIOS PARA LA SALUD

- *Alivia dolencias de la región lumbar y de los riñones*
- *Mejora la condición de las articulaciones mayores y menores, y de la columna y la médula espinal*
- *Mitiga desórdenes de la cabeza, brazos y piernas*
- *Contrarresta problemas relacionados con los órganos sensoriales*
- *Equilibra los cinco elementos y los cinco pranas*
- *Aumenta la fortaleza física*
- *Aumenta la capacidad de nuestro cuerpo, voz y mente*

Calentamientos relacionados (véase Apéndice 1): Balanceo (1), Rodillas al pecho (9), Rodillas hacia los lados (10), Flexión hacia delante y rodilla al lado (12), Girar y estirar (15), Estiramiento con la rodilla cruzada (17), Rodilla sobre rodilla (18), Barrer con la pierna (25), Torsión en posición supina (27)

Ciclo de Respiración	Tiempos
Inspiración inicial	4
Espiración inicial	4
Inspiración central	2
Retención dirigida	**6**
Espiración central	4
Inspiración final	4
Espiración final	4

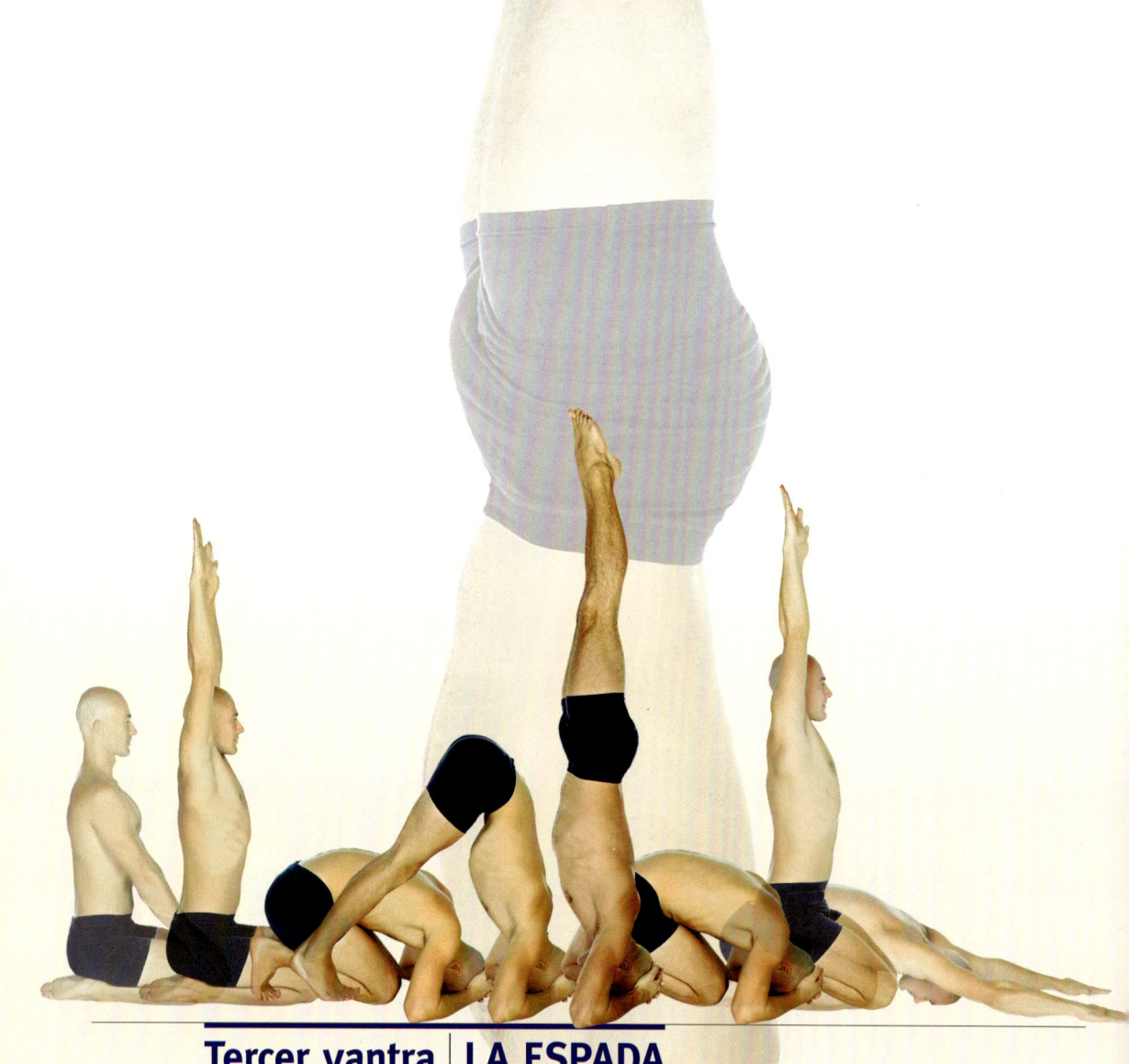

Tercer yantra | LA ESPADA

LA ESPADA ES para experimentar y ejercitar la retención cerrada. Una vez más, tenemos una inspiración central de dos tiempos seguida por una retención en seis tiempos (en este caso, una retención cerrada); pero si resulta muy difícil, ambas pueden ser hechas en cuatro tiempos. Todos los otros ciclos se hacen en cuatro tiempos, respirando completa y tranquilamente.

Antes de realizar este yantra es importante que practiques los movimientos de la inspiración central hasta que te sientas cómodo subiendo a la postura sobre la cabeza. Puede ser útil que te entrenes cerca de una pared o con una persona que te asista.

POSICIÓN INICIAL
Relajado y presente, siéntate sobre los talones con las manos en las rodillas y la espalda derecha.

INSPIRACIÓN INICIAL
Inspirando tranquila y completamente en cuatro tiempos, estira los brazos por encima de la cabeza, expandiendo el pecho.

ESPIRACIÓN INICIAL
Espirando tranquila y completamente en cuatro tiempos, curva los dedos de los pies, baja los codos y antebrazos al suelo, entrecruza los dedos de las manos y coloca la parte superior de la frente en el suelo, en el ápice del triángulo formado por los dedos entrelazados y los codos abiertos.

Una forma de medir la distancia apropiada entre los codos es sujetar cada codo con la mano contraria, manteniendo esa distancia al abrir los antebrazos y entrelazar los dedos de las manos.

INSPIRACIÓN CENTRAL

Inspirando en dos tiempos, extiende las rodillas y estira las piernas mientras las llevas rectas hacia arriba, distribuyendo el peso en forma equilibrada entre los antebrazos, codos, y la frente en la línea del cabello, que es la parte más dura del cráneo.

Puedes encontrar útil emplear cuatro tiempos para subir, y luego retener durante cuatro tiempos en lugar de hacerlo en seis. Si es necesario, puedes flexionar primero las rodillas y luego enderezar las piernas, y en este caso no inhales con tu capacidad plena; en cambio, favorece la fase abdominal de la respiración por encima de la fase pectoral. No practiques este yantra descuidadamente si tienes problemas de presión sanguínea, o en el cuello, o con cualquier otra dolencia médica que pueda hacerlo desaconsejable.

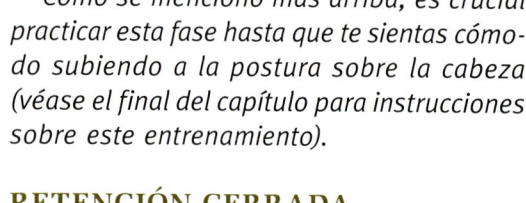

Como se mencionó más arriba, es crucial practicar esta fase hasta que te sientas cómodo subiendo a la postura sobre la cabeza (véase el final del capítulo para instrucciones sobre este entrenamiento).

RETENCIÓN CERRADA

Reteniendo cerrado durante seis tiempos, mantén arriba las piernas y pies estirados con los bordes internos de los pies juntos, permaneciendo en esta posición que se asemeja a la silueta de la espada de sabiduría.

Como se mencionó antes, puedes también retener durante cuatro tiempos si no te sientes cómodo reteniendo durante seis. Es importante que no fuerces ni tenses nunca el cuerpo ni la respiración. Practica con determinación y deja que los movimientos fluyan con una energía relajada y armoniosa.

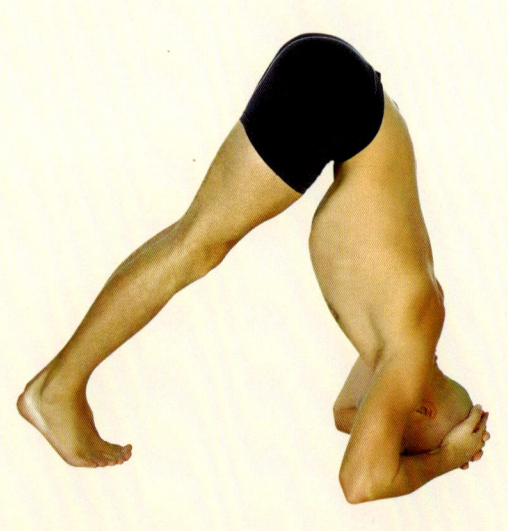

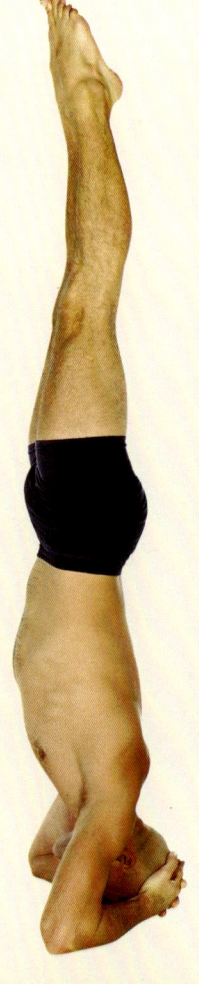

ESPIRACIÓN CENTRAL

Espirando tranquila y completamente en cuatro tiempos, baja poco a poco las piernas estiradas, llevando las rodillas al suelo y curvando los dedos de los pies.

INSPIRACIÓN FINAL

Inspirando tranquila y completamente en cuatro tiempos, levanta el torso y estira los brazos por encima de la cabeza.

ESPIRACIÓN FINAL

Espirando tranquila y completamente en cuatro tiempos, permanece sentado sobre los talones mientras llevas los empeines al suelo, estirando los brazos frente a las rodillas y llevando la frente al suelo.

REPETICIÓN

Para disfrutar del pleno potencial de los beneficios de este yantra, repite la secuencia completa dos veces más, ya sea volviendo a la posición inicial mientras continúas inspirando y espirando tranquilamente, o conectando directamente la espiración final con la inspiración inicial de la próxima secuencia.

TRANSICIÓN

Para enlazar la Espada al siguiente yantra de la tercera serie, la Rana, inspira incorporándote y estirando los brazos por encima de la cabeza, y espira colocando las manos en las rodillas.

ENTRENAMIENTO PARA LA ESPADA

Una buena manera de entrenar, cerca de una pared si quieres, es tomar la posición que se describe en la espiración inicial, después levantar las nalgas manteniendo las rodillas flexionadas y los pies en el suelo, y caminar hacia el pecho hasta que encuentres el equilibrio que te permita levantar los muslos contra el pecho. En este punto puedes estirar las piernas hacia arriba de un modo gradual y controlado.

BENEFICIOS PARA LA SALUD

- *Agudiza las facultades intelectuales*
- *Estimula la lucidez mental*
- *Alivia problemas relacionados con el funcionamiento deteriorado de los nervios de los cinco órganos sensoriales y del cerebro*
- *Restablece el equilibrio de los cinco pranas y los cinco elementos*
- *Refuerza y estimula el correcto funcionamiento de las energías viento, bilis y flema*

Calentamientos relacionados (véase Apéndice 1) Usar el entrenamiento para la Espada como calentamiento

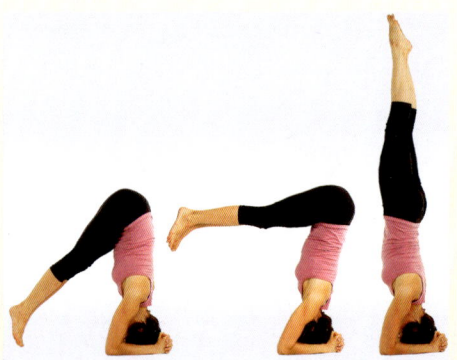

Las piernas se deben mantener arriba sin doblarlas. No lances rápidamente las piernas hacia arriba porque puede ser peligroso para tu cuello y la columna vertebral.

Ciclo de Respiración	Tiempos
Inspiración inicial	4
Espiración inicial	4
Inspiración central	2
Retención cerrada	**6**
Espiración central	4
Inspiración final	4
Espiración final	4

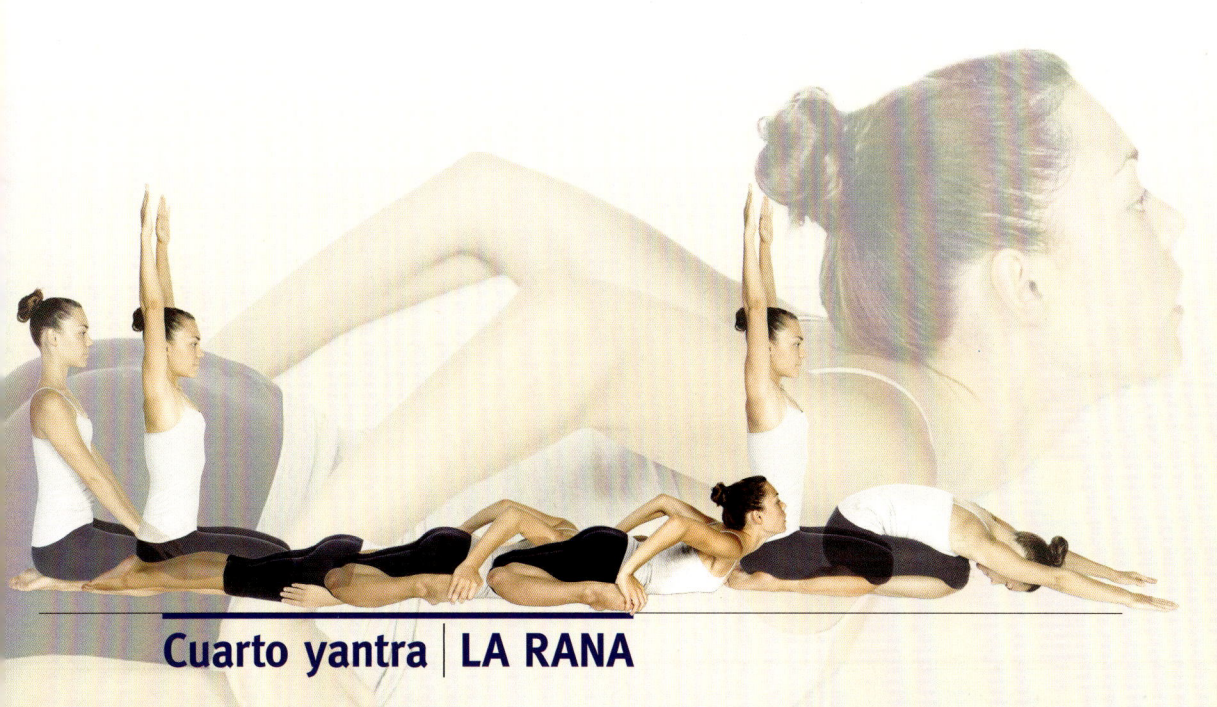

Cuarto yantra | **LA RANA**

LA RANA ES para experimentar y entrenar la retención con contracción; en este caso, una retención con contracción en vacío. En este yantra espiramos en dos tiempos antes de la retención, y después aplicamos una retención con contracción durante seis tiempos, llevando vigorosamente el abdomen hacia la columna. Si los tiempos dos y seis resultan difíciles, la espiración y la retención pueden ser de cuatro tiempos cada una. Los demás ciclos se hacen en cuatro tiempos, respirando completa y tranquilamente.

POSICIÓN INICIAL
Siéntate sobre los talones con las manos en las rodillas y la espalda derecha.

INSPIRACIÓN INICIAL
Inspirando tranquila y completamente en cuatro tiempos, estira los brazos por encima de la cabeza, expandiendo y abriendo el pecho.

ESPIRACIÓN INICIAL
Espirando tranquila y completamente en cuatro tiempos, extiende los brazos rectos hacia delante y coloca las palmas en el suelo al frente, mientras vas boca abajo con los brazos a los lados del cuerpo y la frente apoyada en el suelo.

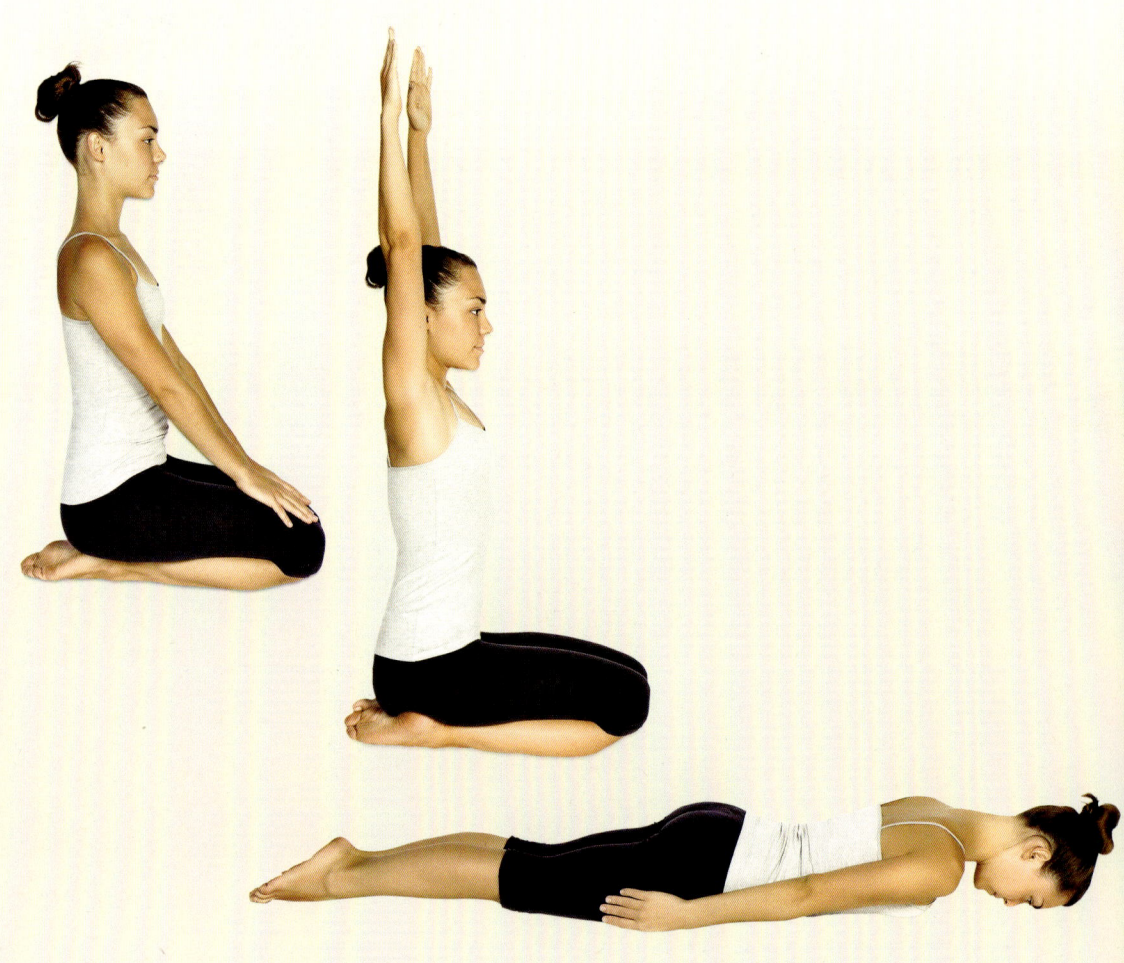

INSPIRACIÓN CENTRAL

Inspirando tranquila y completamente en cuatro tiempos, lleva los brazos hacia arriba y hacia atrás mientras flexionas las piernas y acercas los pies a las nalgas, sujetas los lados de los pies y giras las manos uniendo los pulgares de las manos a los dedos gordos de los pies, con las palmas sobre el empeine y los dedos de las manos rodeando los dedos de los pies.

ESPIRACIÓN CENTRAL

En dos tiempos, mientras emites velozmente un sonido «HA» aspirado, contrae las nalgas, arquea la cabeza y el torso hacia arriba y hacia atrás, y abre los codos mientras presionas los pies hacia el suelo por los lados.

Si no puedes llevar los pies al suelo, presiónalos solamente hasta donde te resulte cómodo. No te fuerces de ninguna manera para ir más allá de tu capacidad. Puedes también sujetar simplemente los pies desde dentro y bajarlos tanto como puedas mientras mantienes los codos abiertos.

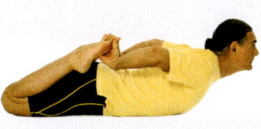

RETENCIÓN CON CONTRACCIÓN

Aplicando una retención vacía con contracción durante seis tiempos, permanece en esta posición, que recuerda a una rana, mientras contraes los costados hacia dentro y el abdomen hacia la columna.

En este yantra, la retención con contracción es vacía.

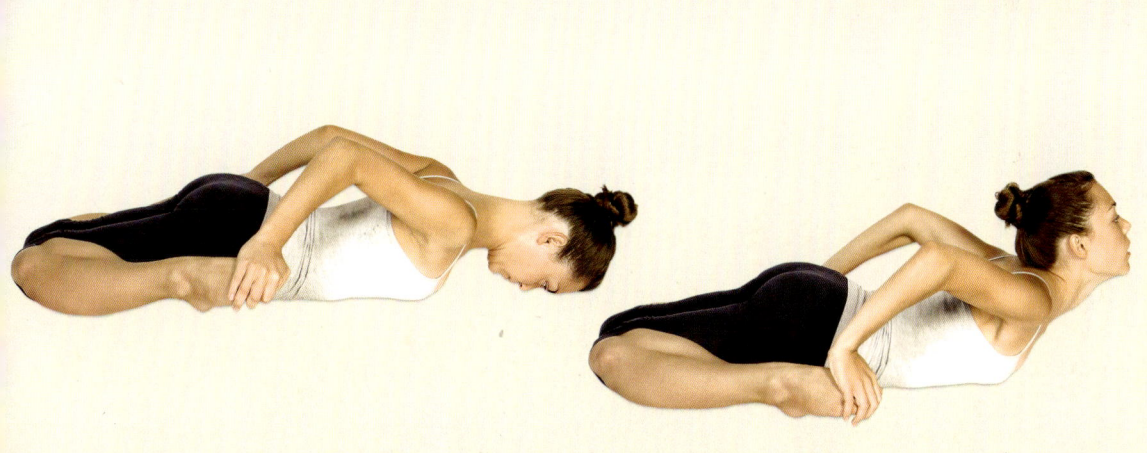

INSPIRACIÓN FINAL

Inspirando tranquila y completamente en cuatro tiempos, coloca las manos a los lados del pecho mientras extiendes hacia atrás las piernas y vuelves a sentarte sobre los talones con los empeines de los pies en el suelo, y estiras arriba los brazos expandiendo bien el pecho.

ESPIRACIÓN FINAL

Espirando tranquila y completamente en cuatro tiempos, extiende los brazos delante mientras te inclinas para apoyar la frente y los brazos en el suelo.

REPETICIÓN

Para disfrutar del potencial completo de los beneficios de este yantra, repite la secuencia completa dos veces más, ya sea volviendo a la posición inicial mientras continúas inspirando y espirando tranquilamente, o enlazando directamente la espiración final con la inspiración inicial de la siguiente secuencia.

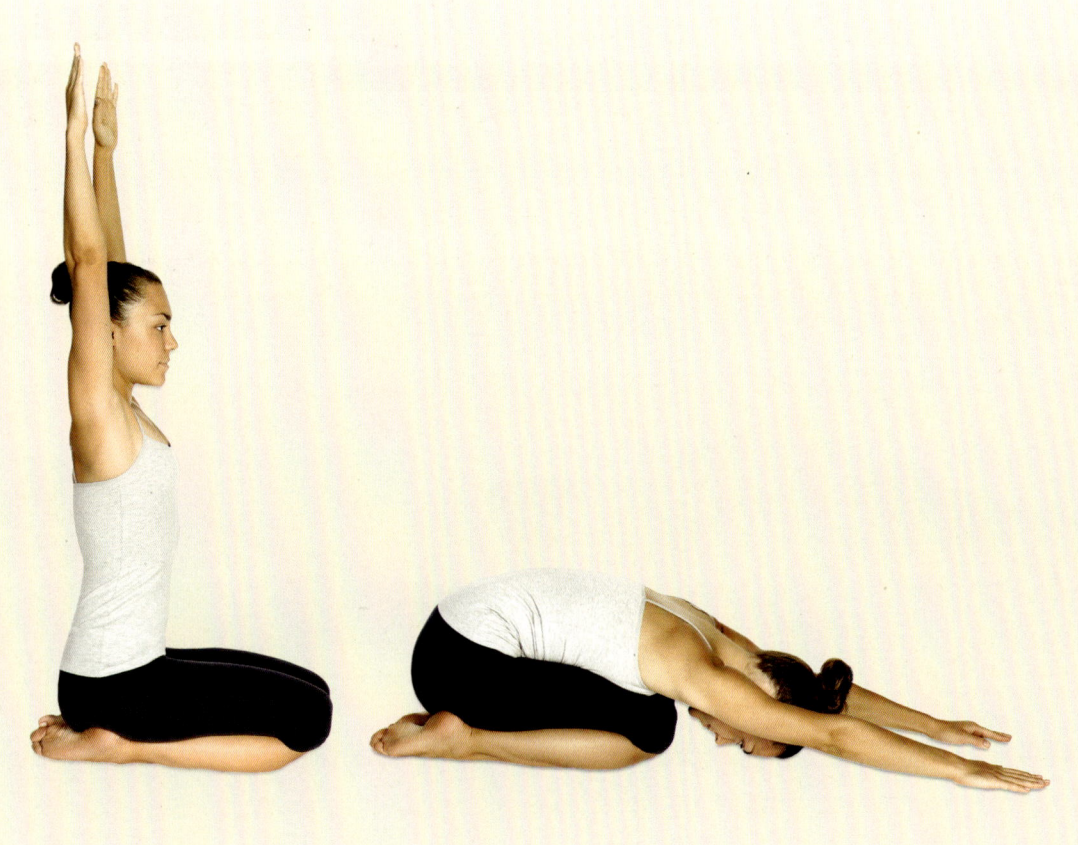

TRANSICIÓN

Para enlazar la Rana con el siguiente yantra de la quinta serie, el Pavo real, inspira sentándote con la espalda derecha y los brazos por encima de la cabeza, y espira llevando las manos a las rodillas.

BENEFICIOS PARA LA SALUD

- *Alivia dolencias de la columna y de la médula espinal*
- *Mitiga desórdenes de las articulaciones, tendones y músculos de la cabeza y de las extremidades*
- *Alivia el dolor en el área del pecho*
- *Disminuye el dolor de hígado*
- *Contrarresta problemas causados por el funcionamiento anormal del* prana *que sostiene la vida, incluyendo la agitación, la ansiedad y disturbios emocionales todavía más serios*

Calentamientos relacionados (véase Apéndice 1): Balancear las pantorrillas (5), Flexión de rodilla (16), Gato (31)

Ciclo de Respiración	Tiempos
Inspiración inicial	4
Espiración inicial	4
Inspiración central	4
Espiración central	2
Ret. vacía con contracción	**6**
Inspiración final	4
Espiración final	4

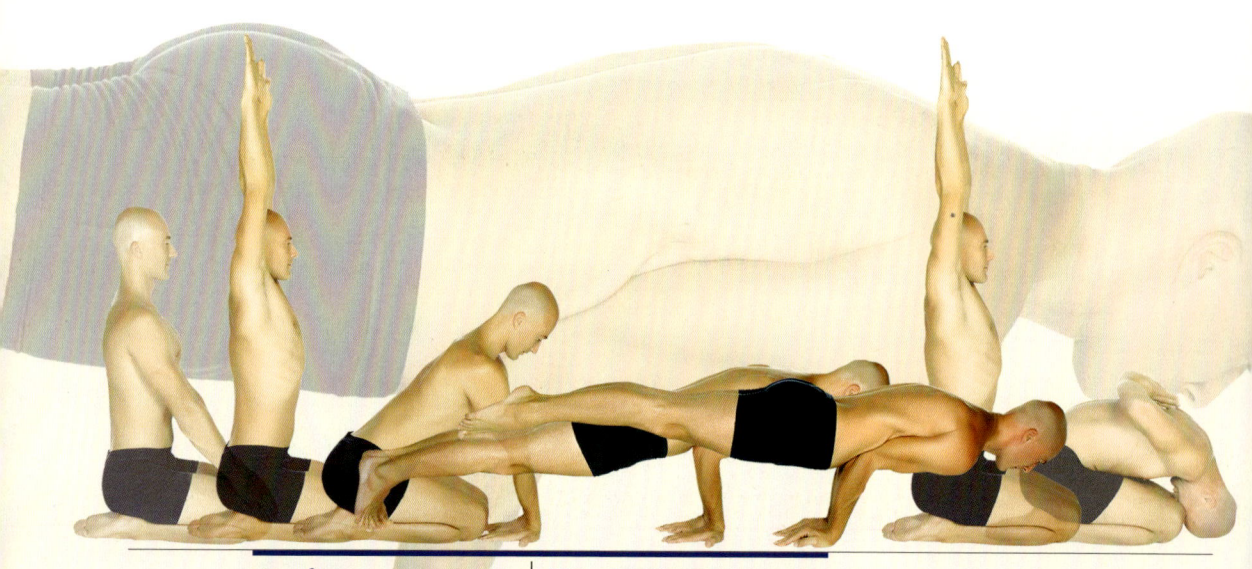

Quinto yantra | EL PAVO REAL

EL PAVO REAL ES para experimentar y ejercitar la retención vacía. La espiración antes de la retención es en dos tiempos, y la retención vacía dura seis tiempos. Igual que en los otros Yantras de la quinta serie, si la combinación de espiración breve y retención prolongada resulta muy difícil, ambas pueden ser realizadas en cuatro tiempos. Los otros ciclos se hacen en cuatro tiempos respirando completa y tranquilamente.

POSICIÓN INICIAL
Siéntate sobre los talones con las manos en las rodillas, la espalda derecha y los hombros relajados y abiertos.

INSPIRACIÓN INICIAL
Inspirando tranquila y completamente en cuatro tiempos, estira los brazos por encima de la cabeza, expandiendo bien el pecho.

ESPIRACIÓN INICIAL
Espirando tranquila y completamente en cuatro tiempos, coloca las palmas de las manos en el suelo mirando hacia atrás con las puntas de los dedos frente a las rodillas.

Si te ayuda para el siguiente movimiento, puedes colocar las manos entre las rodillas ligeramente abiertas.

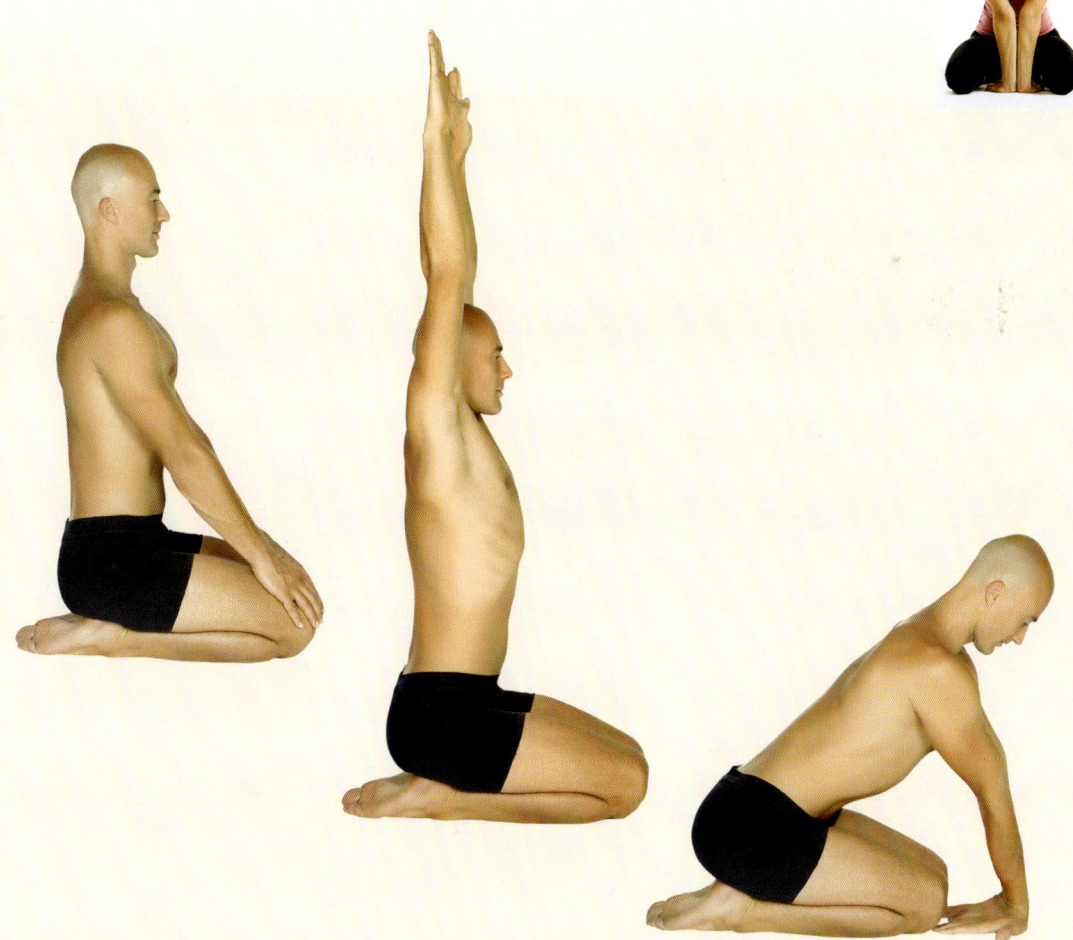

INSPIRACIÓN CENTRAL

Inspirando tranquila y completamente en cuatro tiempos, extiende las piernas hacia atrás, abre el pecho y equilibra el cuerpo sobre las manos y las puntas de los dedos de los pies, mientras unes los codos y los apoyas firmemente contra el abdomen.

ESPIRACIÓN CENTRAL

Espirando vigorosamente en dos tiempos, cambia ligeramente el punto de equilibrio hacia delante, manteniendo los codos bien presionados contra el abdomen. Luego levanta las piernas del suelo, soportando el peso del cuerpo con las manos y los antebrazos.

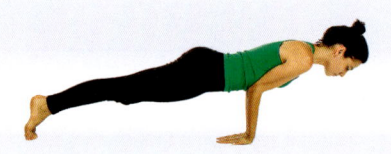

Mantener el torso y cuerpo derechos como una flecha te ayudará a realizar la elevación. Si encuentras que despegarte del suelo es muy difícil, puedes dejar los dedos de los pies en el suelo mientras mantienes el cuerpo bien controlado y recto.

RETENCIÓN EN VACÍO

Reteniendo en vacío durante seis tiempos, permanece suspendido en las manos y en los antebrazos en esta posición que se asemeja a un pavo real, manteniendo las piernas estiradas y rectas.

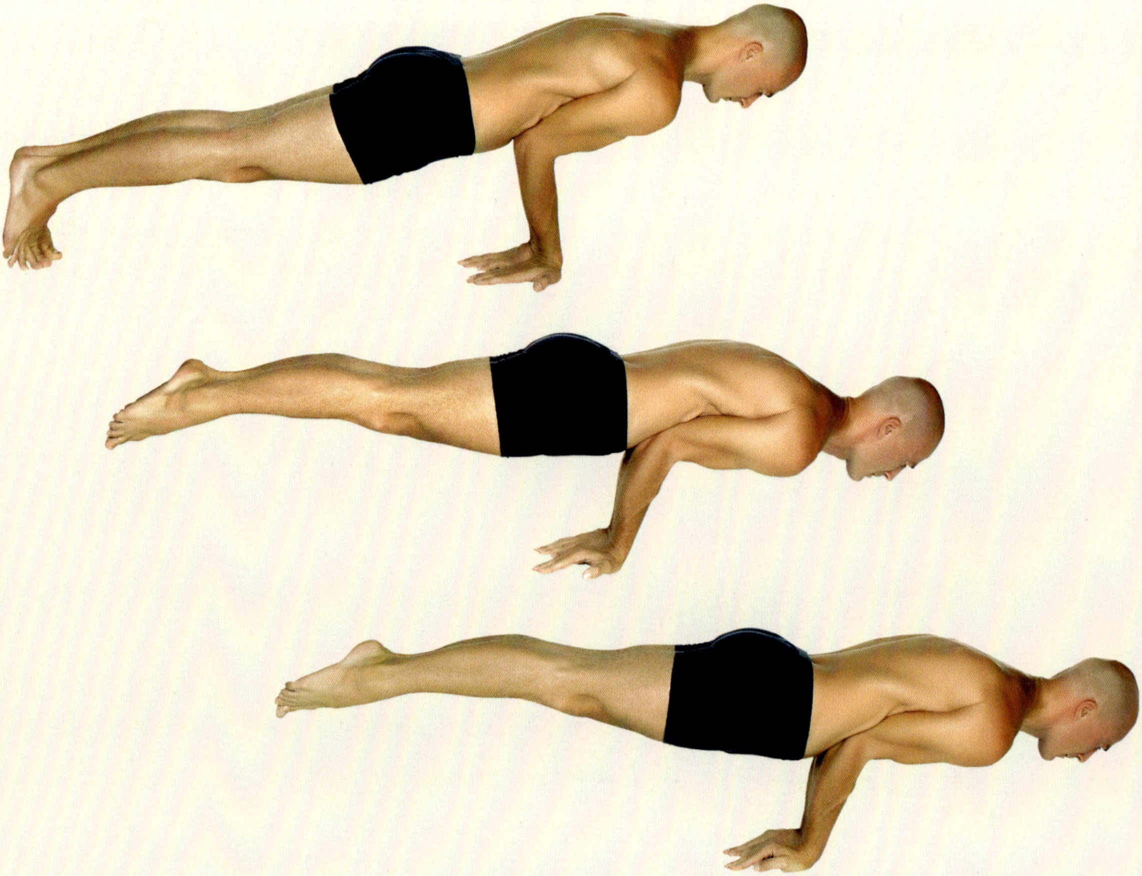

INSPIRACIÓN FINAL

Inspirando tranquila y completamente en cuatro tiempos, lleva las rodillas al suelo y vuelve a sentarte sobre los talones mientras estiras los brazos por encima de la cabeza, expandiendo el pecho.

ESPIRACIÓN FINAL

Espirando tranquila y completamente en cuatro tiempos, une las palmas de las manos por detrás de la espalda e inclínate hacia delante, llevando la frente a las rodillas.

REPETICIÓN

Para disfrutar del pleno potencial de los beneficios de este yantra, repite la secuencia completa dos veces más, ya sea volviendo a la posición inicial mientras continúas inspirando y espirando tranquilamente, o enlazando directamente la espiración final con la inspiración inicial de la próxima secuencia.

BENEFICIOS PARA LA SALUD

- *Fortalece los nervios principales de los cinco órganos sólidos y los seis órganos huecos*
- *Estimula el funcionamiento de los cinco elementos del cuerpo físico*
- *Restablece el equilibrio de los cinco pranas cuando sus funciones están desordenadas o dañadas*

Calentamientos relacionados (véase Apéndice 1): Estirar los brazos (41), Entrenamiento para la Langosta (32), Entrenamiento para el Perro (36)

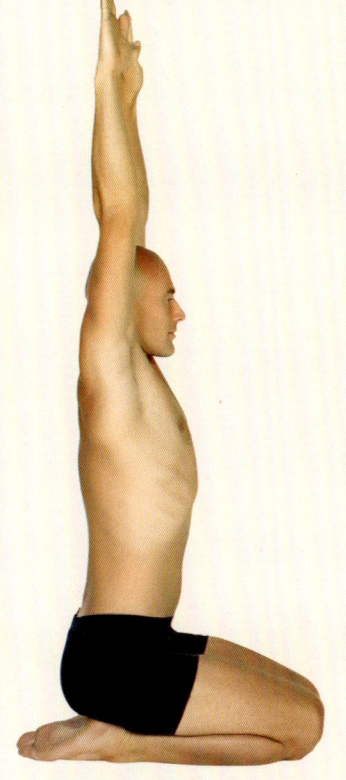

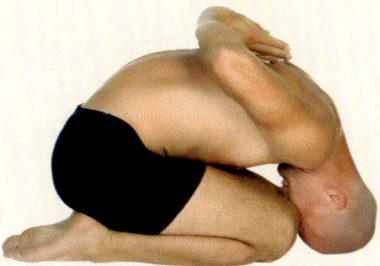

Ciclo de Respiración	Tiempos
Inspiración inicial	4
Espiración inicial	4
Inspiración central	4
Espiración central	2
Retención en vacío	**6**
Inspiración final	4
Espiración final	4

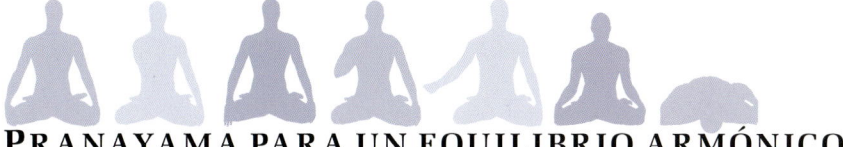

Pranayama para un equilibrio armónico
Respiración rítmica

LA RESPIRACIÓN RÍTMICA es un *pranayama* que nos entrena efectivamente para coordinar y mejorar las fases individuales del proceso de la respiración. La relación equilibrada entre inspiración, retención abierta y espiración seguida por una retención vacía, nos ayuda a expandir nuestra capacidad respiratoria al mismo tiempo que hace que nuestra respiración sea más calmada y completa. Esto nos permite entrenarnos para respirar en un flujo consciente, continuo, sin alteraciones, y natural. Como el ritmo de los latidos de nuestro corazón está conectado con nuestra respiración, la Respiración rítmica es un medio particularmente efectivo para coordinar esta función. Especialmente cuando aplicamos un ritmo en el que la espiración es más larga que la inspiración, los latidos del corazón se hacen más lentos y experimentamos un estado de relajación. Equilibra nuestra energía, calma el estrés y el nerviosismo y contrarresta la depresión.

Al practicar la Respiración rítmica es importante que mantengas una presencia sin distracción, siguiendo plenamente el flujo de la respiración mientras enfocas la atención en las cuatro fases de la respiración: inspiración, retención abierta, espiración y retención vacía. En la Respiración rítmica contamos el ritmo con la mano derecha (la misma en ambos géneros). Para la cuenta básica de cuatro tocamos primero la rodilla izquierda, luego la rodilla derecha, luego el centro del pecho y, finalmente, abrimos el brazo al costado y chasqueamos los dedos sobre la rodilla derecha. Es un método simple pero efectivo para contar el ritmo, y es fácil de aprender. También puedes usar un metrónomo, pero el movimiento constante de la mano tiene la ventaja de ayudar a que la mente permanezca en calma y concentrada.

El ritmo empieza con cuatro tiempos, cada uno de los cuales corresponde idealmente al latido del corazón de una persona sana cuando está relajada, o al menos no es más veloz que eso. Comienza entrenando con una cuenta igual de 4-4-4, contando cuatro tiempos para la inspiración, cuatro tiempos para la retención abierta, y cuatro tiempos (dos más dos) para la espiración y retención vacía. Familiarízate con este ritmo básico y luego, gradualmente, progresa a 4-6-4, 4-8-4, etcétera, siguiendo los aumentos especificados en la tabla que se encuentra más abajo. No hay un número determinado de repeticiones antes de proseguir con el próximo incremento, pero no aumentes la cuenta hasta que no te sientas totalmente cómodo con el estadio previo. Si en cualquier momento sientes alguna dificultad o tensión, o antes de aumentar la cuenta, es mejor «cambiar el aire», inclinándote hacia delante y espirando profundamente de una a tres veces, como en las últimas tres fases de las Nueve Respiraciones de Purificación. Cuando el ritmo sea de 6, 10, 14, o 18, es decir, un número que no sea múltiplo de cuatro, tienes que añadir dos tiempos tocando nuevamente el centro del pecho y luego abriendo la mano al lado por encima de la rodilla derecha chasqueando los dedos.

Hasta la cuenta de 4-16-8, la inspiración y espiración son siempre directas. Pero cuando la cuenta para la inspiración se mueve a seis o más, podemos incorporar el método de respiración indirecta introducido en el *pranayama* del Tsadul. Cuando usamos la respiración indirecta, al principio de la inspiración suavemente controlamos el modo en el que llevamos el aire dentro, ajustando ligeramente la glotis de modo que la respiración se vuelva apenas sonora, y abrimos la glotis al final del ciclo para permitir que nuevamente la respiración fluya directamente. Puede ser de ayuda pensar en la inspiración como un grano de cebada o arroz: delgado en un extremo, más fuerte en el medio, y estrechándose suavemente al final. Las otras fases de la respiración permanecen iguales. La fase de la retención sigue siendo abierta y relajada. La fase de espiración y retención en vacío es siempre mitad espiración directa y mitad retención vacía, relajada.

Como con cualquier otro aspecto del Yantra Yoga, al hacer la Respiración rítmica es importante no forzar, sino desarrollar la capacidad con el entrenamiento. Sé amable contigo mismo. No forzar no quiere decir ser pasivo; significa que te respetas y das espacio a tu energía física y a tu mente para que puedas relajarte y progresar de un modo constante, armonioso y alegre.

Si tienes problemas con la fase de inspiración indirecta, también es posible que inhales suavemente de un modo directo y lento como el que usamos normalmente para inspirar en todos los yantras. Si lo prefieres, puedes aplicar esta maravillosa práctica de respiración usando la misma tabla de aumentos progresivos para ejercitar solamente las fases de inspiración y espiración, sin ninguna retención. Más allá de aprender a respirar de una forma más profunda y tranquila, es importante ejercitar la flexibilidad de nuestra respiración para conseguir la capacidad de respirar de distintas maneras y duraciones con el mismo dominio y facilidad.

POSICIÓN INICIAL

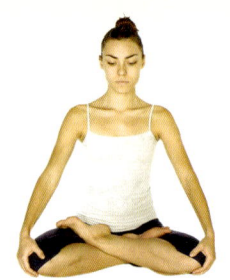

Siéntate en la posición de Vairochana o en una de las alternativas que se describen en el capítulo de las Nueve Respiraciones de Purificación. Lo principal es que estés cómodo, con la espalda derecha, los hombros abiertos, y las manos sobre las rodillas. Si estás haciendo este *pranayama* como una práctica independiente, comienza por espirar completamente el aire viciado por medio de las Nueve Respiraciones de Purificación, o por lo menos usando los tres últimos ciclos de ese ejercicio.

CICLO DE INSPIRACIÓN

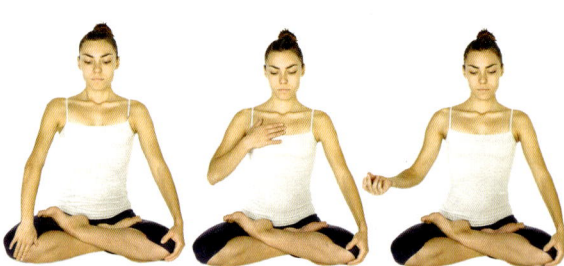

Contando los tiempos respectivos para el ciclo de inspiración con la mano derecha, inspira por la nariz completamente, comenzando desde el abdomen y expandiendo hacia arriba en el pecho directa, suave y tranquilamente.

Cuenta los tiempos tocando con tu mano derecha la rodilla izquierda, la rodilla derecha y el centro del pecho, y luego chasquea los dedos por encima de la rodilla derecha. Al inicio empieza con un ritmo de 4-4-4. Consulta la tabla más abajo para los incrementos siguientes. Para aumentos que incluyan ritmos que no sean múltiplos de cuatro, repite los dos últimos movimientos de la mano para alcanzar la cuenta correcta.

CICLO DE RETENCIÓN

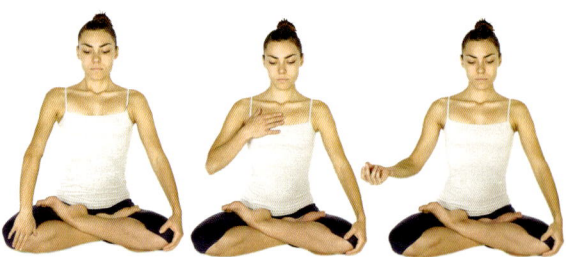

Contando con la mano derecha los tiempos respectivos para el ciclo de retención, retén el aire con una retención abierta y relajada, permitiendo que se expanda libremente.

La retención debe ser como una pausa relajada en el flujo de la respiración, sin tensión o ningún tipo de bloqueo u obstrucción. En la Respiración rítmica, la fase de retención es crucial. Es profundamente efectiva para coordinar nuestra energía e incrementar la claridad de nuestra mente y nuestra habilidad para concentrarnos.

CICLO DE ESPIRACIÓN

Contando con la mano derecha los tiempos respectivos para el ciclo de espiración y retención vacía, espira durante la mitad del ciclo, aumentando al inicio el flujo del aire y disminuyéndolo luego; y entrando en una retención vacía en la segunda mitad del tiempo para ese ciclo.

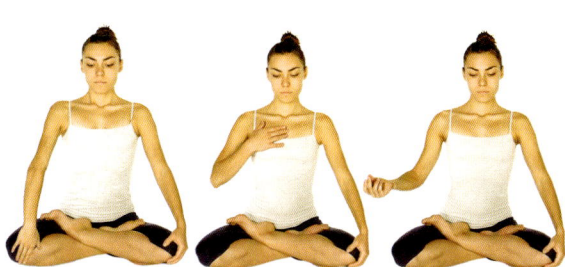

Cuando estés en retención vacía permanece relajado y tranquilo, sin bloquear o tensar.

TABLA DE CICLOS DE RESPIRACIÓN PARA LA RESPIRACIÓN RÍTMICA								
(I = Inspiración, RA = Retención Abierta, E+RV = Espiración más Retención Vacía)								
I	RA	E + RV	I	RA	E + RV	I	RA	E + RV
4	4	4	6	14	10	8	14	12
4	6	4	6	16	10	8	16	12
4	8	4	6	18	10	8	18	12
4	6	6	6	20	10	8	20	12
4	8	6	6	12	12	8	22	12
4	10	6	6	14	12	8	24	12
4	12	6	6	16	12			
4	8	8	6	18	12			
4	10	8	6	20	12			
4	12	8	6	22	12			
4	14	8	6	24	12			
4	16	8						
			8	8	8			
6	6	6	8	10	8			
6	8	6	8	12	8			
6	10	6	8	14	8			
6	12	6	8	16	8			
6	8	8	8	10	10			
6	10	8	8	12	10			
6	12	8	8	14	10			
6	14	8	8	16	10			
6	16	8	8	18	10			
6	10	10	8	20	10			
6	12	10	8	12	12			

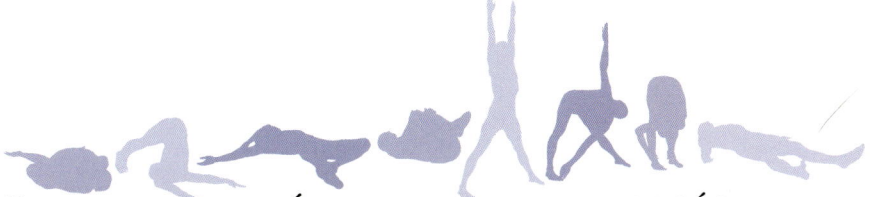

Superar obstáculos de la energía
La Onda del Vajra

LA ONDA DEL VAJRA es una secuencia de movimientos que se hacen para finalizar cada sesión de Yantra Yoga. Sincronizando inspiraciones y espiraciones fuertes y directas con todas y cada una de las fases del movimiento, su propósito es ayudarnos a superar cualquier obstáculo que afecte a nuestra respiración y energía. Tiene la capacidad de coordinar las funciones de nuestros elementos y de equilibrar el *prana* excesivo o débil, y otros desequilibrios de la energía *prana*.

En todas las fases de la secuencia, la respiración es fuerte y directa, sin interrupciones, sin ninguna retención o microrretención de ningún tipo. Los movimientos son rítmicos y enérgicos, sin una cuenta específica pero con un ritmo continuo, regular y simétrico de respiración y movimiento. Todos los movimientos se realizan con presencia y energía, con determinación. Las mujeres y los hombres comienzan las fases asimétricas desde lados opuestos, sin alternarlos en las secuencias siguientes.

Como alternativa más veloz y sencilla a la Onda del Vajra, también puedes terminar la sesión con tres o siete espiraciones: comenzando desde una posición de pie, estira simplemente los brazos rectos por encima de la cabeza con una inspiración enérgica, luego flexiónate hacia delante, llevando los brazos hacia atrás con una espiración enérgica. Si quieres, puedes flexionar un poco las piernas al espirar a fin de que sea más suave para la parte baja de la espalda. Repite durante un total de siete ciclos de inspiración y espiración y, finalmente, túmbate de espaldas para relajarte.

LA PRÁCTICA

1 Siéntate en el suelo con las piernas extendidas, las manos en las rodillas y la espalda recta.

2 Inspirando fuerte, directa y velozmente, lleva los brazos por encima de la cabeza.

3 Espirando, junta las plantas de los pies cerca del perineo y flexiona el torso y la cabeza en dirección al suelo mientras estiras los brazos hacia atrás, a los lados.

4 Inspirando, ve de espaldas al suelo extendiendo las piernas hacia delante y llevando los brazos al suelo, estirados por encima de la cabeza.

5 Espirando, lleva los brazos al frente, a los lados del cuerpo, y las piernas extendidas, por encima de la cabeza, como en el yantra el Arado.

Si esta fase te resulta difícil o si la quieres hacer más suave para la parte baja de la espalda, en lugar de recostarte en la fase 4, inspira y extiende las piernas hacia delante mientras llevas las manos por encima de la cabeza. Luego espira y rueda hacia atrás en la fase 5, llevando las piernas por encima de la cabeza y los brazos a los lados del cuerpo, como en el yantra el Arado.

6 Inspirando, lleva las piernas hacia delante y los brazos a los lados mientras separas bien las cuatro extremidades.

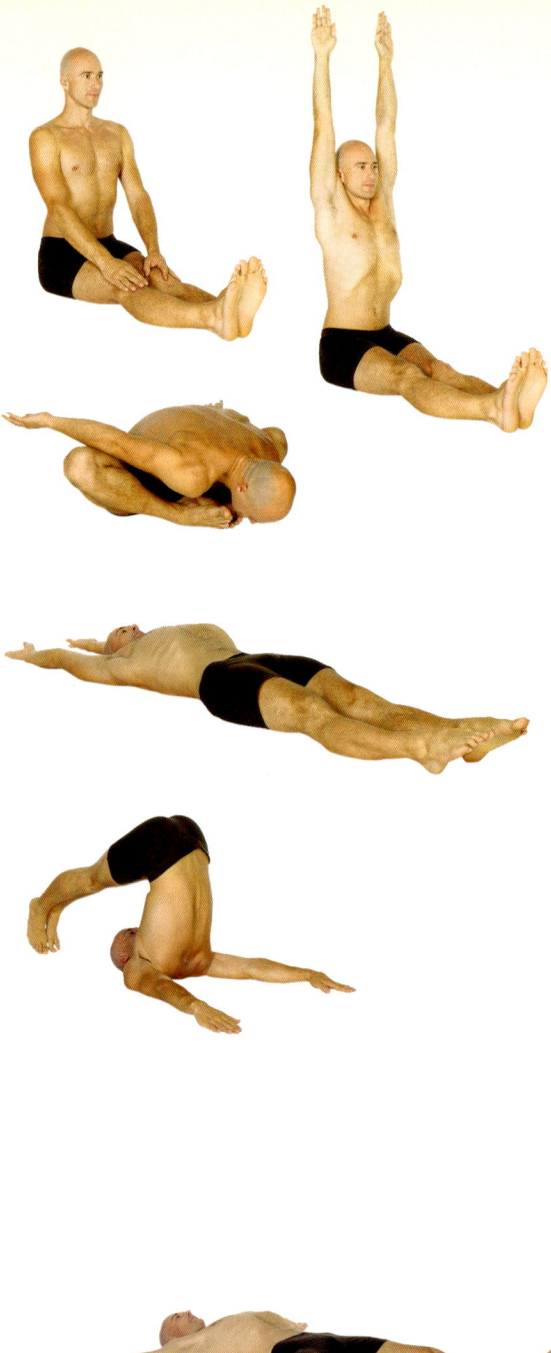

7 Espirando y manteniendo el torso y la pelvis en el suelo, golpea enérgicamente la parte interna del codo con la mano opuesta, y el lado de la rodilla con la planta del pie opuesto, manteniendo la rodilla de la pierna activa tan baja como te sea posible.

En cada ronda, las mujeres empiezan golpeando la parte interna del codo derecho con la mano izquierda, y el lado de la rodilla derecha con el pie izquierdo. Los hombres golpean la parte interna del codo izquierdo con la mano derecha, y el lado de la rodilla izquierda con el pie derecho.

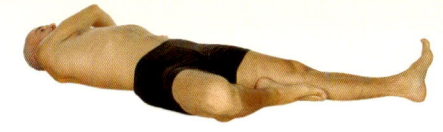

8 Inspirando, mientras presionas con la mano el brazo, masajea vigorosamente desde la parte interna del codo hasta el pecho y abre el brazo al lado y, simultáneamente, presiona la pierna con el pie y llévalo desde el lado de la rodilla hasta la parte superior del muslo, y abre bien la pierna otra vez.

También es posible hacer el movimiento más fuerte masajeando con el puño vajra en lugar de hacerlo con la mano abierta.

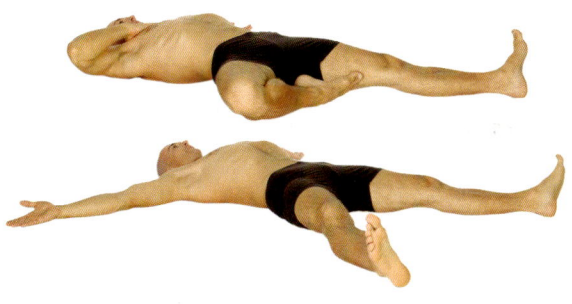

9 Espirando, golpea enérgicamente la parte interna del otro codo con la mano opuesta, y el lado de la otra rodilla con la planta del pie opuesto.

10 Inspirando, presiona con tu mano el brazo y masajea vigorosamente desde la parte interna del codo subiendo por el brazo y cruzando por el pecho hasta el lado, presionando simultáneamente la pierna con el pie, desde el lado de la rodilla hasta la parte superior del muslo, y abre bien la pierna nuevamente.

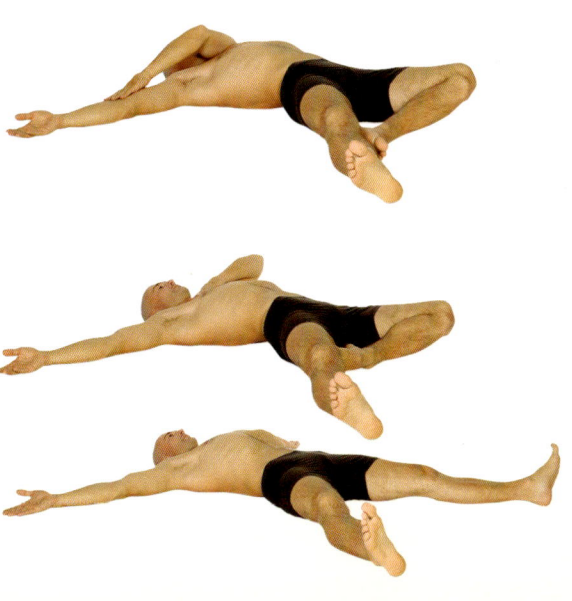

11 Espirando, abraza las rodillas llevándolas al pecho.

12 Inspirando, rueda hacia delante con las manos en las rodillas y álzate con las manos por encima de la cabeza, las plantas de los pies en el suelo y las piernas separadas dos cúbitos.

Para que resulte más fácil y menos fuerte para las rodillas, puedes llegar a la posición de pie con los pies juntos y luego hacer un paso al costado a dos cúbitos de distancia.

13 Espirando, inclínate hacia delante girando el torso a un costado y lleva los dedos de una mano a los dedos del pie opuesto, manteniendo el otro brazo extendido hacia arriba y mirando los dedos de la mano elevada.

En cada ronda, las mujeres giran hacia la izquierda y llevan los dedos de la mano derecha al pie izquierdo. Los hombres giran a la derecha y llevan los dedos de la mano izquierda al pie derecho.

Mantén las piernas extendidas. No las flexiones. Mantener las piernas bien separadas hace que sea más fácil adoptar esta posición correctamente.

14 Inspirando levanta el torso y extiende ambos brazos paralelos por encima de la cabeza.

15 Espirando, flexiona el torso girando hacia el otro lado, llevando los dedos de la otra mano a los dedos del pie opuesto, manteniendo el otro brazo extendido arriba y mirando la punta de los dedos de la mano elevada.

En este paso, las mujeres giran a la derecha y llevan los dedos de la mano izquierda al pie derecho. Los hombres giran a la izquierda y llevan los dedos de la mano derecha al pie izquierdo.

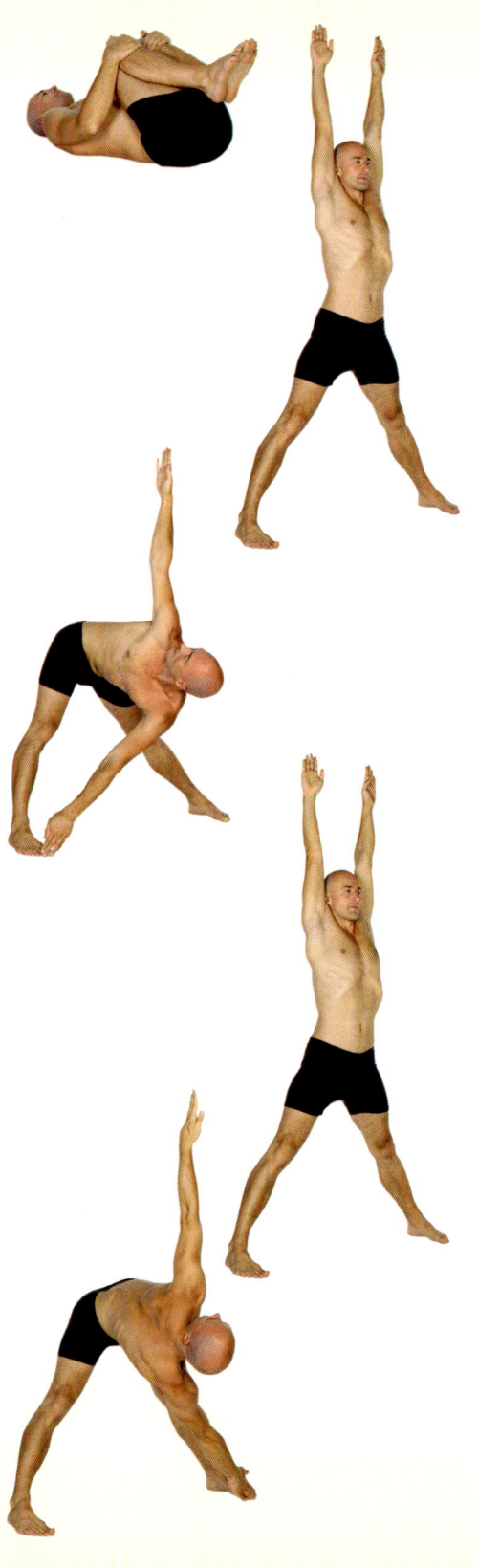

16 Inspirando, endereza el torso extendiendo los brazos por encima de la cabeza y coloca las piernas paralelas.

Mantén los pies ligeramente separados para mejorar el equilibrio.

17 Espirando, flexiona el torso hacia delante, sujeta los tobillos con las manos y lleva la frente a las rodillas.

Si es posible, mantén las piernas extendidas; si es demasiado difícil, flexiónalas un poco.

18 Inspirando, levanta el torso y abre los brazos bien separados para formar una T.

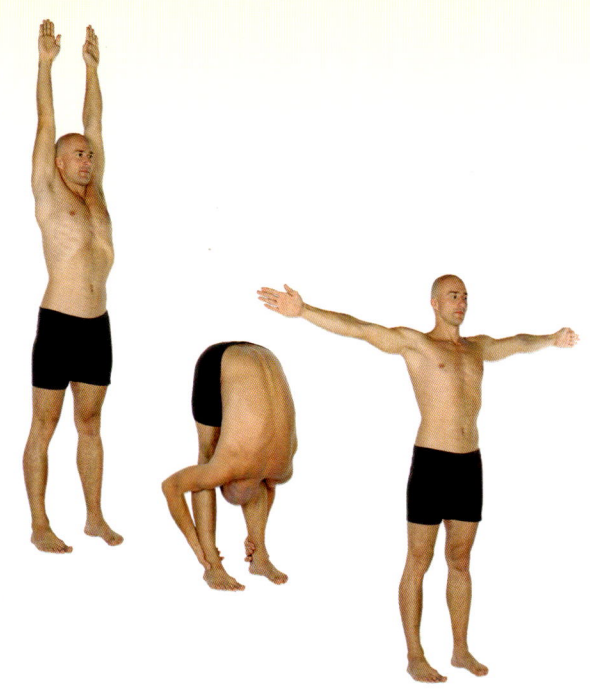

19 Espirando, siéntate sobre los talones, uniendo las palmas de las manos con las plantas de los pies, y flexionando el torso hacia delante.

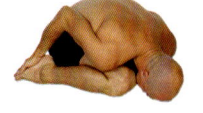

Para mantener un ritmo correcto e igual durante el ejercicio, podría ser necesario hacer este movimiento un poco más veloz que el de las otras fases. En esta fase, trata de observar si es que tienes la tendencia a retener la respiración y espirar solo al final del movimiento. Cuando es realizada correctamente, en la Onda del Vajra la respiración no se retiene en ningún momento. Evitando fragmentar la respiración con retenciones aunque sean mínimas, puedes realizar el ejercicio con un flujo de respiración y movimiento fuerte, armonioso y continuo, permitiendo que cumpla el propósito de eliminar obstáculos que afecten a la energía prana.

20 Inspirando, rueda hacia atrás para llevar las nalgas al suelo mientras unes las plantas de los pies frente al perineo, terminando el movimiento estirando los brazos por encima de la cabeza.

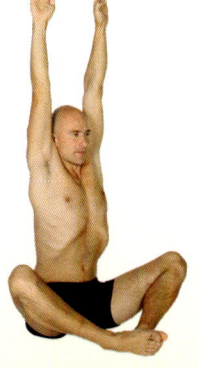

REPETICIÓN

Si es posible, es mejor repetir la Onda del Vajra tres, cinco, o siete veces, pero incluso una sola secuencia es beneficiosa. Al repetirla, continúa desde la fase 20 con la fase 3, sin interrumpir el flujo del movimiento. Al comienzo de las rondas siguientes, las plantas de los pies ya estarán unidas cuando exhales inclinándote hacia delante.

CONCLUSIÓN

Cuando quieras terminar la práctica de la Onda del Vajra, después de haber estirado los brazos hacia arriba al final de la fase 20, espira vigorosamente y túmbate de espaldas en el suelo con las piernas y los pies separados y los brazos sueltos a los lados, abandonando toda tensión corporal.

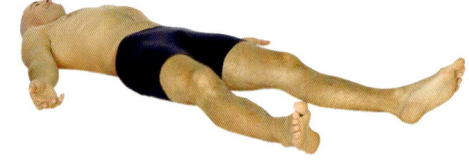

RELAJACIÓN

Inspirando y espirando naturalmente, relájate por completo y continúa inspirando y espirando lenta, profunda y naturalmente, sin modificar nada. Deja que todas las tensiones de tu cuerpo se relajen. Deja que la respiración sea espontánea y relajada. Deja que tu mente esté libre y relajada. Deja que todo esté en su condición auténtica, natural y armoniosa.

Cuando nuestra energía está realmente coordinada, armonizada, y en sintonía con el cuerpo y la mente, podemos finalmente experimentar un estado de verdadera relajación.

Apéndice 1
Una selección de calentamientos previos

ANTES DE COMENZAR una sesión de Yantra Yoga, puede ser útil realizar algunos ejercicios simples para calentar el cuerpo. El calentamiento facilitará que la posición sentada sea más adecuada y cómoda, y ayudará a realizar las diferentes secuencias de movimientos con mayor facilidad. Aunque estos ejercicios no son parte de las instrucciones originales de Vairochana sobre Yantra Yoga, se han vuelto parte del enfoque general de la práctica. Son especialmente útiles si eres nuevo en yoga, o no puedes practicar tan a menudo como quisieras. Además de entrenar el cuerpo para yantras específicos, los calentamientos son una buena manera de disipar tensiones y estrés.

Los ejercicios seleccionados se dirigen a seis acciones principales para calentar y entrenar armoniosamente la flexibilidad y el tono generales del cuerpo, y especialmente de la columna: flexionar hacia delante, arquear hacia atrás, estirar el costado izquierdo, estirar el costado derecho, girar hacia la izquierda y girar hacia la derecha. Si has decidido concentrarte en series particulares de yantras durante tu sesión de práctica, puedes centrarte en ejercicios de calentamiento que faciliten y hagan más precisa la realización de esos movimientos. Hemos enumerado los yantras correspondientes y los tipos de movimiento a fin de favorecer la identificación de los ejercicios más relevantes para tu práctica.

No necesitas realizar todos los ejercicios de precalentamiento sugeridos aquí, y de hecho es mejor mantener la duración de la sesión de calentamiento proporcional a la verdadera práctica de Yantra Yoga. Teniendo en cuenta la cantidad de tiempo de que dispongas, elige los calentamientos que sean más efectivos para ti. Siempre que sea posible, coordina tu respiración con los movimientos. Deja que tus inspiraciones y espiraciones sean relajadas, pero plenas de una sensación de presencia y energía, llenas de vida. En casi todos los calentamientos, la cualidad de la respiración es completa, tranquila y suave. En general, inspira cuando el movimiento se expande y espira cuando se cierra o contrae.

Calentamientos de pie

Comienza con algunas posiciones de pie si lo deseas.

1. Balanceo

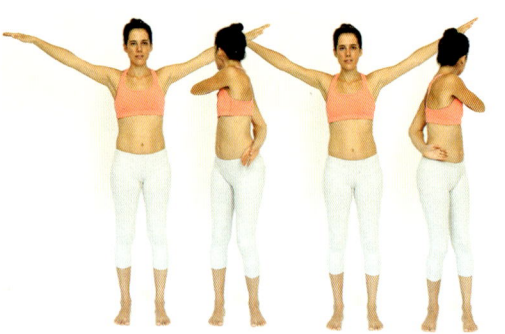

De pie, relajado pero presente, pies paralelos y abiertos al menos el ancho de hombros, inspira abriendo los brazos ampliamente hacia los lados, y espira balanceando los brazos alrededor de las caderas girando hacia un lado y rotando la columna, dejando que los brazos cuelguen sueltos, de modo que las manos golpeen alternadamente los lados del cuerpo mientras te balanceas. Inspira regresando al centro mientras abres ampliamente los brazos a los lados, y luego espira rotando hacia el otro lado. Repite de tres a cinco veces.

Enfoque del entrenamiento: Todos los movimientos que implican torsiones, especialmente el 4.º Tsigjong, 3.er y 8.º Lungsang, la Caracola, el Cuchillo Curvo y el Águila

2. El Árbol

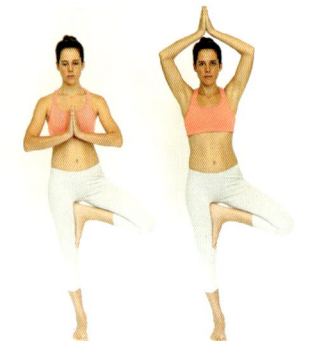

De pie, relajado pero presente, con los pies levemente separados y paralelos, los brazos a los lados del cuerpo. Usa la mano para traer la planta de uno de los pies a la parte superior del borde interno del muslo de la pierna contraria. Respira con calma y equilíbrate sobre la pierna. Enfocarte sobre un punto inmóvil en la distancia te ayudará a mantener el equilibrio. Une las palmas de las manos frente al pecho y elévalas por encima de la cabeza, permaneciendo de pie sobre una pierna tanto tiempo como sea cómodo y fácil. Luego lleva las manos unidas nuevamente al centro del pecho mientras bajas el pie al suelo. Regresa a la posición inicial con los brazos a los lados del cuerpo, y luego repite hacia el otro lado; alterna varias veces.

Enfoque del entrenamiento: Todos los movimientos que implican equilibrio en general, y en particular el 2.º Tsadul

3. Agacharse

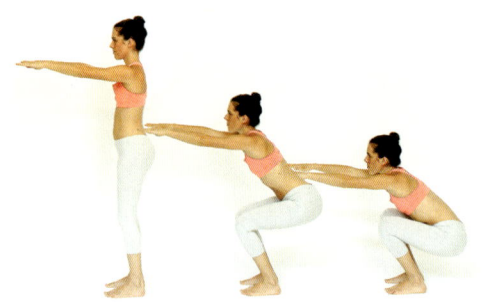

De pie, relajado pero presente, con los pies levemente separados y paralelos, brazos a los lados del cuerpo. Inspira y lleva los brazos paralelos hacia delante a la altura de los hombros. Espira mientras flexionas las rodillas y te agachas hacia los talones, bajando solo hasta donde te sea cómodo y manteniendo los pies tan apoyados en el suelo como sea posible. Inspira levantándote de nuevo y manteniendo los brazos hacia delante. Repite de tres a cinco veces.

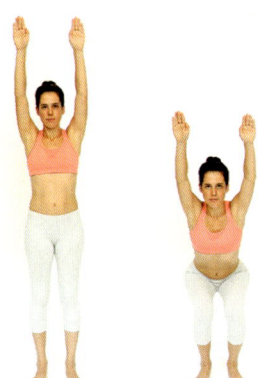

(a) Nuevamente de pie, inspira esta vez elevando los brazos estirados por encima de la cabeza, verticales a los hombros y paralelos. Agáchate hacia los talones al espirar, manteniendo la espalda y los brazos derechos. Estira hacia arriba activa y vigorosamente los brazos, como contrapeso al estiramiento hacia abajo en la base de columna. Inspira levantándote de nuevo. Espira y agáchate lentamente hacia los talones. Repite de tres a cinco veces.

Enfoque del entrenamiento: Todos los movimientos que implican levantarse y bajar, en particular la Daga, la Media Luna y el Buitre

Calentamientos sentado

Al realizar ejercicios sentado, es importante que mantengas la espalda tan derecha como sea posible, sin forzar ni crear tensión no deseada, pero al mismo tiempo manteniendo tono y energía.

4. SACUDIR LOS PIES

Sentado en el suelo con la espalda derecha y las piernas paralelas hacia delante, toma un pie por el tobillo con ambas manos, llévalo frente al torso y sacúdelo vigorosamente. Estira la pierna hacia delante, luego toma y sacude el otro pie. Continúa alternando de tres a cinco veces.

Deja que la respiración sea continua y relajada, inspirando y espirando por la nariz. Mantén los pies sueltos y relajados, y los hombros abiertos.

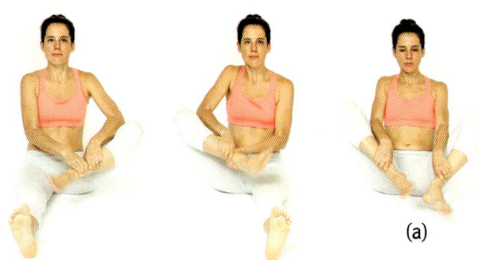

(a)

(a) Ahora, toma ambos pies y sacúdelos vigorosamente manteniendo el equilibrio sobre los isquiones.

Enfoque del entrenamiento: Todos los movimientos que implican activamente los pies, en particular el 2.º Tsigjong

5. BALANCEAR LAS PANTORRILLAS

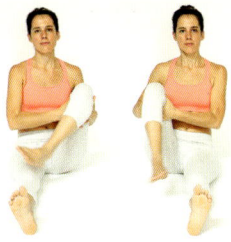

Sentado en el suelo con ambas piernas estiradas hacia delante o una pierna flexionada de modo que el pie esté cerca del perineo, toma la otra pierna por encima de la articulación de la rodilla con ambas manos, entrelaza los dedos y balancea la pantorrilla de un lado al otro de tres a cinco veces, manteniendo la pierna y la articulación de la rodilla sueltas y relajadas. Repite con la otra pierna; alterna varias veces.

Enfoque del entrenamiento: Todos los movimientos que implican a articulaciones de rodillas y tobillos

6. Rotar las piernas

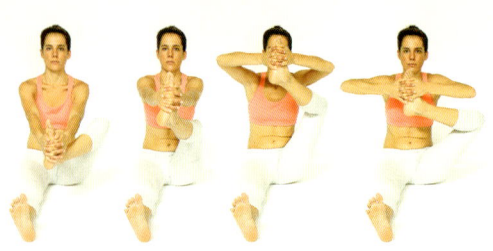

Sentado con las piernas extendidas, toma un pie firmemente con ambas manos e inspira mientras llevas el pie hacia la frente, luego espira mientras lo bajas cerca del cuerpo hasta el nivel del ombligo. En este ejercicio, básicamente, dibujas grandes círculos en un plano perpendicular al centro del cuerpo. Repite de tres a cinco veces, después cambia de lado.

Enfoque del entrenamiento: Todos los movimientos que involucran las articulaciones de rodilla y cadera, en particular el 3.er Tsigjong, la Araña y la Joya

7. Rotar las pantorrillas

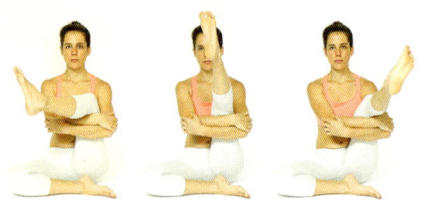

Sentado con un pie cerca del perineo, levanta la pierna contraria y abrázala, tomando cada brazo justo por encima de los codos o las muñecas con la mano contraria. Manteniendo la espalda lo más derecha posible, inspira y espira mientras rotas la pantorrilla dibujando grandes círculos con el pie en el aire frente al cuerpo; las primeras tres a cinco veces en una dirección y luego, en la otra. Después cambia de lado.

Enfoque del entrenamiento: Todos los movimientos que involucren las articulaciones de rodillas e isquio-tibiales, en particular el Tigre y la Joya

8. Mariposa

Siéntate con la espalda derecha, rodillas abiertas y plantas de los pies juntas con los talones cerca del perineo. Mantén los brazos estirados a los lados del cuerpo, sosteniéndote desde atrás haciendo un puño con las manos o bien con las palmas en el suelo. Mantén los hombros abiertos y la espalda derecha. Haz rebotar las rodillas arriba y abajo hacia el suelo, abriendo tanto como sea posible. Respira con calma.

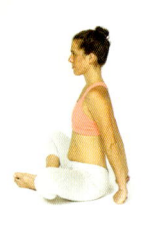 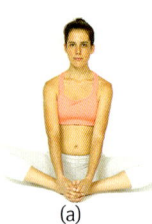

(a)

(a) Como variación, toma ambos pies con las manos y continúa haciendo rebotar las rodillas.

Enfoque del entrenamiento: Todos los movimientos que involucran las articulaciones de rodillas y caderas, muchos yantras que incorporan la posición de *tsokyil,* en particular el 2.º y 3.er Tsigjong, la Araña, el León, el Buitre, el Triángulo, el Tridente y la posición de loto

9. RODILLAS AL PECHO

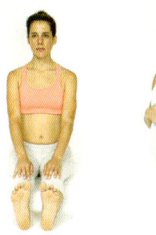

Siéntate con las piernas estiradas hacia delante. Inspira, luego espira y usa ambas manos para empujar la rodilla hacia el pecho manteniendo el pie suspendido en el aire frente al perineo. Inspira mientras estiras la pierna hacia delante. Espira y lleva la otra rodilla al pecho; sigue alternando esta secuencia de tres a cinco veces.

Enfoque del entrenamiento: Todos los movimientos que involucran las articulaciones de rodilla y cadera, en particular el Cuchillo Curvo, la Paloma y el Águila

10. RODILLAS HACIA LOS LADOS

Siéntate con ambas piernas hacia delante. Inspira, y espira con calma mientras llevas un talón hacia el perineo con la mano opuesta, y empujas suavemente la rodilla hacia el suelo. Inspira estirando la pierna hacia delante y luego espira trayendo el otro talón hacia el perineo, empujando suavemente la otra rodilla hacia el suelo; repite de tres a cinco veces de cada lado.

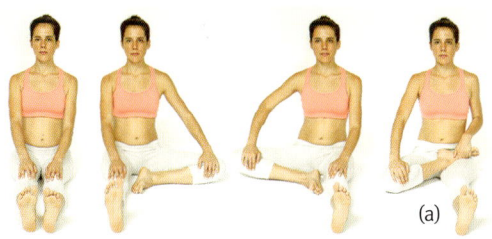

(a)

(a) Como variante, inspira, y mientras espiras tranquilamente lleva el pie a la ingle sobre el muslo contrario y con la mano correspondiente haz que la rodilla rebote suavemente hacia arriba y abajo. Inspira estirando la pierna hacia delante y espira con calma llevando el otro pie al tope del muslo contrario y con la mano correspondiente haz rebotar suavemente la rodilla. Repetir de tres a cinco veces de cada lado.

Enfoque del entrenamiento: Todos los movimientos que involucran las rodillas, en particular la Caracola, el Cuchillo Curvo y el Águila

11. RELAJAR CADERAS Y RODILLAS

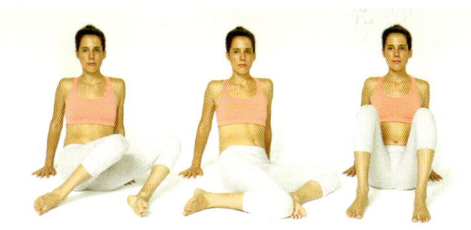

Siéntate en el suelo, levanta las rodillas colocando las plantas de los pies unos 40 cm delante de las nalgas y abiertas como el ancho de las caderas, inclínate un poco hacia atrás y sostente con las manos apoyadas en el suelo detrás de la espalda. Inspira enderezando la espalda; luego espira bajando ambas rodillas hacia un lado, llevando una rodilla al suelo, cerca del pie contrario y abriendo bien la otra rodilla. Mantén el movimiento suelto y relajado. Inspira levantando ambas rodillas hacia la posición inicial. Espira bajando las rodillas hacia el otro lado. Alterna, y repite de tres a cinco veces.

Enfoque del entrenamiento: Todos los movimientos que involucren las articulaciones de rodilla y cadera, en particular la Tortuga y el Tigre

12. Flexión hacia delante y rodilla al lado

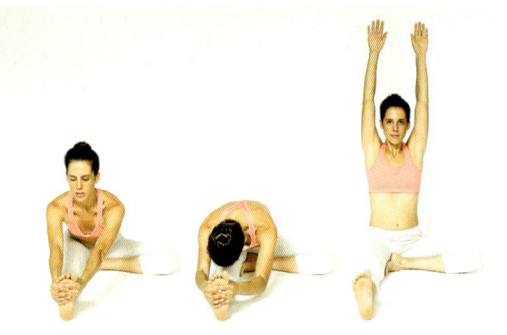

Empieza sentado con la espalda derecha y las piernas estiradas y paralelas al frente. Lleva un pie al perineo, cerca de la base del muslo, con la rodilla sobre o hacia el suelo. Inspira elevando los brazos estirados por encima de la cabeza, manteniendo la columna derecha. Espira flexionando el torso hacia delante desde la base de la columna, llevando el ombligo hacia delante y permitiendo que la columna se alargue. Sin forzar, intenta llevar la frente hacia la rodilla de la pierna extendida, colocando las manos alrededor del pie o el tobillo, o simplemente estirándote hacia los dedos de los pies. Inclínate tanto como puedas manteniendo la espalda derecha. Gradualmente, lleva la frente más cerca de la rodilla y los dedos de las manos hasta o hacia los de los pies, continuando con la inspiración y espiración. Cambia de lado y repite; alterna la secuencia completa de tres a cinco veces.

Haz este ejercicio solo si no te obliga a forzar ni tensar. Cuando seas lo suficientemente flexible puedes profundizar el estiramiento, colocando el pie sobre el muslo en la ingle.

Enfoque del entrenamiento: Todos los movimientos que implican flexión hacia delante o articulaciones de rodilla y cadera, en particular la Caracola, el Cuchillo Curvo y el Águila

13. Flexión hacia delante con ambas rodillas a los lados

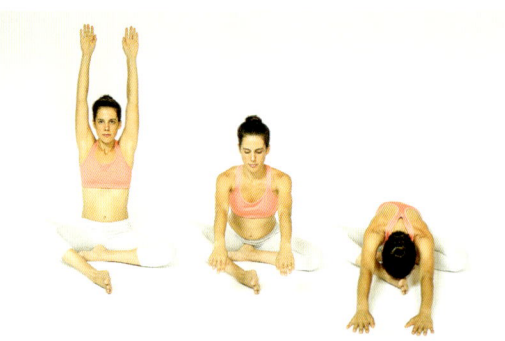

Siéntate en el suelo, coloca un pie cerca del perineo y el otro pie dos palmos frente al perineo, abriendo ambas rodillas a los lados y llevándolas hasta o hacia el suelo. Inspira estirando los brazos por encima de la cabeza, y espira flexionando el torso hacia delante y llevando la frente hasta o hacia el pie que se encuentra enfrente. Mantén los brazos estirados hacia delante, si es posible apoyando las manos en el suelo. Estírate desde la base de la columna manteniendo la espalda derecha pero sin tensión. Inspira elevando los brazos otra vez por encima de la cabeza, luego espira flexionando hacia delante. Repite de tres a cinco veces, luego cambia la posición de las piernas y repite nuevamente.

Enfoque del entrenamiento: Todos los movimientos que implican flexión hacia delante, o las articulaciones de rodilla y cadera, en particular la Araña, el León, la Joya y la posición de loto

14. Plantas de los pies juntas y flexión hacia delante

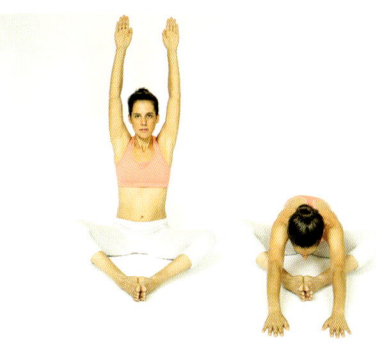

Coloca las plantas de los pies juntas frente al perineo, a dos palmos de distancia, con las rodillas abiertas hacia los lados, y hacia el suelo o sobre él. Inspira estirando los brazos hacia arriba. Espira y flexiónate hacia delante desde la base de la columna y lleva la frente hacia los pies extendidos. Mantén los brazos estirados hacia delante. También puedes sujetar los pies para ayudarte a bajar la frente un poco más. Repite la secuencia de tres a cinco veces.

Enfoque del entrenamiento: Todos los movimientos que suponen flexión hacia delante, o articulaciones de cadera y rodilla, en particular el Tridente, la Joya y la posición de loto

15. Girar y estirar

Este ejercicio es un calentamiento particularmente eficiente y completo, y ayuda a desarrollar la posición de sentado correcta. También es muy útil como entrenamiento para la posición del loto.

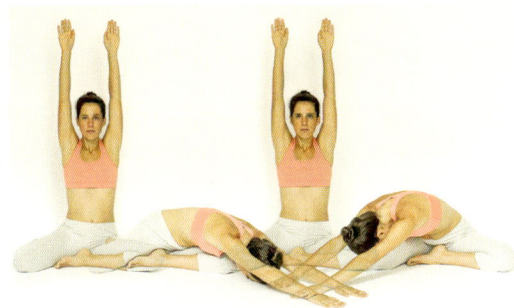

Siéntate en el suelo con una pierna flexionada hacia delante con el talón cerca del perineo. Flexiona la otra pierna hacia atrás manteniendo el pie cerca de la nalga, pero sin sentarte sobre él. Inspirando, estira los brazos paralelos hacia arriba. Gira desde la base de la columna, mientras espiras, y lleva la frente delante de una rodilla, mientras estiras los brazos hacia el suelo. Inspirando, endereza la espalda y, manteniendo los brazos estirados por encima de la cabeza, gira hacia el otro lado y lleva la frente delante de la otra rodilla, estirando los brazos hacia delante mientras espiras. Repite de tres a cinco veces. Cambia la posición de las piernas y repite la secuencia hacia el otro lado.

Es muy probable que encuentres que hacia un lado te resulta significativamente más fácil que hacia el otro.

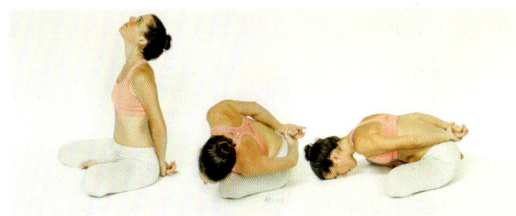

(a) Siéntate en la misma posición, tómate las manos por detrás de la espalda y haz círculos con el torso sobre las rodillas, inspirando mientras arqueas hacia atrás y espirando mientras llevas la frente hacia una rodilla y luego a la otra, girando de tres a cinco veces fluida y continuamente, acercando la cara al suelo y manteniendo los isquiones en el suelo. Gira hacia el otro lado. Luego cambia la posición de las piernas y repite la secuencia hacia el otro lado.

Enfoque del entrenamiento: Respiración completa en general, Nueve Respiraciones de Purificación, todos los movimientos que involucran la columna, el cuello, los brazos o las articulaciones de rodillas y caderas. En particular la Araña, el Triángulo, la Paloma, el Tigre, el Águila y la posición de loto

16. Flexión de rodilla

Este ejercicio se realiza mejor después de hacer los calentamientos de Girar y Estirar. No debes intentar hacerlo al principio de la sesión de calentamiento.

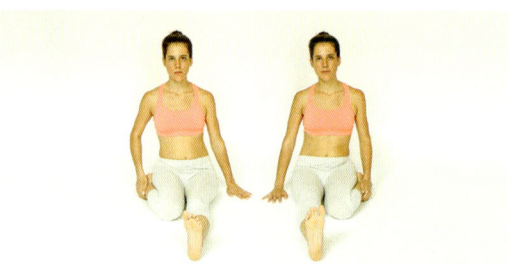

Siéntate con las piernas hacia el frente y la espalda recta, las manos en el suelo a los lados del cuerpo. Inspira suave y tranquilamente, luego espira inclinándote levemente hacia un lado y usando la mano como soporte. Al mismo tiempo, flexiona la otra rodilla y lleva el pie hacia el costado, cerca del cuerpo, con los dedos de los pies apuntando hacia atrás, mientras apoyas ambas nalgas en el suelo. Inspira extendiendo la pierna hacia delante nuevamente, luego espira y repite el movimiento hacia el lado opuesto; alterna continuamente de lado a lado de tres a cinco veces.

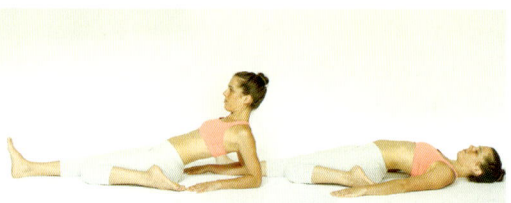

(a) Flexiona otra vez la rodilla con el pie apuntando hacia atrás manteniendo la otra pierna extendida, échate hacia atrás sosteniéndote con los codos. Si puedes y te resulta suficientemente cómodo, túmbate en el suelo y relájate un momento respirando con calma. Cambia de lado y alterna la secuencia completa varias veces.

Enfoque del entrenamiento: Todos los movimientos que involucran las articulaciones de rodilla y cadera, o extensiones hacia atrás de columna, en particular la Tortuga, la Paloma, el Tigre y la Rana

17. Estiramiento con rodilla cruzada

Los próximos dos ejercicios son importantes para ejercitar algunos movimientos fundamentales que se realizan como parte de la práctica principal, en particular tres de los Lungsang. A ser posible, una rodilla se encuentra exactamente sobre la otra.

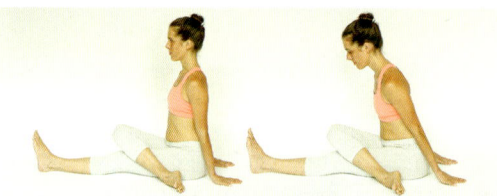

Siéntate con una pierna extendida, cruza la otra pierna sobre la rodilla, flexiona el pie hacia atrás y ponlo cerca de la cadera. Coloca las palmas de las manos en el suelo detrás de ti con los dedos apuntando hacia atrás. Inspira abriendo el pecho y llenando los pulmones. Espira flexionando el torso hacia delante, luego inspira mientras retornas a la posición erecta.

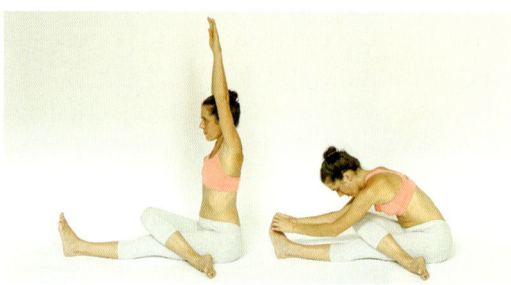

(a) Después de repetir estos movimientos de tres a cinco veces, inspira elevando los brazos por encima de la cabeza y espira llevando la frente delante de la rodilla y los dedos de las manos hasta o hacia los de los pies de la pierna extendida. Inspira y espira suave y tranquilamente. Intenta mantener la cabeza alineada con la columna. Cambia de lado y repite.

Enfoque del entrenamiento: Todos los movimientos que involucran las articulaciones de rodilla y cadera, cruce de rodillas o flexión hacia delante, en particular el 3.º, 6.º y 8.º Lungsang, la Caracola y el Águila

18. RODILLA SOBRE RODILLA

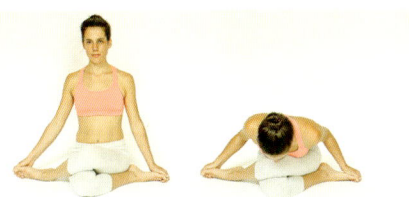

Siéntate en el suelo con las piernas extendidas, flexiona una rodilla hacia atrás y debajo de la rodilla contraria; luego flexiona la pierna de arriba hacia el otro lado, llegando a una posición en la cual una rodilla está sobre la otra y ambos isquiones en el suelo. Coloca las manos sobre los pies. Mantén la columna recta y controlada mientras inspiras abriendo el pecho, y luego cuando espiras flexionando el torso hacia delante sobre las rodillas, en un movimiento que comienza en la base de la columna. Inspira regresando a la posición inicial. Repite de tres a cinco veces, luego cambia la posición de las piernas y repite.

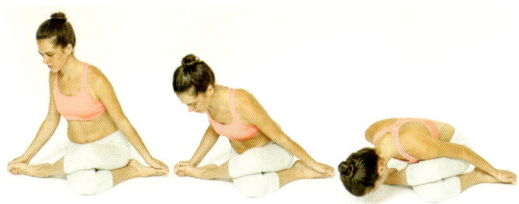

(a) En una variación que incorpora una rotación, espira girando hacia el lado abierto e inclinando el torso hacia el muslo que está por debajo con un movimiento que empieza en la base de la columna. Inspira regresando al centro, gira hacia el lado cerrado y flexiona el torso hacia el muslo de arriba mientras espiras. Repite de tres a cinco veces, luego cambia la posición de las piernas y repite nuevamente.

Enfoque del entrenamiento: Todos los movimientos que involucran las articulaciones de rodilla y cadera, piernas cruzadas, torsiones o flexiones hacia delante, en particular el 3.º, 6.º y 8.º Lungsang, la Caracola, el Cuchillo Curvo y el Águila

19. ESTIRARSE HACIA LOS LADOS

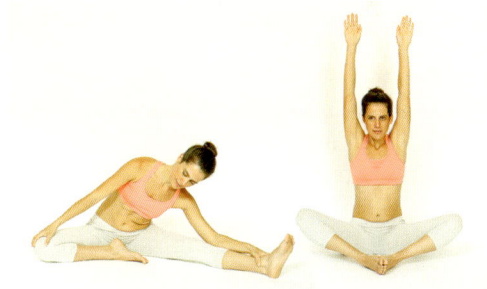

Siéntate con la espalda recta y las piernas hacia el frente. Inspira elevando los brazos por encima de la cabeza y juntando las plantas de los pies. Espira llevando las manos a las rodillas. Inspira elevando los brazos. Espira abriendo una pierna a un lado e inclinando el torso lateralmente hacia la pierna extendida y lleva la mano correspondiente hasta o hacia el borde externo del pie, manteniendo la mano contraria sobre la rodilla de la pierna flexionada. Inspirando, eleva los brazos por encima de la cabeza y junta nuevamente las plantas de los pies. Espirando abre la otra pierna ampliamente hacia el costado, llevando la mano hasta o hacia el pie. Cambia de lado y repite; alterna la secuencia de tres a cinco veces inspirando y espirando tranquilamente.

Enfoque del entrenamiento: Todos los movimientos que involucran la columna, articulaciones de cadera, estiramiento de los costados del torso, en particular la Media Luna y el Triángulo

20. Flexión abierta hacia delante

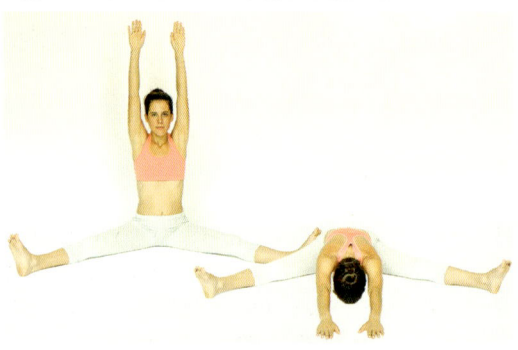

Siéntate con ambas piernas bien abiertas, inspira elevando los brazos estirados. Espira llevando las manos hasta o hacia el suelo al frente, lo más lejos posible, manteniendo la espalda derecha. Flexiona desde las caderas y sigue respirando, bajando gradualmente la frente al suelo, llegando solo tan lejos como puedas sin curvar la columna. Sin forzarte en ningún momento, intentando ampliar el rango de movimiento de manera suave y constante.

Enfoque del entrenamiento: Todos los movimientos que involucran la columna, las articulaciones de cadera, en particular muchas fases finales, la Media Luna, el Triángulo, el Tridente y el Tigre

21. Torsión suave de la columna

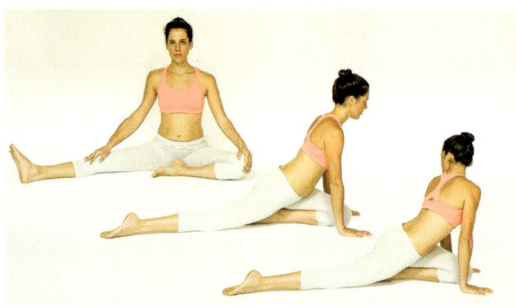

Empieza sentado en el suelo con una pierna extendida a un lado y la otra flexionada con el pie cerca del perineo. Gira desde la base de la columna hacia la rodilla flexionada y coloca una mano a cada lado de la rodilla. Continúa girando en esa dirección mientras levantas las nalgas del suelo y extiendes los brazos para mirar hacia atrás, sobre el hombro, el pie de la pierna extendida. Sentirás una torsión suave de la columna y la cintura. Repite hacia el otro lado de tres a cinco veces en total.

Enfoque del entrenamiento: Todos los movimientos que implican torsiones de columna, en particular la Caracola, la Media Luna y la Paloma

22. Entrenamiento para la transición

El siguiente ejercicio es importante ya que ayuda a ejercitar la transición que vincula muchas de las secuencias de Yantra Yoga. También es muy eficiente para trabajar sobre las articulaciones de las piernas, coordinar la respiración y el movimiento, y usar oportunamente el movimiento para ayudarse a rodar hacia las rodillas, progresando de un paso al otro en una secuencia continua. Si fuera necesario, puedes usar un almohadón debajo de las nalgas y usar las manos para ayudarte entre los movimientos. Como alternativa puedes ir a la posición de sentado con las rodillas en el suelo cruzando las piernas cerca del pubis y rodando de ese modo sobre las rodillas (como en el movimiento de transición del 4.º Tsigjon).

llas, manteniendo los dedos en el suelo. Espira sentándote sobre los talones, llevando los empeines al suelo y los brazos a los lados del cuerpo. Inspira levantándote nuevamente sobre las rodillas con los brazos estirados por encima de la cabeza, los empeines todavía en el suelo. Espira mientras colocas los dedos de los pies en el suelo, ruedas sobre las plantas de los pies, y te sientas en el suelo con los brazos a los lados del cuerpo. Inspira extendiendo las piernas hacia el frente y elevando los brazos paralelos por encima de la cabeza. Espira llevando las manos a las rodillas, o bien llevando los dedos de las manos a los de los pies y la frente a las rodillas. Repite la secuencia completa de tres a cinco veces.

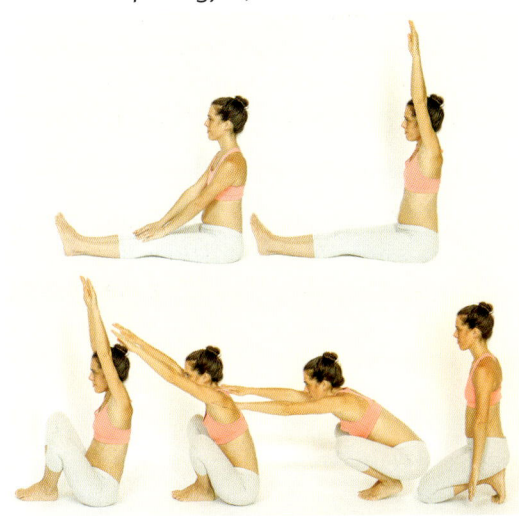
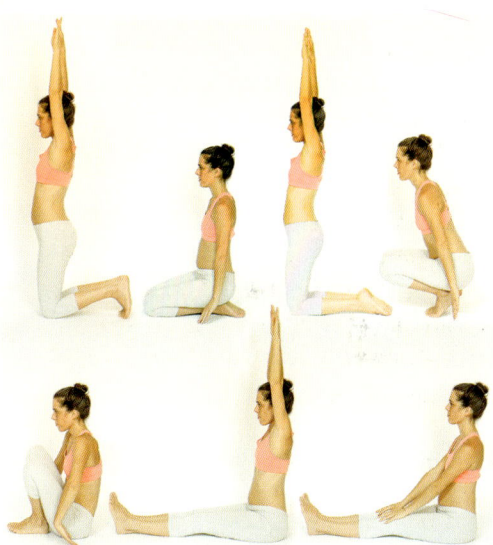

Siéntate con las piernas extendidas hacia delante, inspira y eleva los brazos. Espira, llevando los brazos horizontalmente al frente mientras ruedas hacia delante sobre las rodillas y te sientas en los talones con los dedos de los pies en el suelo y los brazos a los lados del cuerpo.

Inspira elevando los brazos por encima de la cabeza y levantándote sobre las rodi-

Enfoque del entrenamiento: Todos los movimientos que involucran las articulaciones de cadera y rodilla, en particular muchos movimientos de transición, el 4.º Tsigjong, el 4.º Lungsang, la Tortuga, la Daga y el Buitre

Calentamientos acostados boca arriba

Los calentamientos siguientes se realizan de espaldas. Son ejercicios simples pero altamente eficientes, sobre todo para la zona baja de la espalda.

23. RODILLA AL PECHO

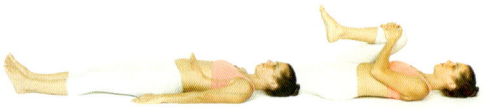

Túmbate de espaldas, espira y lleva una rodilla al pecho, tomándola con ambas manos. Luego inspira extendiendo la pierna en el suelo otra vez, manteniéndola bien estirada y derecha. Espira llevando la otra rodilla al pecho, luego inspira llevando la pierna extendida otra vez al suelo. Cambia de lado y repite; alterna la secuencia completa de tres a cinco veces.

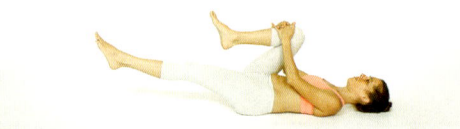

(a) Repite el mismo ejercicio, pero manteniendo la pierna extendida elevada sobre el suelo mientras llevas la rodilla al pecho.

Con cada espiración, lleva la rodilla más cerca del pecho.

Enfoque del entrenamiento: Todos los movimientos que involucran articulaciones de rodilla y cadera, isquio-tibiales y espalda baja

24. ESTIRAMIENTO PERPENDICULAR DE LA PIERNA

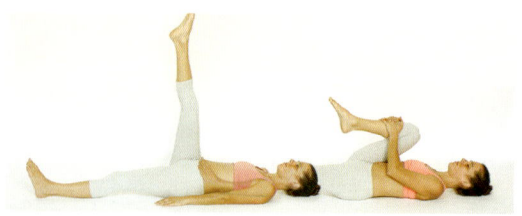

Túmbate de espaldas, inspira y estira una pierna recta hacia arriba. Espira flexionando la pierna y lleva la rodilla al pecho con ambas manos. Inspira estirando la pierna hacia arriba, luego espira mientras bajas la pierna hacia el suelo. Cambia de lado y repite; alterna la secuencia completa de tres a cinco veces.

Enfoque del entrenamiento: Todos los movimientos que involucran articulaciones de rodilla y cadera, isquio-tibiales, espalda baja, en particular la Llama y el Arado

25. BARRER CON LA PIERNA

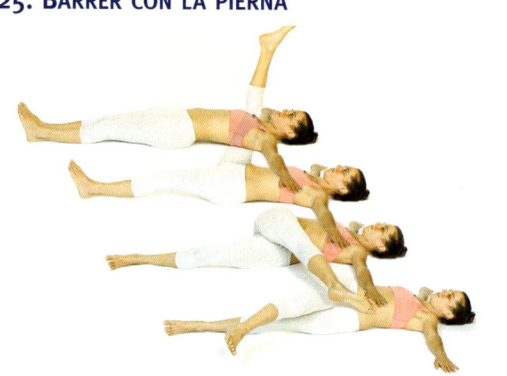

Túmbate sobre la espalda con los brazos estirados y abiertos hacia los lados, inspira y extiende una pierna arriba. Luego espira mientras cruzas la pierna hacia el lado contrario del cuerpo y llevas el pie hacia el suelo a la altura de la cadera. Rozando el suelo con los dedos de los pies, lleva la pierna de arriba en un círculo sobre el tobillo de la pierna contraria y regresa a la posición inicial con ambas piernas extendidas hacia delante. Mantén los hombros en el suelo durante todo el ejercicio. Cambia de lado y repite; alterna la secuencia completa de tres a cinco veces.

Enfoque del entrenamiento: Todos los movimientos que involucran las articulaciones de rodilla y cadera, en particular la Media Luna y el Águila

26. AFLOJAR LA CADERA

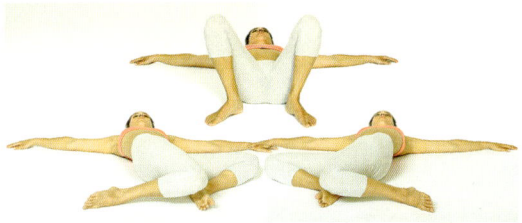

Túmbate de espaldas con las piernas flexionadas. Coloca los pies cerca de los glúteos, apuntando hacia afuera en un ángulo bien abierto. Los brazos están abiertos hacia los lados a la altura de los hombros. Inspira relajada y profundamente. Espira y baja ambas rodillas a un lado tan lejos como puedas sin forzarlas, manteniendo los hombros en el suelo. Inspira regresando al centro. Espira bajando las rodillas al lado contrario. Repite de tres a cinco veces, respirando con calma y coordinando el estiramiento con la respiración.

Enfoque del entrenamiento: Todos los movimientos que involucran las articulaciones de rodilla y cadera o la espalda baja, en particular la Tortuga y el Tigre

27. TORSIÓN EN POSICIÓN SUPINA

Este ejercicio es una torsión simple y segura que resulta especialmente efectiva para mantener la espalda sana.

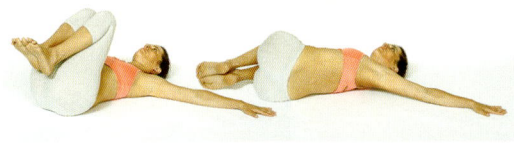

Acuéstate de espaldas, lleva las rodillas al pecho, luego rueda a un lado manteniendo las rodillas y los pies juntos. Inspira mientras abres y extiendes el brazo de arriba hacia el lado contrario, manteniendo los hombros y las rodillas en el suelo. Mira hacia arriba y respira suave y profundamente, relajándote en la postura. Gira hacia el lado contrario y repite; alterna de tres a cinco veces.

(a) Como variante, rueda a un lado y coloca la rodilla superior en el suelo justo delante de la rodilla de abajo. Coloca la mano que se encuentra abajo sobre la rodilla superior para mantenerla sobre el suelo, luego extiende el otro brazo hacia el lado mientras mantienes los hombros firmes en el suelo. Mira hacia arriba y respira profunda y suavemente. Rueda al lado contrario y repite; alterna de tres a cinco veces.

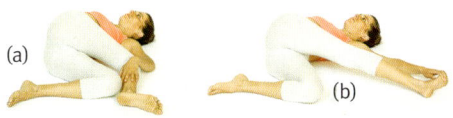

(b) Como otra variante, extiende la pierna superior sobre la rodilla flexionada, estirándola lo más derecha posible y sujeta los dedos de los pies con la mano del brazo que se encuentra abajo. Mira hacia arriba y respira profunda y suavemente. Gira hacia el otro lado y repite; alterna de tres a cinco veces.

Si te resulta difícil sostener los dedos de los pies, puedes utilizar un paño, toalla o cinturón de yoga alrededor del pie para ayudarte a estirar la pierna.

Enfoque del entrenamiento: Todos los Yantras que implican torsiones, en particular el 3.º, 6.º y 8.º Lungsang, la Caracola, el Cuchillo Curvo y el Águila

28. ABRIR LA CADERA

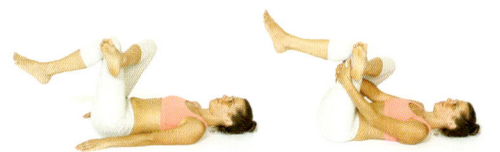

Túmbate de espaldas con los talones cerca de los glúteos y los brazos a los lados del

cuerpo. Coloca un tobillo en el muslo sobre la rodilla y lleva la rodilla hacia el pecho, enlazando las manos delante de la rodilla o debajo del muslo, acercando la rodilla suavemente al pecho. Inspira y espira con calma. Cambia de lado y repite la secuencia de tres a cinco veces.

Enfoque del entrenamiento: Todos los movimientos que involucran las articulaciones de rodilla y cadera, en particular el Arado, el Cuchillo Curvo, la Daga y la posición de loto

29. Puente

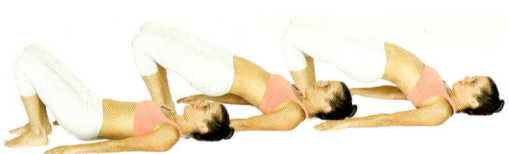

Túmbate de espaldas con los talones cerca de los glúteos y los brazos a los lados del cuerpo. Inspirando, eleva las caderas mientras levantas suavemente la espalda baja despegándola del suelo, luego espirando vuelve a llevar la espalda al suelo. Repite la secuencia de tres a cinco veces, y arquea un poquito más con cada inspiración, pero sin forzar, coordinando conscientemente el flujo del movimiento del cuerpo con el flujo de la respiración. Espira suavemente y descansa en el suelo un momento.

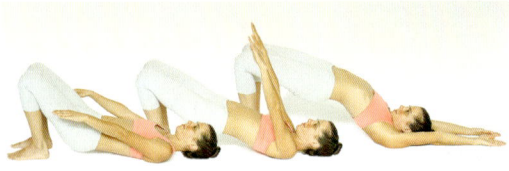

(a) Repite el ejercicio, pero esta vez estira los brazos extendidos por encima de la cabeza mientras inspiras y arqueas la espalda. Espira llevando los brazos hacia delante de modo que lleguen al suelo cerca de los pies mientras apoyas la columna en el suelo gradualmente, coordinando movimiento y respiración en un flujo continuo y armónico.

Enfoque del entrenamiento: Respiración completa en general, Nueve Respiraciones Purificadoras, todos los movimientos que implican extensión de columna, en particular el Camello, el Arco y la Rueda

30. Rodar sobre la espalda

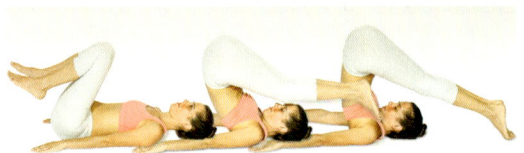

Túmbate de espaldas, espira y lleva las rodillas hacia el pecho, rodando sobre los hombros mientras extiendes las piernas y llevas los pies al suelo por detrás de la cabeza, suavemente y sin forzar. Puedes practicar este calentamiento con la ayuda de una silla o cojines hasta que puedas estirar los pies en el suelo. Inspirando rueda hacia delante y lleva los pies al frente nuevamente, hasta el suelo. Mantén la espalda recta y las rodillas juntas. Repite de tres a cinco veces.

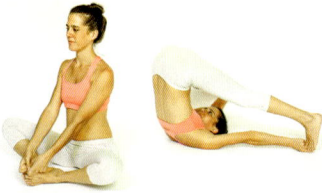

(a) Como variante, empieza sentado con las plantas de los pies juntas y las rodillas abiertas hacia los lados. Sujeta los dedos de los pies e inspira mientras enderezas la espalda. Espira rodando hacia atrás manteniendo los dedos sujetados para abrir las piernas detrás por encima de la cabeza. Inspira y rueda hacia delante hasta la posición inicial. Repite de tres a cinco veces.

Enfoque del entrenamiento: Todos los movimientos que involucran activamente a la columna, en particular, la Llama, el Arado, el Triángulo y el Tridente

Calentamientos boca abajo

Los siguientes ejercicios se realizan en posición prona. Benefician principalmente a la columna y a las articulaciones de las piernas.

31. GATO

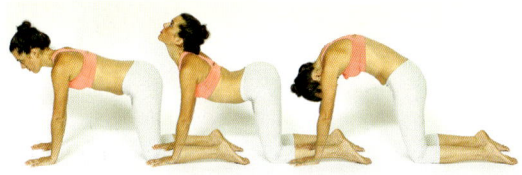

Apóyate sobre las rodillas y las manos, con las rodillas abiertas el ancho de los hombros, manteniendo los brazos extendidos. Las palmas de las manos y los empeines apoyados en el suelo. Inspira bajando el ombligo mientras colocas la pelvis paralela al suelo y arqueas la nuca. Espira colocando la pelvis perpendicular al suelo, curvando la espalda hacia arriba como un gato; lleva la cabeza entre los brazos y el mentón al pecho. Repite la secuencia de tres a cinco veces.

Es importante que no bloquees la respiración, sino que la dejes fluir libremente con el ritmo del movimiento.

Enfoque del entrenamiento: Respiración completa en general, Nueve Respiraciones Purificadoras, todos los movimientos que involucran la columna, el cuello o las extensiones de columna, en particular, el Camello, el Arco y la Rueda

32. ENTRENAMIENTO PARA LA LANGOSTA

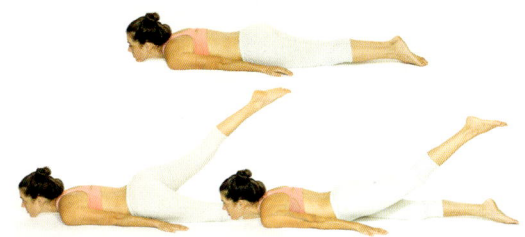

Túmbate boca abajo con el mentón en el suelo y los brazos a los lados del cuerpo. Inspirando, eleva una pierna manteniéndola controlada y extendida con el pie apuntando hacia atrás. Intenta no flexionar la rodilla ni abrir o rotar la cadera. Espirando, baja la pierna al suelo nuevamente. Cambia de lado y repite; alterna de tres a cinco veces.

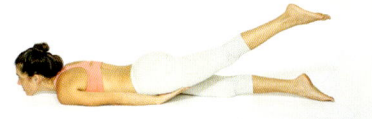

(a) Como variante más simple coloca las manos por debajo de los muslos con las palmas orientadas hacia arriba.

Enfoque del entrenamiento: Todos los movimientos que implican extensiones de columna, en particular el Arco, la Langosta y la Rueda

33. ENTRENAMIENTO PARA LA SERPIENTE

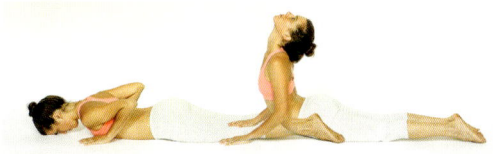

Acuéstate boca abajo con la frente en el suelo y las manos a la altura del pecho. Inspirando, eleva el torso lentamente y arquea la cabeza hacia atrás; espirando, lleva la frente al suelo. Realiza los movimientos lenta y coordinadamente. Repite de tres a cinco veces.

Enfoque del entrenamiento: Todos los movimientos que implican extensiones de columna, en particular, el Camello, el Perro, la Serpiente, el Arco y la Paloma

34. Entrenamiento para la serpiente II

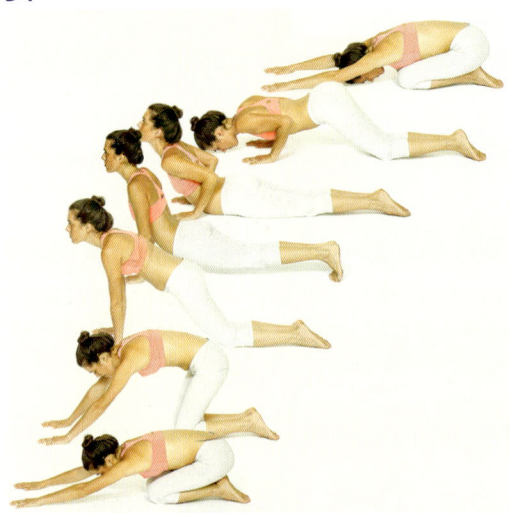

Acuéstate en el suelo con la frente en el suelo y los brazos a los lados del cuerpo. Inspira y lleva las palmas de las manos a los lados del pecho. Manteniendo las palmas de las manos en el suelo y los brazos estirados, levanta el torso y siéntate sobre los talones mientras espiras. Manteniendo todavía las palmas de las manos en el suelo, inspira y desliza el torso hacia delante cerca del suelo, luego arquea la parte superior del torso hacia atrás mientras intentas mantener la parte baja del pubis en contacto con el suelo. Espirando, lleva los glúteos a los talones y la frente al suelo entre los brazos. Continúa el flujo de respiración y movimiento, inspira deslizándote hacia delante y arqueándote hacia atrás como antes, siempre manteniendo las palmas en la misma posición, al frente. Espira sentándote sobre los talones con los brazos extendidos hacia delante y la frente en el suelo. Repite de tres a cinco veces.

Enfoque del entrenamiento: Todos los movimientos que implican extensiones de columna, en particular, el Camello, la Serpiente, el Perro, el Arco, la Paloma y la Rueda

35. Apertura de caderas con plantas de los pies juntas

Este ejercicio es particularmente efectivo para ejercitar la posición de loto.

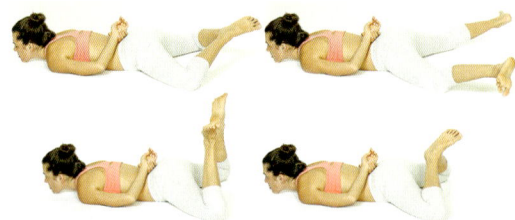

Acuéstate boca abajo con el mentón en el suelo, abre las rodillas y junta las plantas de los pies manteniendo el ombligo en el suelo. Sujeta las manos detrás de la espalda y lleva los pies al suelo gradualmente sin separarlos. Inspira abriendo ampliamente las piernas, y espira juntando los pies y bajándolos nuevamente al suelo. Repite de tres a cinco veces.

Enfoque del entrenamiento: Respiración completa en general, Nueve Respiraciones Purificadoras, todos los movimientos que involucran articulaciones de cadera, en particular, el Buitre y la posición de loto

36. Entrenamiento para el perro

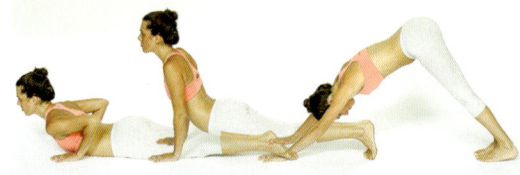

Acuéstate boca abajo con la frente en el suelo y las manos a la altura del pecho, los dedos de los pies en el suelo. Inspira levantando la cabeza y arqueando la parte superior de la espalda. Espirando, apoya los dedos de los

pies y endereza la espalda, llevando los glúteos hacia arriba y manteniendo brazos y piernas extendidos. La cabeza permanece entre los brazos extendidos mientras las palmas de las manos y las plantas de los pies están firmemente apoyadas en el suelo, si es posible. Si fuera muy difícil, intenta mantener los talones tan cerca del suelo como puedas. Inspirando, baja la pelvis y el abdomen hacia el suelo, pero manteniendo los muslos paralelos al suelo y los brazos extendidos mientras extiendes la columna y la cabeza hacia atrás.

Enfoque del entrenamiento: Todos los movimientos que implican extensiones de columna, en particular, el Perro y el Tigre

Calentamientos para el cuello y para abrir los hombros

37. ROTACIÓN DEL CUELLO

Este ejercicio ayuda a flexibilizar el cuello. Como todos los precalentamientos, debes realizarlo con calma y atención, sin forzar el movimiento ni la respiración.

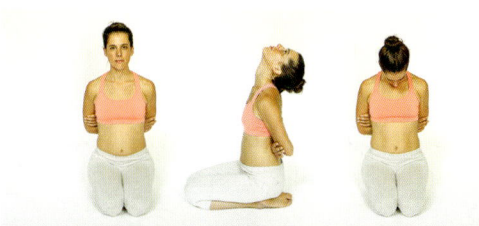

Siéntate sobre los talones, enlaza los brazos por detrás de la espalda, tomando los antebrazos o bien las muñecas. Inspira arqueando la cabeza hacia atrás y lleva el mentón hacia arriba, luego espira bajando el mentón hacia el pecho. Repite tres o cinco veces.

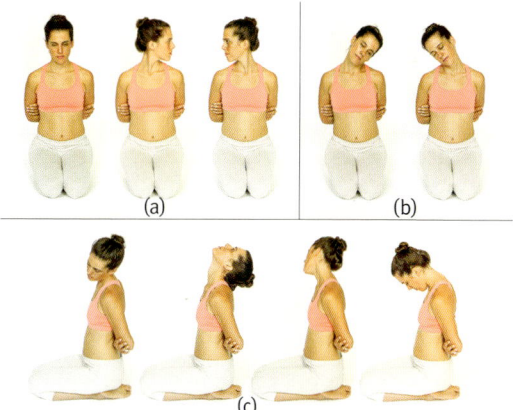

(a) Luego, inspira al centro y espira girando la cabeza gentil pero completamente hacia un lado. Inspira llevando la cabeza hacia el frente y espira girando hacia el otro lado. Repite tres o cinco veces.

(b) Ahora, espira llevando la oreja hacia el hombro. Inspira llevando la cabeza nuevamente al centro y espira llevando la otra oreja hacia el otro hombro. Repite tres o cinco veces.

(c) Finalmente, haz una rotación con la cabeza, inspirando mientras arqueas el cuello hacia atrás y espirando al llevarlo hacia delante. Primero gira en una dirección tres o cinco veces, y luego gira en la otra dirección.

Enfoque del entrenamiento: Todos los movimientos que involucran el cuello o extensiones de columna, en particular, el 6.º Lungsang, el Camello, la Caracola, la Serpiente, el Arco, la Paloma y la Rueda

38. Abrir los hombros

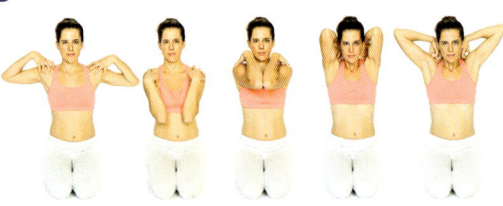

Siéntate sobre los talones, coloca las manos sobre los hombros y une los codos frente al pecho. Inspirando, abre los codos hacia arriba y atrás mientras rotas los hombros. Espirando, baja los codos haciendo un círculo y únelos al frente nuevamente. Luego rota los codos en la dirección contraria. Repite de tres a cinco veces en cada dirección.

Enfoque del entrenamiento: Todos los movimientos que impliquen los hombros

39. Abrir los hombros y el pecho

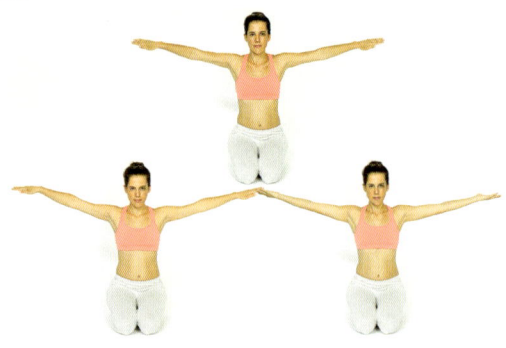

Siéntate sobre los talones con los brazos abiertos hacia los lados y las palmas mirando hacia arriba; espira rotando los hombros y cerrándolos hacia el frente mientras rotas las palmas de las manos de modo que miren al suelo. Inspirando, rota otra vez los hombros hacia atrás y ábrelos, mientras giras las palmas de las manos hacia arriba nuevamente. Repite la secuencia de tres a cinco veces.

Aquí, como en el ejercicio anterior es importante que respires con energía y determinación.

Enfoque del entrenamiento: Respiración completa en general, Nueve Respiraciones Purificadoras, todos los movimientos que involucran activamente a los brazos y el pecho, en particular el 5.º Tsigjong, el Cuchillo Curvo y el Arco.

40. Abrir los hombros II

Siéntate sobre los talones, eleva un brazo y lleva la mano hacia el omóplato. Toma el codo de ese brazo con la mano contraria, por detrás de la cabeza, y empújalo hacia el hombro contrario, estirando el costado del brazo y del torso. Repite varias veces en cada lado.

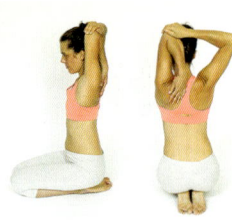 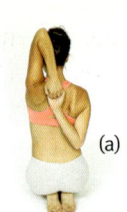

(a)

(a) Eleva el brazo de nuevo y lleva la mano hacia el omóplato, pero esta vez estira hacia atrás y hacia arriba de la espalda la mano contraria e intenta enganchar los dedos de ambas manos formando una especie de S. Si no alcanzas a enlazarlos, intenta estirar lo más que puedas manteniendo la columna recta, o utiliza un paño o cinturón como ayuda. Cambia de lado, y luego repite la secuencia de tres a cinco veces.

Si realizas este ejercicio regularmente, el rango de apertura aumentará con el tiempo. Respira siempre de modo suave y relajado.

Enfoque del entrenamiento: Todos los movimientos que implican los hombros

41. Estirar los brazos

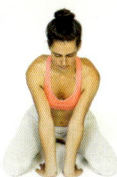

Siéntate sobre los talones con las rodillas abiertas; coloca las manos entre las rodillas con los dedos apuntando al perineo para estirar los brazos. Relájate y respira con calma y suavemente, manteniendo la espalda recta y los hombros abiertos mientras estiras.

Enfoque del entrenamiento: Todos los movimientos que implican activamente los brazos y las muñecas, en particular, el Pavo real

Apéndice 2
Rutinas de práctica sugeridas

LAS RUTINAS SUGERIDAS aquí son solamente una guía general. Dependiendo del ritmo personal, la más corta puede llevar entre cinco y ocho minutos, y la más larga bastante más de una hora. A pesar de que, por supuesto, las rutinas más largas tienen mayores beneficios, incluso la más corta, realizada con regularidad y atención, tendrá un efecto notablemente positivo en la energía vital y el bienestar.

RUTINA RÁPIDA PARA CUALQUIER MOMENTO
7 minutos aproximadamente
Calentamiento 4 y 4a (Sacudir los pies): tres repeticiones cada uno
Calentamiento 5 (Balancear las pantorrillas): tres repeticiones
Calentamiento 10 (Rodillas hacia los lados): tres repeticiones
Versión de tres espiraciones de las Nueve Respiraciones Purificadoras
    (véase capítulo sobre las Nueve Respiraciones Purificadoras)
Respiración Rítmica 4-4-4: tres ciclos

RUTINA RÁPIDA DE MANTENIMIENTO
12 minutos aproximadamente
Calentamiento 4 y 4a (Sacudir los pies): cinco repeticiones cada uno
Calentamiento 5 (Balancear las pantorrillas): cinco repeticiones
Calentamiento 31 (Gato): cinco repeticiones
Versión de tres espiraciones de las Nueve Respiraciones Purificadoras
    (véase capítulo sobre las Nueve Respiraciones Purificadoras)
Ocho Movimientos de Lungsang (versión corta, véase más adelante)
Respiración rítmica 4-4-4: seis ciclos
Tres espiraciones rápidas o una Onda del Vajra más una breve
    relajación (véase capítulo sobre Onda del Vajra)

RUTINA BÁSICA
18 minutos aproximadamente

Calentamiento 4 y 4a (Sacudir los pies): cinco repeticiones cada uno
Calentamiento 5 (Balancear las pantorrillas): cinco repeticiones
Calentamiento 27, 27a y 27b (Torsión en posición supina): una repetición cada uno
Calentamiento 34 (Entrenamiento para la Serpiente II): tres repeticiones
Calentamiento 37, 37a, 37 b, 37c (Rotación de cuello): tres repeticiones cada uno
Versión de tres espiraciones de las Nueve Respiraciones Purificadoras (véase capítulo sobre las Nueve Respiraciones Purificadoras)
Ocho movimientos de Lungsang (versión completa, véase abajo)
Respiración rítmica 4-4-4: seis ciclos
Siete espiraciones rápidas o una Onda del Vajra más relajación (véase capítulo sobre Onda del Vajra)

RUTINA CORTA
30 minutos aproximadamente

Calentamiento 4 y 4a (Sacudir los pies): cinco repeticiones cada uno
Calentamiento 8 y 8a (Mariposa)
Calentamiento 6 (Rotar las piernas): tres repeticiones de cada lado
Calentamiento 24 (Estiramiento perpendicular de la pierna): tres repeticiones de cada lado
Calentamiento 26 (Aflojar la cadera):
Calentamiento 31 (Gato): cinco repeticiones
Nueve Respiraciones Purificadoras
Cinco movimientos de Tsigjong (versión breve, véase abajo)
Ocho movimientos of Lungsang (versión corta, véase abajo)
Primera Serie de Yantra (o cinco Yantras elegidos en un orden consecutivo de retenciones; versión corta, véase abajo)
Respiración rítmica 4-4-4 y 4-6-6: tres ciclos cada una
Siete espiraciones rápidas o tres Ondas del Vajra más relajación (véase capítulo sobre Onda del Vajra)

RUTINA MEDIA
45 minutos aproximadamente

Calentamiento 4 y 4a (Sacudir los pies): cinco repeticiones cada uno
Calentamiento 8 y 8a (Mariposa)
Calentamiento 6 (Rotar las piernas): tres repeticiones de cada lado
Calentamiento 27, 27a y 27b (Torsión en posición supina): una repetición cada uno
Calentamiento 28 (Abrir la cadera)
Calentamiento 29a (Puente)

Calentamiento 37, 37a, 37b, 37c (Rotación de cuello): tres repeticiones cada uno
Nueve Respiraciones Purificadoras
Cinco movimientos de Tsigjong (versión corta, véase abajo)
Ocho movimientos de Lungsang (versión completa, véase abajo)
Cinco Movimientos de Tsadul (versión corta, véase abajo)
Primera serie de yantras (versión corta, véase abajo)
Segunda serie de yantras (versión corta, véase abajo)
Respiración rítmica 4-4-4 y 4-6-6: tres ciclos cada una
Siete espiraciones rápidas o tres Ondas del Vajra más relajación (véase capítulo sobre Onda del Vajra)

RUTINA COMPLETA
60 minutos aproximadamente
De 10 a 15 minutos de precalentamientos a elección (véase arriba y Apéndice 1 para sugerencias)
Nueve Respiraciones Purificadoras
Cinco movimientos de Tsigjong (versión completa, véase abajo)
Ocho movimientos de Lungsang (versión completa, véase abajo)
Respiración de Tsadul
Cinco movimientos de Tsadul (versión completa, véase abajo)
Breve Relajación
Una serie completa de yantras (o cinco yantras escogidos en orden consecutivo de retenciones; versión completa, véase abajo)
Respiración rítmica 4-4-4, 4-6-4 y 4-6-6: tres ciclos cada uno
Siete espiraciones rápidas o tres Ondas del Vajra más relajación (véase capítulo sobre Onda del Vajra)

RUTINA EXTENSA
80 minutos aproximadamente
De 15 a 20 minutos de precalentamientos a elección (véase arriba y Apéndice 1 para sugerencias)
Nueve Respiraciones Purificadoras
Cinco movimientos de Tsigjong (versión completa, véase abajo)
Ocho movimientos de Lungsang (versión completa, véase abajo)
Respiración de Tsadul
Cinco movimientos de Tsadul (versión completa, véase abajo)
Breve Relajación
Dos series completas de yantras (o dos series de yantras escogidos en orden consecutivo de retenciones; versión completa, véase abajo)
Respiración rítmica 4-4-4, 4-6-4 y 4-6-6: cinco ciclos de cada una
Tres Ondas del Vajra más relajación

Versiones corta y completa de Tsigjong, Lungsang, Tsadul y yantras

VERSIÓN CORTA DE LOS CINCO MOVIMIENTOS DE TSIGJONG

1.er Tsigjong: tres repeticiones
2.º Tsigjong: tres repeticiones cada fase
3.er Tsigjong: tres repeticiones de cada lado, omitiendo la tercera fase
4.º Tsigjong: una repetición
5.º Tsigjong: tres repeticiones

VERSIÓN COMPLETA DE LOS CINCO MOVIMIENTOS DE TSIGJONG

1.er Tsigjong: siete repeticiones
2.º Tsigjong: tres repeticiones de cada fase
3.er Tsigjong: tres repeticiones de cada lado
4.º Tsigjong: tres repeticiones
5.º Tsigjong: siete repeticiones

VERSIÓN CORTA DE LOS OCHO MOVIMIENTOS DE LUNGSANG

1.er Lungsang: una repetición
2.º Lungsang: tres fases completas
3.er Lungsang: ambos lados
4.º Lungsang: una repetición
5.º Lungsang: una repetición
6.º Lungsang: ambos lados
7.º Lungsang: una repetición
8.º Lungsang: ambos lados

VERSIÓN COMPLETA DE LOS OCHO MOVIMIENTOS DE LUNGSANG

1.er Lungsang: tres repeticiones
2.º Lungsang: tres fases completas
3.er Lungsang: ambos lados
4.º Lungsang: tres repeticiones
5.º Lungsang: tres repeticiones
6.º Lungsang: ambos lados
7.º Lungsang: tres repeticiones
8.º Lungsang: ambos lados

VERSIÓN CORTA DE LOS CINCO MOVIMIENTOS DE TSADUL

1.er Tsadul: una repetición
2.º Tsadul: ambos lados
3.er Tsadul: una repetición
4.º Tsadul: una repetición
5.º Tsadul: una repetición

VERSIÓN LARGA DE LOS CINCO MOVIMIENTOS DE TSADUL

1.er Tsadul: tres repeticiones
2.º Tsadul: tres repeticions de ambos lados
3.er Tsadul: tres repeticiones
4.º Tsadul: tres repeticiones
5.º Tsadul: tres repeticiones

VERSIÓN CORTA DE CADA UNA DE LAS CINCO SERIES DE YANTRAS

1.er Yantra: una repetición
2.º Yantra: ambos lados
3.er Yantra: una repetición
4.º Yantra: una repetición
5.º Yantra: una repetición

VERSIÓN COMPLETA DE CADA UNA DE LAS CINCO SERIES DE YANTRAS

1.er Yantra: tres repeticiones
2.º Yantra: ambos lados
3.er Yantra: tres repeticiones
4.º Yantra: tres repeticiones
5.º Yantra: tres repeticiones

Apéndice 3
Yantra Yoga y medicina tibetana

Por Phuntsog Wangmo, doctora en Medicina tibetana y directora académica de la Escuela de Estudios Tibetanos del Instituto Shang Shung

TODO EN EL Universo es interdependiente. El mundo externo, el medio ambiente y el mundo interno de los seres que sienten son también interdependientes, y se sostienen y benefician entre sí. Por ejemplo, si los seres humanos cuidan la Tierra, ésta los nutre y sostiene. Del mismo modo, los diversos campos del conocimiento tales como la astrología, la medicina, el *dharma* o conocimiento interno y el yoga, son todos interdependientes y se sostienen los unos a los otros. Pero en el caso del yoga tibetano y la medicina tibetana, el vínculo es particularmente fuerte. Mientras que la anatomía del cuerpo físico está basada en principios médicos, el yoga explica cómo se desarrollan los canales, cómo están conectados y cómo fluye la energía a través de ellos.

Cuando estudiamos la enfermedad en medicina tibetana, estudiamos la teoría de los cinco elementos –tierra, agua, fuego, aire y espacio–, cada uno con su propia función, naturaleza y cualidad. La tierra está relacionada a la forma, el fuego a la digestión, el agua a suavizar las cosas, el aire a la circulación y a mantener las cosas fluyendo, y el espacio a crear sitio para el desarrollo. Emocionalmente, la tierra y el agua están relacionadas con la calma y la estabilidad, el fuego está relacionado con la determinación y la agudeza mental, y el aire con los pensamientos. La enfermedad surge cuando los cinco elementos están desequilibrados, cuando uno o más elementos se encuentran en exceso, deficiencia, o están perturbados. En ese punto, el objetivo del tratamiento es recuperar el equilibrio.

El viento está vinculado con la circulación. La circulación implica que hay un camino que seguir, y el Yantra Yoga trabaja principalmente con los canales y el viento. Tanto la medicina tibetana como el yoga comparan los canales con senderos. Diversos fluidos visibles y energías invisibles viajan por estos senderos, propulsados por el viento, la energía que los empuja o acompaña. Otra metáfora para ilustrar estos tres aspectos es que los canales son como calles, los fluidos y energías que viajan en ellos son pasajeros, y el viento o aire es el vehículo que los transporta. Los canales constituyen la base del cuerpo físico. Estos se forman durante la cuarta semana de desarrollo fetal, comenzando con los tres canales principales y siguiendo con los veintiún mil canales restantes que atraviesan el cuerpo. Estos canales pueden considerarse como una red que sostiene el cuerpo. Ya que armoniza el fluido de energía en los canales, hacer yoga puede ayudar a equilibrar el cuerpo y contrarrestar la enfermedad. Cuando no estamos enfermos, el yoga puede ayudar a mantenernos con buena salud.

La medicina tibetana distingue cinco tipos de viento (*lung* en tibetano y *prana* en sánscrito). El primero es el viento que sostiene la vida, ubicado en el *chacra* de la coronilla y que viaja hacia abajo a través de la garganta hacia el pecho. Gobierna las funciones de tragar, inspirar, eructar, estornudar y hablar. El segundo es el viento ascendente, que se ubica en el pecho y se mueve hacia arriba a través de la garganta. Controla la función del habla, nos da fuerza y determinación, define nuestra contextura, y ayuda a aclarar la memoria. El tercero, llamado el viento penetrante, está ubicado en el corazón. Viaja por todo el cuerpo y mantiene todo en circulación. La mayoría de las acciones y los movimientos del cuerpo están conectados con este viento. El cuarto, el viento que acompaña al fuego, está ubicado en el sistema digestivo inferior. Se mueve a través de todos los órganos digestivos y nos ayuda a digerir la comida al separar las partes puras de las impuras en los alimentos. El quinto es el viento descendente que limpia, ubicado en el área del sacro o pélvica. Su circuito se encuentra en el intestino grueso y en los órganos reproductivos, y desempeña un rol tanto en la eliminación de heces y orina como en la producción y liberación de fluidos reproductivos. Mantiene todo limpio y abre o cierra los orificios cuando es necesario.

Cuando el cuerpo presenta una disfunción, alguno de estos vientos está necesariamente involucrado. Por ejemplo, si tienes dificultad para inspirar o tragar la comida, el viento que sostiene la vida no está funcionando. Si no eres capaz de hablar o tu voz es temblorosa, el viento ascendente está desequilibrado. Cuando la circulación es pobre, el viento penetrante está desordenado. Si el sistema digestivo es débil y causa enfermedad en los órganos, el aire que acompaña al fuego es disfuncional. El estreñimiento, la incontinencia, el retardo en el parto y la eyaculación precoz pueden todas estar relacionadas con un mal funcionamiento del viento descendente. Cuando alguno de los cinco vientos está desequilibrado, se manifiestan síntomas o cualidades particulares que corresponden con su naturaleza específica. La naturaleza del viento es ligera, áspera, fría, dura, inestable o sutil. Las características de los desórdenes del viento también se manifiestan normalmente como insomnio e inestabilidad mental.

El Yantra Yoga ayuda principalmente a equilibrar la salud por medio de la respiración y el movimiento. Realizado correctamente, puede eliminar bloqueos de energía. El aire fresco se lleva al cuerpo por medio de la respiración, y el aire o energía impura se espira. Los movimientos, la respiración y las retenciones en Yantra Yoga se realizan con el expreso propósito de abrir y restaurar los canales. Movimientos específicos se combinan con técnicas específicas de respiración que consisten en inspiración, retención y espiración, que se corresponden con ciertos canales y partes del cuerpo, y trabajan para limpiar y restaurar dichas partes.

Estas técnicas de yoga favorecen el calor digestivo y ayudan a sanar y equilibrar todos los órganos internos, la función de los riñones y cada uno de los cinco vientos. También ayudan a mantener clara la memoria, movilizar las articulaciones, sacar del cuerpo el exceso de líquido y a tonificar los músculos. Una vez que todos los canales están armonizados, cualquier cosa que necesite moverse en el cuerpo viajará por el lugar correcto, y esto a su vez calmará la mente. Por eso decimos que el yoga, y especialmente el Yantra Yoga, es la mejor medicina para tratar enfermedades físicas y mentales, y también la mejor prevención para enfermedades físicas y mentales.

Glosario de términos

asana: Término sánscrito para posición o postura del cuerpo. El significado literal es «asentarse», «morar» o «estar presente». Comúnmente usado en las tradiciones de yoga de la India para referirse a las posturas individuales que se adoptan en la práctica.

Ati Yoga: Véase *Dzogchen*.

Ayurveda: Sistema médico tradicional de la India; en general se considera que tuvo origen hace alrededor de cinco mil años. Existen numerosos parecidos entre el ayurveda y la medicina tibetana. Entre los más notorios, la identificación de los tres humores, energías o *doshas* (un término sánscrito que literalmente significa «falta» o «deficiencia») y el concepto de que su equilibrio o desequilibrio determina una salud buena o pobre. El ayurveda aplica numerosas modalidades de tratamiento: desde el uso de sustancias vegetales, minerales y animales, hasta la dieta y el masaje. Véase también *energías, tres* y *medicina tradicional tibetana*.

canales de energía: Véase *nadis*.

canales sutiles: Véase *nadis*.

cúbito: Unidad de medida basada en el largo del antebrazo desde el codo hasta la punta del dedo medio, que generalmente corresponde a dieciocho pulgadas. Dos cúbitos son la distancia entre un codo y el otro cuando las puntas de los dedos medios se unen horizontalmente frente al pecho.

Dzogchen: La palabra tibetana *Dzogchen* significa «total» (*chen*) «perfección» (*dzog*), la verdadera condición de cada individuo. Se refiere al estado espontáneamente perfecto, la potencialidad de nuestra verdadera naturaleza. El método para adquirir conocimiento de Dzogchen y descubrir nuestra verdadera condición se llama enseñanza Dzogchen. No se trata de una teoría filosófica creada por medio del análisis intelectual, sino más bien de una experiencia directa. El conocimiento del Dzogchen se remonta a tiempos antiguos. En nuestra era fue transmitido por primera vez por un maestro llamado Garab Dorje, algunos siglos después del Buda Sakyamuni.

elementos, cinco: De acuerdo con la medicina tibetana y muchas otras filosofías clásicas, el universo está hecho de cuatro elementos: tierra, agua, fuego y aire. Interactuando en la dimensión del espacio, que es el elemento que constituye la base para todos los demás elementos, estos cuatro producen todo el macrocosmos del universo y el microcosmos de los seres. En la visión tibetana del cuerpo físico, el elemento tierra corresponde a la carne y los huesos; el elemento agua, a la sangre, la linfa y el suero; el elemento fuego, al calor corporal; el elemento aire, a la respiración; y el elemento espacio, a las funciones mentales. La tierra está relacionada con la forma, el agua con suavizar las cosas, el fuego con la digestión, el aire con la circulación y con mantener las cosas fluyendo, y el espacio crea lugar para el desarrollo. Emocionalmente, la tierra y el agua están relacionadas con la calma y la estabilidad, el fuego está relacionado con la determinación y la agudeza mental, y el aire, con los pensamientos. La enfermedad surge cuando los cinco elementos están desequilibrados –cuando uno o más elementos se encuentran en exceso, deficiencia o perturbados–. El objetivo del tratamiento, y de las prácticas como Yantra Yoga, es devolver el equilibrio.

energía bilis: En medicina tibetana, uno de los tres humores o energías que forman la base para el funcionamiento del cuerpo humano. La energía bilis se refiere predominantemente al calor presente en todas las partes del cuerpo como base de la fuerza vital. Al residir en el tracto digestivo, el hígado, la vesícula biliar, el corazón, la sangre, los ojos y la piel, tiene diversas funciones. En particular, regenera todos los componentes del cuerpo y la sangre. La fuerza y coraje para alcanzar las metas personales, el juicio analítico, una buena constitución, la buena vista, el calor digestivo, el metabolismo adecuado y la temperatura corporal, todo depende de la energía bilis. El término tibetano para la energía bilis es *tripa*. El ayurveda usa la palabra sánscrita *pitta*. Véase también *energías, tres*.

energía flema: En medicina tibetana, uno de los tres humores o energías que forman la base para el funcionamiento del cuerpo humano. Representa principalmente los componentes húmedos del organismo, los cuales tienen una naturaleza fresca. Al residir en la cabeza, lengua, glándulas salivales, bazo, páncreas, pecho, estómago, riñones, vejiga y articulaciones, la energía flema tiene diversas funciones; particularmente mantiene la humedad que el cuerpo necesita y produce jugos gástricos. La estabilidad mental, la sensación de satisfacción derivada de las percepciones sensoriales, la experiencia del gusto, el proceso de digestión de comida, la facilidad en los movimientos y el sueño, todo depende de la energía flema. El término tibetano para la energía flema es *peken*. El ayurveda utiliza el término sánscrito *kapha*. Véase también *energías, tres*.

energía viento: En medicina tibetana, uno de los tres humores o energías que crean la base para el funcionamiento del cuerpo humano. La energía viento es primero y principalmente la fuerza vital que es inseparable de la mente del individuo. Es tanto el aire que respiramos, como nuestra energía interna. Al residir en áreas específicas del cuerpo, tales como el cerebro y los nervios, el corazón y el pecho, el tracto digestivo y la región anal, y también en los huesos, la energía viento gobierna muchas funciones del cuerpo y la mente, en particular aquellas relacionadas con la motricidad. La memoria, la consciencia, la percepción sensorial, el habla, los movimientos físicos, la generación de esfuerzo, la apertura y el cierre de orificios, el trabajo del sistema nervioso y la circulación de la esencia nutritiva en la sangre, todo depende de la energía viento. El término tibetano para la energía viento es *lung*. El ayurveda utiliza el término sánscrito *vata*. Véase también *energías, tres* y *pranas, cinco*.

energías, tres: En medicina tibetana, los tres humores o energías se conocen como viento, bilis y flema. El viento, o *prana*, tiene la cualidad de movilidad del elemento aire. La bilis tiene la cualidad de calor del elemento fuego. La flema tiene las cualidades sólidas y estables del elemento tierra, y la humedad del elemento agua. Las tres energías son la base para la formación, la vida y la destrucción del cuerpo humano, y también determinan nuestra constitución psicofísica. Sus equivalentes en medicina ayurvédica son *vatta*, *pitta* y *kapha*. Véase también *energía viento*, *energía bilis* y *energía flema*.

humores, tres: Véase *energías, tres*.

Lungsang: Literalmente, «purificar el *prana*», el segundo de los tres grupos preliminares en la práctica de Yantra Yoga. Consiste en ocho ejercicios interconectados que presentan diversos tipos de retención que purifican el *prana*. Los ocho Lungsang tienen el objetivo específico de ejercitar y desarrollar cuatro formas diferentes de inspirar y espirar, y especialmente cuatro formas distintas de retener la respiración.

mahasiddha: Término sánscrito que literalmente significa «gran» (*maha*) «adepto» (*siddha;* también refiriéndose a alguien que ha alcanzado el propósito más alto, un realizado). Humkara, el maestro que transmitió el Yantra Yoga a Padmasambhava, era un *mahasiddha*.

Medicina tradicional tibetana: Una práctica de medicina que evolucionó durante varios miles de años, datada en la época Bön pre-budista, en el Tíbet. Con el tiempo, recibió influencias tanto del ayurveda, de las medicinas tradicionales china, bizantina y persa, como de países cercanos como Nepal. La medicina tradicional tibetana se centra en el principio de que el funcionamiento del cuerpo humano está determinado por la interacción de los tres humores o energías: viento, bilis y flema. Considera la enfermedad como un desequilibrio entre los tres humores, causado por, entre otros factores, emociones tales como la ignorancia, avaricia e ira. Las formas de tratamiento van desde cambios en la dieta y el comportamiento, lo que incluye la introducción de ejercicios físicos apropiados como el Yantra Yoga, hasta la administración de medicinas y la aplicación de terapias externas.

nadis: Término sánscrito para canales físicos y sutiles. El significado literal de *nadi* es «un río» o «un canal» a través del cual algo fluye. De acuerdo con todas las tradiciones principales de medicina asiática –india, china y tibetana– el *prana*, chi, *lung* o fuerza vital fluye a través de una red de canales sutiles que atraviesan el cuerpo. El término tibetano *tsa* incluye significados como canal, pasaje, raíz y causa, y se refiere tanto a canales físicos como nervios, venas y arterias, o a *nadis* o canales de energía sutiles e inmateriales.

naljor: Término tibetano que equivale aproximadamente a la palabra sánscrita *yoga*. Sin embargo, mientras que el término *yoga* significa «unión», *naljor*, literalmente, «llegar a» o «fusionarse con» *(jor)* nuestro verdadero estado *(nal)*, se refiere más específicamente a poseer el verdadero conocimiento de nuestra condición natural espontánea y a estar concretamente en ese conocimiento.

órganos: Véase *órganos huecos* y *órganos sólidos*.

órganos huecos, seis: Término usado en la medicina tradicional tibetana. Se refiere específicamente al estómago, al intestino delgado, al intestino grueso, a la vesícula biliar, a la vejiga y a las vesículas seminales u ovarios.

órganos sólidos, cinco: Término usado en medicina tradicional tibetana; se refiere al corazón, los pulmones, el hígado, el bazo y los riñones.

palmo: Generalmente, la distancia que va desde el final del dedo pulgar hasta el final del meñique de una mano abierta. Los tibetanos miden aproximadamente la misma distancia desde el final del dedo pulgar extendido hasta la punta del dedo medio extendido.

prana: Término sánscrito que se refiere tanto a la respiración física como a la esencia de la vida misma, nuestra energía, poder, fuerza vital. El término tibetano *lung* también puede hacer referencia al elemento viento o a la energía viento.

prana ascendente: También llamado viento ascendente, uno de los cinco vientos o *pranas*. Circula a través de la lengua, la nariz y la garganta y en los canales de los sentidos. Su función consiste en regular el habla, la memoria y las funciones mentales. Brinda fuerza y coraje. Véase *pranas, cinco* para una lista de los cinco *pranas*.

***prana* descendente que limpia:** También llamado viento que limpia hacia abajo; uno de los cinco vientos o *pranas*. Ubicado en la región pélvica, circula en los órganos inferiores y regula la producción y emisión de semen y fluidos menstruales, la eliminación de heces y orina y el proceso de parto. Véase *pranas, cinco* para una lista de los cinco *pranas*.

***prana* penetrante:** También llamado viento penetrante; se trata de uno de los cinco vientos o *pranas*. Circula por todo el cuerpo, principalmente por los vasos sanguíneos y los nervios sensoriales. Gobierna la circulación sanguínea, las secreciones hormonales, el desarrollo del cuerpo, el movimiento articular y el funcionamiento adecuado de los orificios. Para una lista de los cinco *pranas*, véase *pranas, cinco*.

***prana* que acompaña al fuego:** También llamado viento que acompaña al fuego; uno de los cinco vientos o *pranas*. Reside en el estómago e intestinos, y regula las funciones digestivas, la separación entre nutrientes y deshechos y la asimilación de nutrientes. Para una lista de los cinco *pranas*, véase *pranas, cinco*.

***prana* que sostiene la vida:** También llamado viento que sostiene la vida. Se trata de uno de los cinco vientos o *pranas*; se mueve entre la cabeza y el tórax, y en los canales de los órganos de los sentidos. Regula las funciones de respirar, tragar, estornudar, toser, y más. Brinda claridad a la mente y a los órganos de los sentidos. Su mal funcionamiento puede causar síndrome de depresión y ansiedad, entre otras condiciones. Para una lista de los cinco *pranas*, véase *pranas, cinco*.

***pranas*, cinco:** También conocidos como los cinco vientos; cinco tipos de energía viento que circulan en el cuerpo y que controlan funciones corporales específicas. Los cinco *pranas* son: el *prana* que sostiene a la vida, el *prana* ascendente, el *prana* penetrante, el *prana* que acompaña al fuego, el *prana* descendente que limpia. Véase también referencias para cada uno de los cinco *pranas*.

***pranayama*:** Término sánscrito para ejercicios de respiración que significa literalmente «controlar» (*yama*) la «respiración» o la «fuerza vital» (*prana*). Una interpretación alternativa es que la palabra se corresponde con *prana* y *ayama* («extensión») y, por lo tanto, refiere a la extensión o expansión de la respiración. Además de hacer que nuestra respiración sea más tranquila y completa y relajar así el cuerpo y la mente, los ejercicios de *pranayama* nos ayudan a fortalecer y armonizar nuestra fuerza vital al reactivar la circulación correcta del *prana* en los canales. El *pranayama* también es una herramienta poderosa para controlar nuestra mente y emociones, y no debe ser tomado a la ligera. Lo mejor es recibir instrucciones directamente de un profesor. En este libro, hemos presentado, a propósito, solo algunos ejercicios de respiración básicos.

puño *vajra*: Un modo de cerrar el puño que se usa frecuentemente en Yantra Yoga. El dedo pulgar se apoya en la base del dedo anular y los cuatro dedos restantes se cierran sobre él formando un puño. Para una demostración del puño *vajra*, véase el segundo Lungsang.

respiración completa: Cualidad fundamental de la respiración en Yantra Yoga. Inspirando por las fosas nasales, llenamos los pulmones gradualmente desde la zona inferior hacia la superior, como llenando una vasija con agua. Espirando por las fosas nasales, vaciamos primero la parte superior y, luego, la parte inferior de los pulmones.

respiración directa: Término usado en Yantra Yoga para describir la respiración tranquila y suave, libre de todo bloqueo o constricción en la garganta. A excepción de dos *pranayamas*, todos los ejercicios en este libro aplican la respiración directa tanto para la inspiración como para la espiración. Véase también *respiración indirecta*.

respiración indirecta: Yantra Yoga utiliza el término *respiración indirecta* para referirse a un método de respiración intencionalmente constreñido que en general se usa solo en ejercicios de *pranayama*, tales como el *pranayama* de Tsadul y los estadios más avanzados de la Respiración rítmica. Cuando respiramos indirectamente, nuestra glotis se constriñe y la respiración produce un sonido distintivo. Para una demostración práctica de la respiración indirecta, consúltese el ejercicio de la Respiración del Tsadul en la sección de los cinco movimientos del Tsadul.

Tsadul: Literalmente, «controlar los canales»; el tercero de los tres grupos preliminares en la práctica de Yantra Yoga. Consiste en un *pranayama* y cinco ejercicios vigorosos que ayudan a abrir y controlar los canales físicos y energéticos.

Tsigjong: Término tibetano que literalmente significa «aflojar las articulaciones»; el primero de los tres grupos preliminares en la práctica de Yantra Yoga. Consiste en cinco ejercicios diseñados para calentar el cuerpo por medio de aflojar las articulaciones.

***tsokyil*:** Una postura sentada básica usada frecuentemente en Yantra Yoga. Las plantas de los pies están juntas a una distancia de uno o dos palmos frente al perineo, generalmente con las manos ubicadas en las rodillas. Muchos yantras (sobre todo en la tercera serie) y algunos de los movimientos preliminares comienzan con esta postura. El octavo precalentamiento (Mariposa), es especialmente efectivo para practicar esta postura.

vajra: La palabra sánscrita *vajra*, literalmente «el duro» o «el poderoso», es rica en significados, que incluyen «indestructible», «diamante» y «rayo». El término se utiliza en el budismo Vajrayana para referirse a la naturaleza verdadera y primordial de cada ser vivo, más allá del nacimiento y la muerte. Su equivalente en tibetano, *dorje*, significa literalmente «señor de las rocas». *Vajra* o *dorje* también es el nombre de un instrumento ritual que simboliza la cualidad inmutable e indestructible del estado de realidad absoluta.

viento: En el contexto de la medicina tibetana, *viento* puede referirse a uno de los cinco elementos (también llamado aire en este contexto, junto a tierra, agua, fuego y espacio), o a una de las tres energías (en la tríada compuesta por las energías viento, bilis y flema). El término tibetano, *lung*, puede referirse también, de modo más general, a nuestra respiración física y a la esencia de vida en sí —nuestra energía, poder, fuerza vital–. Véase también *elementos, cinco*; *pranas, cinco,* y *energía viento*.

Yantra: Término sánscrito que significa literalmente «instrumento» o «máquina», aunque comúnmente se refiere a una figura geométrica cuya forma se considera un instrumento o medio adecuado para provocar una experiencia meditativa. En el contexto de Yantra Yoga, se refiere principalmente al movimiento del cuerpo. El término tibetano es *trulkhor*.

Yantra Yoga: Una antigua tradición de yoga llevada al Tíbet por el legendario maestro budista Padmasambhava, y preservada en su forma original e inalterada desde el siglo VIII. Aun cuando algunas posiciones parecen similares a las *asanas* de tradiciones de la India como Hatha Yoga, estas son aplicadas de un modo diferente, ya que el énfasis principal se da en la forma correcta de respirar más que en la posición en sí. Otros aspectos de la práctica, como los tres grupos preliminares, también son únicos. Yantra Yoga consiste en tres grupos de ejercicios preliminares, cinco series de ejercicios de Yantra y cierto número de *pranayamas*. Un enfoque clave es la coordinación de respiración y movimiento basada en un ritmo específico. Yantra Yoga fue mantenido en secreto originalmente y enseñado y practicado como un medio para profundizar y sostener la realización espiritual.

Chögyal Namkhai Norbu, un eminente académico tibetano y maestro de Dzogchen, comenzó a enseñar Yantra Yoga a estudiantes occidentales a comienzos de los años setenta, mientras enseñaba como profesor de lengua tibetana y mongola en el Instituto de Estudios Orientales de la Universidad de Nápoles. Al pasar las décadas, el número de practicantes se ha multiplicado. Se ofrecen cursos en todo del mundo, dictados por un creciente número de instructores acreditados por un riguroso proceso de entrenamiento y evaluación.

Para más información mire www.yantrayoga.net

Bibliografía adicional y otras fuentes de información

Yantra Yoga. The Tibetan Yoga of Movement. Escrito por Chögyal Namkhai Norbu, traducido del tibetano por Adriano Clemente. Ithaca, NY: Snow Lion Publications, 2008. Manual exhaustivo de la práctica de Yantra Yoga. Incluye una traducción del texto *Yantra de la Unión del Sol y la Luna*, de Vairochana, que data del siglo VIII, y el extenso comentario del autor.

Rainbow Body: The life and realization of Togden Ugyen Tendzin. De Chögyal Namkhai Norbu, traducido por Adriano Clemente. Arcidosso, Italia: Shang Shung Publications, 2010. Biografía del yogui tibetano Togden Ugyen Tendzin (1888-1962), quien enseñó Yantra Yoga a Chögyal Namkhai Norbu.

El cristal y la vía de la luz: Sutra, Tantra y Dzogchen. De Chögyal Namkhai Norbu, con edición de John Shane. Editorial Kairós. Una descripción del sendero espiritual desde el punto de vista del Dzogchen seguido de una narración autobiográfica fascinante.

Enseñanzas Dzogchen. De Chögyal Namkhai Norbu. Editorial Liebre de Marzo. Colección de enseñanzas sobre los principios básicos del Dzogchen.

Nacimiento, Vida y Muerte. De Chögyal Namkhai Norbu, traducido del tibetano por Elio Guarisco. Edición en español de Editorial Kairós. Principios básicos de la Medicina tradicional tibetana.

Healing with fire : A Practical Manual of Tibetan Moxibustion. De Chögyal Namkhai Norbu, traducido del tibetano por Elio Guarisco. Arcidosso, Italia: Shang Shung Publications, 2011. Guía práctica para la aplicación de moxabustión desde la perspectiva de la medicina tibetana.

DVD

Tibetan Yoga of Movement: Level One. Dos DVD con los instructores principales Fabio Andrico y Laura Evangelisti junto a otros practicantes de Yantra Yoga, Arcidosso, Italia: Shang Shung Publications, 2011. Movimientos incluidos en el nivel uno: Posición de Vairochana; precalentamientos; Nueve Respiraciones Purificadoras; Tsigjong: Aflojar las articulaciones; Lungsang: Purificar el *prana*; Tsadul: Controlar los canales de energía; los cinco Yantras de la primera serie, la Onda del Vajra: Superando los obstáculos de la energía.

Tibetan Yoga of Movement: Level Two. Dos DVD con los instructores principales Fabio Andrico y Laura Evangelisti junto a otros practicantes de Yantra Yoga, Arcidosso, Italia: Shang Shung Publications, 2011. Movimientos incluidos en el nivel dos: cinco yantras de la segunda serie; cinco yantras de la tercera serie; cinco yantras de la cuarta serie; cinco yantras de la quinta serie; Respiración rítmica: *pranayama*; Onda del Vajra: superando los obstáculos de la energía.

Breathe: The Perfect Harmony of Breathing. DVD con Fabio Andrico y Yamila Díaz. Arcidosso, Italia: Shang Shung Publications, 2011. Ejercicios simples pero efectivos para profundizar y aclarar la experiencia de la respiración. Apto para cualquier nivel.

My reincarnation. DVD. Dirigido por Jennifer Fox. Co-producido con Zohe Film Productions, Buddhist Broadcasting Foundation, Lichtblick Film, Ventura Film y Vivo Film, 2010. Largometraje documental biográfico filmado durante un periodo de 20 años siguiendo al maestro espiritual Chögyal Namkhai Norbu y a su hijo italiano, Yeshi Silvano Namkhai (Khyentse Yeshe).

Sitios web
Sitio oficial de Yantra Yoga
   (incluye una lista de los instructores autorizados):
   www.yantrayoga.net
Comunidad Dzogchen Internacional:
   www.tsegyalgar.org (Norteamérica)
   www.dzogchen.it (Europa occidental)
   www.dzogchen.ro (Europa oriental)
   www.dzogchen.org.au (Oceanía y Australia)
   www.dzogchencommunity.ru (Rusia y Ucrania)
   www.tashigarnorte.org (Venezuela)
   www.tashigarsur.org (Argentina)
Dzogchen TV Canal de YouTube:
   www.youtube.com/user/dzogchentv
Instituto Shang Shung:
   www.shangshunginstitute.org
Publicaciones Shang Shung:
   www.shangshungpublications.org
   www.shangshungstore.org

Índice de los beneficios para la salud

ESTE ÍNDICE IDENTIFICA enfermedades, partes del cuerpo, *pranas*, elementos y energías, que se benefician con yantras específicos o con los ejercicios de los grupos preliminares. Consúltese el glosario de términos para atributos relacionados con los *pranas* individuales y los elementos. Ciertos beneficios, como una mejoría en la capacidad o calidad de la respiración, flexibilidad articular, y vitalidad en general, son atribuidos a ejercicios específicos aun cuando son también el resultado de la práctica de Yantra Yoga en su conjunto.

Acidez estomacal: el Perro, la Paloma

Acidez extrema: la Tortuga

Agitación, ansiedad (véase también ***prana que sostiene la vida***): 6.º Lungsang, la Rana, *pranayamas* en general

Apetito, ausencia de: el Cuchillo Curvo, el Arco

Articulaciones: 2.º Tsigjong, 3.er Tsigjong, 5.º Tsigjong, 2.º Lungsang, 4.º Lungsang, 5.º Lungsang, 2.º Tsadul (de las piernas y los pies), 3.er Tsadul (de los brazos y hombros), el Camello, la Serpiente, la Caracola (de la región lumbar), el Arco (de la región lumbar), el León (dolor articular en general), el Tigre, la Rueda, el Águila (de la columna), la Rana

Artritis: la Caracola

Asma (véase también ***prana que sostiene la vida***): el Cuchillo Curvo

Bazo: véase ***órganos sólidos***

Bilis, energía: la Joya, la Espada

Brazos: 2.º Lungsang, 3.er Tsadul, la Daga, el Águila

Cabeza: 5.º Tsigjong (disfunciones sensitivo-motoras y rigidez de), el Arado (ligamentos de), la Serpiente (ligamentos de), la Daga (tendones y ligamentos de), el Triángulo (tendones y ligamentos de), el Tigre (nervios y ligamentos de), la Rueda, el Águila (desórdenes de), la Rana (articulaciones, tendones y músculos de)

Cálculos: la Araña

Cerebro: 6.º Lungsang, la Espada

Ciática: la Llama, la Langosta, el Tigre, la Rueda

Cintura, área (véase también *lumbar, zona*): 3.er Lungsang

Codos: 3.er Tsadul

Columna y médula espinal: 4.º Tsigjong, 3.er Lungsang, 5.º Lungsang, 7.º Lungsang, 5.º Tsadul, el Camello, la Llama, el Arado, la Serpiente, el Perro, el Arco, el Triángulo, el Tigre, la Rueda, el Águila, la Rana

Coordinación motora-sensitiva: 5.º Tsigjong

Corazón (véase también *órganos sólidos*): 5.º Lungsang, 4.º Tsadul, la Araña

Depresión (véase también *prana que sostiene la vida*): 6.º Lungsang, la Media Luna

Digestión, calor digestivo (véase también *prana que acompaña al fuego*): 4.º Tsigjong, 3.er Lungsang, 7.º Lungsang, 8.º Lungsang, la Tortuga, el Perro, la Araña, el Arco, la Langosta, el Tridente, el Tigre

Disturbios emocionales (véase también *prana que sostiene la vida*): la Rana

Dolor difuso en articulaciones y músculos: el León

Elementos, cinco: 1.er Tsigjong, 8.º Lungsang, la Daga, el León, el Buitre, el Tridente, la Joya, el Águila, la Espada, el Pavo real, todas las cinco series de yantras en general

Eliminación, proceso de (véase también *prana descendente que limpia*): 8.º Lungsang

Entumecimiento: la Llama

Espalda: véase **columna y médula espinal**

Estómago (véase también *órganos huecos*): el Tigre

Estómago mucosidad, acumulación de: el Cuchillo Curvo

Extremidades (véase también *prana penetrante*): 5.º Tsigjong (disfunciones sensitivo-motoras de), 2.º Lungsang, el Arado (ligamentos de), la Serpiente (ligamentos de), el Arco (ligamentos y tendones de), el Triángulo (músculos, ligamentos y tendones de), la Langosta (inferiores, pérdida de sensación en), el Tigre (nervios y ligamentos de), la Rueda (músculos y tendones de), la Rana (articulaciones, tendones y músculos de)

Flema, energía: la Caracola, la Tortuga, el Cuchillo Curvo, la Paloma, la Joya, la Espada

Fortaleza física: la Daga, la Joya, el Águila, todas las cinco series de yantras en general

Gastritis: la Paloma

Gota: la Caracola

Hígado (véase también *órganos sólidos*): la Caracola, la Tortuga, la Media Luna, la Rana

Hinchazón abdominal: el Perro

Hipertensión, dolor e hinchazón relacionados con: la Araña

Hombros: 2.º Lungsang, 3.er Tsadul, 4.º Tsadul, la Paloma

Hormigueo: la Llama

Intelectuales, facultades: 6.º Lungsang, el León, la Espada

Intestino delgado (véase también *órganos huecos*): el Perro, la Langosta, el Tigre

Intestino grueso (véase también *órganos huecos*): el Perro, la Langosta, el Tigre

Ligamentos: 2.º Tsigjong, 3.er Tsigjong, 4.º Lungsang, 3.er Tsadul (de brazos y hombros), 4.º Tsadul (de los hombros), la Caracola (de la región lumbar), el Arado (de la cabeza y las extremidades), la Daga (de la cabeza y las extremidades), el Perro, el Arco, el Triángulo (de la cabeza y las extremidades), el Tigre (de la cabeza y las extremidades)

Linfa (véase también *elementos, cinco*): 1.er Tsadul

Lucidez: 1.er Lungsang, el León, la Espada

Lumbar, zona: 3.er Tsigjong, 4.º Tsigjong, 3.er Lungsang, el Camello, la Caracola, la Llama, el Cuchillo Curvo, la Araña, el Arco, la Media Luna, la Langosta, la Rueda, el Águila

Memoria (véase también *prana ascendente*): 6.º Lungsang

Naturaleza fría, desórdenes de: la Caracola, la Araña

Nervios (véase también *prana penetrante*): 6.º Lungsang (de los órganos sensoriales), 4.º Tsadul (de los hombros), la Tortuga (de los órganos sólidos y huecos), el Buitre (de los órganos sólidos y los órganos sensoriales), el Tigre (de la cabeza y de las extremidades), la Espada (de los órganos sensoriales y del cerebro), el Pavo real (de los órganos sólidos y huecos)

Neurológicos, desórdenes: 2.º Lungsang

Neuromuscular, funciones: el León

Órganos huecos (estómago, intestino grueso, intestino delgado, vesícula biliar, vejiga y vesículas seminales u ovarios): 3.ᵉʳ Lungsang, 4.º Lungsang, 7.º Lungsang, 8.º Lungsang, 5.º Tsadul, el Camello, la Caracola, la Tortuga, el Arado, la Serpiente, el Arco, la Media Luna, el León, el Triángulo, el Pavo real

Órganos sólidos (corazón, pulmones, hígado, bazo y riñones): 1.ᵉʳ Lungsang, 3.ᵉʳ Lungsang, 4.º Lungsang, 8.º Lungsang, el Camello, la Tortuga, el Arado, la Serpiente, la Araña, el Arco, la Media Luna, el León, el Buitre, el Triángulo, el Pavo Real

Ovarios: véase *órganos huecos*

Parte inferior del cuerpo, funciones de: 3.ᵉʳ Tsigjong

Pecho (véase también *región torácica*): 3.ᵉʳ Tsadul, la Tortuga, la Rana

Pelvis: el Camello

Piel: 1.ᵉʳ Tsadul

Piernas: 4.º Tsigjong, 2.º Tsadul, la Daga, el Águila

Prana* ascendente** (véase también ***pranas, cinco): 5.º Lungsang, 6.º Lungsang, 3.ᵉʳ Tsadul, 5.º Tsadul, el Camello, la Llama, el Buitre, la Paloma, el Tridente

Prana* descendente que limpia** (véase también ***pranas, cinco): 3.ᵉʳ Tsigjong, 4.º Lungsang, 8.º Lungsang, 2.º Tsadul, 5.º Tsadul, la Caracola, el Cuchillo Curvo, la Langosta

Prana* penetrante** (véase también ***pranas, cinco): 1.ᵉʳ Tsigjong, 5.º Tsigjong, 4.º Lungsang, 5.º Lungsang, 1.ᵉʳ Tsadul, el Perro, la Langosta, la Paloma, la Rueda

Prana* que acompaña al fuego** (véase también ***pranas, cinco): 4.º Tsigjong, 3.ᵉʳ Lungsang, 7.º Lungsang, 8.º Lungsang, 5.º Tsadul, el Camello, la Llama, el Cuchillo Curvo, la Langosta, el Tridente, el Tigre

Prana* que sostiene la vida** (véase también ***pranas, cinco): 6.º Lungsang, la Rana, todos los *pranayamas*, todas las cinco series de yantras en general

***Pranas*, cinco** (véase también **los *pranas* individuales**): el Arado, la Serpiente, la Araña, el Arco, la Media Luna, el León, el Buitre, el Triángulo, el

Tridente, la Joya, el Águila, la Espada, el Pavo real, todas las cinco series de yantras en general, en particular para el *prana* que sostiene la vida

Prana y respiración en general: las Nueve Respiraciones de Purificación, todos los *pranayamas*, Lungsang en general

Pies: 2.º Tsadul

Pulmones (véase también *órganos sólidos*): 5.º Lungsang, 4.º Tsadul

Reproductivas, funciones (véase también *prana descendente que limpia*): 3.er Tsigjong

Respiratorios, problemas: el Cuchillo Curvo

Rigidez: 5.º Tsigjong, el Tigre, la Rueda

Riñones (véase también *órganos sólidos*): 3.er Tsigjong, 4.º Tsigjong, el Camello, la Caracola, el Cuchillo Curvo, el Perro, la Araña, el Arco, el Águila

Sangre, energía: la Tortuga

Sentidos, cinco: 1.er Tsigjong, 6.º Lungsang, el Buitre, el Águila, la Espada, todas las series de yantras en general

Tendones: 4.º Tsigjong (de las piernas), 4.º Lungsang, 2.º Tsadul (de los pies y las piernas), la Daga (de la cabeza y las extremidades), el Perro, el Arco, el Triángulo (de la cabeza y las extremidades), la Rueda (de la cabeza y las extremidades), la Rana (de la cabeza y las extremidades)

Torácica, caja: 3.er Lungsang, 4.º Tsadul, la Media Luna

Torácica, región (véase también *prana que sostiene la vida*): 4.º Tsigjong, 2.º Lungsang

Torso: la Daga, el Arco, la Paloma

Úlceras: la Tortuga

Vejiga: véase *órganos huecos*

Vesícula biliar: véase *órganos huecos*

Vesículas seminales: véase *órganos huecos*

Viento, energía: 4.º Lungsang, 1.er Tsadul, la Llama, la Joya, la Rueda, la Espada

Vista: 1.er Tsigjong, 5.º Tsigjong, 1.er Tsadul

Vitalidad en general y condición física: 1.er Tsigjong, 1.er Lungsang

Acerca de los autores

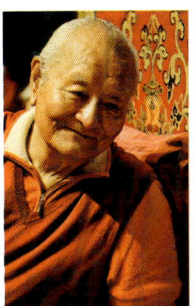

NACIDO en el Tíbet oriental en 1938, **Chögyal Namkhai Norbu** es un maestro de Dzogchen internacionalmente reconocido, autor de libros y también un eminente erudito en la historia y cultura del Tíbet. Durante su niñez y su juventud estudió con renombrados maestros de las distintas tradiciones del Budismo Tibetano en monasterios y colegios importantes, mostrando una capacidad excepcional para aprender, y recibiendo títulos tanto en filosofía y letras como en medicina tradicional. Cuando apenas tenía 16 años fue invitado por una universidad de China a enseñar el idioma tibetano. En la década de los sesenta (1960) emigró a Italia como profesor de Tibetología, y alrededor de una década más tarde comenzó a dar instrucciones sobre Yantra Yoga y Dzogchen, la enseñanza de la Total Perfección de la tradición espiritual tibetana, a un creciente número de estudiantes occidentales. Viaja alrededor del mundo dando enseñanzas y exponiendo en conferencias internacionales. Prolífico autor de libros sobre Dzogchen, Yantra Yoga, y cultura e historia tibetanas. Es el fundador de ASIA y el Shang Shung Institute, dos organizaciones sin fines de lucro dedicadas a apoyar al pueblo tibetano y preservar la cultura tibetana.

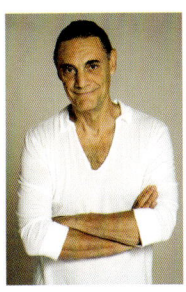

NACIDO Y CRECIDO en Italia, **Fabio Andrico** es un experto en Yantra Yoga reconocido internacionalmente. Es uno de los estudiantes más cercanos del gran maestro de Dzogchen Chögyal Namkhai Norbu, quien introdujo el Yantra Yoga en occidente a principios de los setenta (1970). Andrico, quien originalmente estudió Hatha Yoga en la India, y se graduó en Estudios Orientales en la Universidad de Nápoles "L'Orientale", ha estado aprendiendo, practicando, enseñando y escribiendo sobre el Yantra Yoga desde finales de los setenta. Conduce con regularidad cursos, seminarios y entrenamientos para instructores por todo el mundo, incluyendo Kripalu, Esalen, y el Yoga Tree en los Estados Unidos, y en Yoga Federation en Rusia. Ha participado en DVDs de yoga tales como *The Eight Movements of Yantra Yoga*, *Breathe*, y *Tibetan Yoga of Movement, Levels 1 and 2*, También ha colaborado en el libro *Yantra Yoga: The Tibetan Yoga of Movement*